W0299988

Diagnostics infirmiers

Définitions et classification 2009-2011

CHEZ LE MÊME ÉDITEUR

Dans la même collection

CLASSIFICATION DES INTERVENTIONS DE SOINS INFIRMIERS CISI NIC, par G. BULECHEK, H.K. BUTCHER et J. DOCHTERMAN MCCLOSKEY. 3e édition, 2010, 1200 pages.

DIAGNOSTICS INFIRMIERS, INTERVENTIONS ET RÉSULTATS, par A. PASCAL, É. FRÉCON VALENTIN. 2006, 4e édition, 624 pages.

LES TRANSMISSIONS CIBLÉES AU SERVICE DE LA QUALITÉ DES SOINS. Guide méthodologique, par F. DANCAUSSE, É. CHAUMAT. 2008, 3e édition, 240 pages.

LE PLAN DE SOINS GUIDE. UN SUPPORT DU DIAGNOSTIC INFIRMIER. Élaboration et mise en œuvre par J. CHARRIER, B. RITTER. 1999, 240 pages.

RÉUSSIR LA DÉMARCHE DE SOINS, par K. LE NEURÈS. 2008, 176 pages.

SANTÉ MENTALE. DÉMARCHE DE SOINS ET DIAGNOSTICS INFIRMIERS, par G.K. MCFARLAND, E.L. WASLI, E.K. GERETY. Traduit de l'américain par S. IVANOV. 2005, 3e édition, 440 pages.

Collection Démarche soignante

DIAGNOSTICS INFIRMIERS
Définitions et classification
2009-2011

NANDA International

Traduction française par l'AFEDI et l'AQCSI

Association francophone européenne des diagnostics, interventions et résultats infirmiers

Association québécoise des classifications de soins infirmiers

ELSEVIER
MASSON

DANGER
LE PHOTOCOPILLAGE TUE LE LIVRE

Ce logo a pour objet d'alerter le lecteur sur la menace que représente pour l'avenir de l'écrit, tout particulièrement dans le domaine universitaire, le développement massif du « photocopillage ».
Cette pratique qui s'est généralisée, notamment dans les établissements d'enseignement, provoque une baisse brutale des achats de livres, au point que la possibilité même pour les auteurs de créer des œuvres nouvelles et de les faire éditer correctement est aujourd'hui menacée.
Nous rappelons donc que la reproduction et la vente sans autorisation, ainsi que le recel, sont passibles de poursuites. Les demandes d'autorisation de photocopier doivent être adressées à l'éditeur ou au Centre français d'exploitation du droit de copie : 20, rue des Grands-Augustins, 75006 Paris. Tél. 01 44 07 47 70.

Tous droits de traduction, d'adaptation et de reproduction par tous procédés réservés pour tous pays.
Toute reproduction ou représentation intégrale ou partielle par quelque procédé que ce soit des pages publiées dans le présent ouvrage, faite sans l'autorisation de l'éditeur est illicite et constitue une contrefaçon.
Pour les auteurs ou maisons d'édition souhaitant reproduire la taxinomie dans un ouvrage, une revue ou un matériel audio/visuel destiné à la vente, cette autorisation pourra être obtenue auprès des Éditions Elsevier Masson moyennant un droit forfaitaire de reproduction. Pour les développeurs de software, éditeurs ou auteurs souhaitant utiliser la taxinomie pour l'inclure dans un programme destiné à la vente, la demande devra être adressée à Wiley-Blackwell et aux Éditions Elsevier Masson.
Seules sont autorisées, d'une part, les reproductions strictement réservées à l'usage privé du copiste et non destinées à une utilisation collective, et d'autre part, les courtes citations justifiées par le caractère scientifique ou d'information de l'œuvre dans laquelle elles sont incorporées (art. L. 122-4, L. 122-5 et L. 335-2 du Code de la propriété intellectuelle).

L'édition originale de cet ouvrage a été publiée aux États-Unis sous le titre : *NANDA Nursing diagnoses: Definitions and classification 2009-2011,* © 2009 Wiley-Blackwell. *All rights reserved. No part of this book may be reproduced or transmitted in any form or by any means, electronic or mechanical, including photocopying or by any information storage and retrieval system, without permission in writing from the Publisher.*

© 2010, Elsevier Masson SAS. Tous droits réservés pour la traduction française.

ISBN : 978-2-294-09734-8

Elsevier Masson S.A.S. – 62, rue Camille-Desmoulins – 92442 Issy-les-Moulineaux Cedex

Sommaire

Préface XIII

Nouveaux diagnostics infirmiers 2009-2011 XVII

Introduction 1

Partie I – Introduction au diagnostic infirmier : exactitude, application dans différents champs d'exercice et étapes préalables à la soumission des diagnostics infirmiers à NANDA-I 2009-2011 3

Collecte des données, jugement clinique et diagnostics infirmiers : comment déterminer le diagnostic exact ? 5

Les diagnostics infirmiers dans la formation 39

La valeur des diagnostics infirmiers dans les dossiers de santé électroniques 44

Les diagnostics infirmiers et la recherche 51

Diagnostics infirmiers dans l'administration 59

Le processus de développement et d'approbation d'un diagnostic infirmier par NANDA-I 66

PARTIE II – Diagnostics infirmiers 2009-2011 81

PARTIE III – TAXINOMIE II 2009-2011 461

PARTIE IV – Diagnostics infirmiers retirés de la Taxinomie NANDA-I 2009-2011 509

PARTIE V – Protocole de NANDA-I pour la soumission des diagnostics infirmiers 517

Protocole de NANDA-I pour la soumission des diagnostics infirmiers 519

Glossaire des termes utilisés par NANDA-I 530

NANDA 2008-2012 534

Une invitation à devenir membre de NANDA-I 536

NANDA International : une organisation portée par ses membres 538

La taxinomie de NANDA International 541

Index 543

Préface

Une nouvelle mise en pages et une approche renouvelée pour le texte caractérisent le texte de l'édition 2009–2011 des *Diagnostics infirmiers NANDA-I : Définitions et classification.* Le changement le plus évident est probablement le format et la mise en page. Ce changement nous permet de fournir aux lecteurs plus de contenu que nous n'avons été en mesure d'en produire précédemment dans la publication condensée au « format de poche ». Nous avons le plaisir d'annoncer l'ajout de 21 nouveaux diagnostics, ainsi que la révision de 9 diagnostics. Six diagnostics ont été retirés de la taxinomie, mais restent dans une annexe au sein de cette édition pour encourager les utilisateurs à envisager la révision et à faire de nouvelles propositions pour ces diagnostics. Un diagnostic, *Habitudes de sommeil perturbée*s, éliminé de l'édition 2007–2008 des *Définitions et classification*, a été retravaillé et réintégré dans cette édition. Si l'on considère le nombre de nouveaux diagnostics ajoutés, je suis particulièrement fière d'annoncer que cette édition des *Définitions et classification* arrive en deuxième place parmi toutes les éditions précédentes, puisque plus de 20 nouveaux diagnostics ont été ajoutés à la taxinomie. Bien qu'il soit probable que tous ces diagnostics ne soient pas utilisés par tous les membres, vu le domaine de spécialisation, les sites de la pratique et/ou les valeurs culturelles qui en font des diagnostics inappropriés, il est important de considérer l'ensemble de la pratique en soins infirmiers du monde entier lors de l'acceptation de nouveaux diagnostics dans la taxinomie.

Vous noterez que tous les codes des diagnostics infirmiers sont mis entre parenthèses pour chaque diagnostic ainsi que le nom du domaine et de la classe de la Taxinomie NANDA-I du diagnostic. Nous avons aussi commencé à inclure toutes les références soumises pour les diagnostics nouveaux et révisés, en commençant par le cycle des deux années précédentes (2007–2008), plutôt que d'inclure seulement les trois références identifiées par les auteurs comme étant les plus essentielles. Nous croyons que cela procurera des informations importantes à tous les utilisateurs, mais particulièrement à ceux qui voudraient explorer le concept diagnostique plus en détail.

D'autres changements de cette édition concernent l'ajout d'un chapitre par le Dr Margaret Lunney sur la collecte des données, le jugement clinique et le rôle de chacun dans l'utilisation clinique appropriée du diagnostic infirmier. Un nouveau chapitre de Leann Scroggins détaille la procédure pour la soumission d'un diagnostic infirmier au Comité de développement des diagnostics de la NANDA-I (Diagnosis Development Committee [DDC] – publié initialement dans le journal de NANDA-I). D'autres chapitres donnent un aperçu sur l'utilisation et l'applicabilité des diagnostics infirmiers dans l'enseignement, l'informatique, la recherche et l'administration des soins infirmiers. Cette information prend la forme d'une brève introduction sur l'importance des diagnostics infirmiers dans chacun de ces domaines clés au sein de la profession infirmière. Elle répond à l'intérêt croissant de personnes œuvrant dans ces différents domaines, qui entrevoient de plus en plus la nécessité de considérer le diagnostic infirmier au-delà de son application évidente en clinique.

La décision de devenir partenaire des éditions Blackwell pour publier et distribuer les *Diagnostics infirmiers NANDA-I : Définitions et classification* dans le monde entier représente un autre changement important pour NANDA International. Nous sommes vraiment très satisfaites d'étendre notre partenariat avec les éditions Blackwell en ajoutant à la production de notre journal, *The International Journal of Nursing Terminologies and Classifications*, nos deux livres : *Diagnostics infirmiers NANDA-I : Définitions et classification* et une nouvelle édition de *Critical thinking, nursing diagnosis, interventions and outcomes : Case studies and analyses.* Nous croyons que NANDA-I bénéficiera grandement de l'expérience apportée par les éditions Blackwell, en particulier dans le support de la diffusion de notre travail dans le monde entier, et en plusieurs langues. Nous nous réjouissons de ce partenariat fructueux avec les éditions Blackwell.

Vu la prise de conscience grandissante de la nécessité d'un langage standardisé pour définir les connaissances relatives aux soins infirmiers, permettre de les enregistrer et mesurer leurs effets au moyen des systèmes d'information, je tiens à encourager ceux d'entre vous qui ne sont pas encore membres de NANDA International à se joindre à nous maintenant. Je voudrais aussi vous demander d'encourager vos collègues – cliniciens, étudiants, administrateurs, enseignants, chercheurs ou informaticiens – à nous rejoindre pour continuer le travail de l'organisation. Des membres du personnel infirmier issus de milieux de soins différents et aux expériences variées pourront ainsi faire connaître leur opinion issue de leur pratique et tous les patients en bénéficieront. L'invitation à rejoindre NANDA International se trouve à la page 536 et se trouve sur le site de NANDA-I, www.nanda.org.

J'ai été très encouragée en voyant, pendant ces deux années, les soumissions des cliniciennes et des infirmières de plusieurs pays, dont le Brésil, le Canada, l'Italie, le Japon, l'Espagne et les États-Unis. Sans votre dévouement pour standardiser le langage infirmier, il n'y aurait rien à publier. Nous avons augmenté le nombre de diagnostics infirmiers de 188 à 201 lors de cette édition, mais nous avons encore beaucoup d'efforts à fournir pour décrire la richesse de la pratique infirmière – c'est le moment de le faire, et vos efforts à cet égard peuvent nous rapprocher de la possibilité de décrire la pratique infirmière au sein des services, des populations de patients, et des cultures. Je vous encourage à revoir le chapitre de Leann Scroggins, et vous engage à travailler au moins un diagnostic cette année. N'hésitez pas à contacter le Comité de développement des diagnostics pour que l'on vous assigne un mentor qui vous accompagnera tout au long de la procédure (la présidente du comité peut être jointe par le biais du site de NANDA-I). Ou bien connectez-vous sur www.nlinks.org et utilisez les outils proposés pour développer votre analyse conceptuelle. Nous attendons impatiemment votre contribution à notre discipline – votre soumission au Comité de développement des diagnostics de NANDA-I.

Cette édition est le résultat de notre premier vote électronique concernant les diagnostics nouveaux et révisés. Ce format permet aux membres qui ne pourraient pas assister aux conférences internationales biennales de NANDA-I de contribuer aux travaux de l'organisation par une revue approfondie et de voter pour les propositions des diagnostics nouveaux et révisés. Je voudrais remercier Mary Hemminger, notre responsable de la Cohérence des communications (LLC), pour son travail qui nous a permis de lancer cette forme électronique pour la révision des diagnostics. Dans le futur, ce procédé nous permettra de revoir les diagnostics au fur et à mesure de leur progression dans le cycle du Comité de développement des diagnostics, plutôt que d'attendre jusque la fin de la période de 2 ans, ce que nous avons fait précédemment. Les diagnostics nouveaux et révisés approuvés seront alors disponibles pour les membres sur le site de NANDA-I tout au long de l'année.

Je souhaite féliciter les membres du Conseil d'administration, tous les membres du comité de NANDA-I, et les présidents des commissions pour leur énergie et leur enthousiasme dans le travail de l'organisation durant ces deux dernières années. NANDA-I est dirigée par ses membres ; c'est une organisation de bénévoles qui repose sur l'expertise de ses membres et in fine de ses utilisateurs. L'engagement en temps fourni par les membres du Conseil est considérable, tout comme celui des membres de ses comités et des présidents. J'ai été honorée de servir en tant que présidente de cette remarquable association, et j'ai apprécié l'opportunité d'avoir représenté ses membres.

Enfin, je veux souligner le rôle essentiel joué par les membres du Comité de développement des diagnostics dans la révision de plusieurs diagnostics infirmiers de cette édition, en plus de leur rôle d'encadrement des auteurs, comme prévu, lors de la révision ou de la soumission de diagnostics nouveaux et révisés. Ces personnes jouent un rôle clé pour faire avancer le travail de cette association, et leurs efforts ne doivent pas être sous-estimés. Je souhaite particulièrement remercier les co-présidentes du comité, Leann Scroggins et le Dr Geralyn Meyers, pour leur dévouement, leur organisation et leur engagement à toujours améliorer les diagnostics infirmiers présentés dans cette édition. Mme Scroggins termine son second mandat en tant que présidente du Comité de développement des diagnostics cette année ; je souhaite lui faire part de ma reconnaissance pour son dévouement et son engagement dans

NANDA-I, et en particulier au sein du Comité de développement des diagnostics, ces dernières années. Bien que les membres aient finalement voté un total de 21 nouveaux diagnostics au cours de ce cycle de 2 ans, il convient de noter que le comité a en réalité travaillé sur bien plus de diagnostics avec leurs auteurs ; une partie de ce travail est toujours en cours et se poursuivra lors du prochain cycle. Pour cette raison, au nom du Conseil d'administration, je dédie cette édition des *Définitions et classification* aux membres et co-présidents du Comité de développement des diagnostics.

Mon souhait est que vous trouviez cette édition des *Définitions et classification* essentielle à votre pratique en soins infirmiers – que ce soit en tant qu'étudiant, enseignant, clinicien, informaticien, administrateur, ou chercheur. « Définir la connaissance des soins infirmiers » – de toute évidence, c'est l'œuvre de NANDA International.

T. Heather HERDMAN, PhD, RN
Présidente, NANDA International

Nouveaux diagnostics infirmiers 2009–2011

Diagnostics approuvés (nouveaux)	Personnes ayant proposé le diagnostic
Planification inefficace d'une **activité**	France Maltais BSc, MEd
Bien-être altéré	Mary Killeen PhD, RN ; Kathy Kolcaba, PhD, RN
Risque de **choc**	Jennifer Hafner, RN, BSN, PCCN, TNCC
Risque de déséquilibre **électrolytique**	Jennifer Hafner, RN, BSN, PCCN, TNCC ; Leah Mylrea Speltz BSN, RNC, ACCE, STABLE, ACLS, NNR ; Kathy Weaver, RN

Risque d'**hémorragie**	Sheri Holmes, MSN, APRN BC
Ictère néonatal	David Wilson, MS, RNC
Risque de diminution de **l'irrigation** cardiaque	Jennifer Hafner, RN, BSN, PCCN, TNCC
Risque d'altération de l'**irrigation** cérébrale	Jennifer Hafner, RN, BSN, PCCN, TNCC
Risque d'altération de l'**irrigation** gastro-intestinale	Jennifer Hafner, RN, BSN, PCCN, TNCC
Risque d'altération de l'**irrigation** rénale	Jennifer Hafner, RN, BSN, PCCN, TNCC
Irrigation tissulaire périphérique inefficace	Jennifer Hafner, RN, BSN, PCCN, TNCC
Motivation à améliorer sa **maternité**	Yasuko Aoki, RN, RMW, Mitsuko Katayama, RN, RMW, PhD ; Atsuko Kikuchi, RN, RMW ; Minayo Kumazawa, RN, RMW, Med ; Atsuko Koyama, RN, RMW ; Masuko Saito, RN, RMW, DrMS ; Toyo Yamazaki, RN, RMW ; Mayumi Hamasaki, RN, RMW, MPH ; Shigemi Kamitsuru, RN, PhD
Risque de perturbation du lien **mère**–fœtus	Sheri Holmes, MSN, APRN BC
Motilité gastro-intestinale dysfonctionnelle	Joan Klehr, RNC, MPH
Risque de dysfonctionnement de la **motilité** gastro-intestinale	Joan Klehr, RNC, MPH

Motivation à améliorer ses **relations**	Yasuko Aoki, RN, RMW ; Mitsuko Katayama, RN, RMW, PhD ; Atsuko Kikuchi, RN, RMW ; Minayo Kumazawa, RN, RMW, MEd ; Atsuko Koyama, RN, RMW ; Masuko Saito, RN, RMW, DrMS ; Toyo Yamazaki, RN, RMW ; Mayumi Hamasaki, RN, RMW, MPH ; Shigemi Kamitsuru, RN, PhD
Motivation à accroître la **résilience**	Angela Oldenburg, BA, RN ; Shelly Eisbach, PhD, MSN, RN ; Melissa Lehan-Mackin, RN, BSN
Risque d'un manque de **résilience**	Angela Oldenburg, BA, RN ; Shelly Eisbach, PhDc, MSN, RN ; Melissa Lehan-Mackin, RN, BSN
Résilience individuelle réduite	Angela Oldenburg, BA, RN, Shelly Eisbach, PhDc, MSN, RN ; Melissa Lehan-Mackin, RN, BSN
Auto-négligence	Susanne Gibbons, C-GNP
Risque de **traumatisme** vasculaire	Chistina Arreguy-Senna, Nurse, Master, PhD, Post-PhD ; Emilia Campos de Carvalho, Nurse, Master, PhD

Diagnostics révisés en 2009-2011

Diagnostics approuvés (révisés)	Personnes ayant proposé le diagnostic
Comportement à risque pour la santé	Comité de développement des diagnostics (CDD)

Diminution chronique de **l'estime de soi**	Céline Larouche
Risque d'altération de la **fonction hépatique**	Comité de développement des diagnostics (CDD)
Identité personnelle perturbée	Heidi Bjorge, RN, MNSc ; Céline Larouche, Francine Fiset, BSN, MA, RN
Prise en charge inefficace de sa **santé**	Susanne Gibbons, C-GNP
Stratégies d'adaptation défensives	Céline Larouche
Habitudes de **sommeil** perturbées	Comité de développement des diagnostics (CDD)
Risque de déficit de **volume liquidien**	Louise Ritchie, MSc, BNur, RN ; Geralyn Meyer, PhD, RN

Diagnostics retirés en 2009-2011

- **Incontinence** urinaire totale
- Opérations de la **pensée** perturbées[1]
- Prise en charge efficace du **programme thérapeutique**
- Prise en charge inefficace du **programme thérapeutique** par la collectivité
- Syndrome du **traumatisme de viol** : réaction mixte
- Syndrome du **traumatisme de viol** : réaction silencieuse

Ces diagnostics peuvent être trouvés à la partie IV, et le Comité de développement des diagnostics encourage les membres et les utilisateurs des diagnostics infirmiers à travailler sur ces diagnostics et à les soumettre pour qu'ils soient de nouveau introduits dans la taxinomie.

1. Un travail de révision pour ce diagnostic est déjà en cours.

Introduction

Ce livre est divisé en cinq parties. La **partie I** comprend un chapitre écrit par le Dr Margaret Lunney dans lequel elle développe le lien entre la collecte des données, le jugement clinique, et le rôle de chacun dans l'exactitude des diagnostics infirmiers lors de leur utilisation clinique. Ensuite Leann Scroggins détaille la procédure pour la soumission de diagnostics infirmiers au Comité de développement des diagnostics de la NANDA-I (initialement publiés dans le journal de la NANDA-I). On trouve également dans cette partie un aperçu sur l'utilisation et l'applicabilité des diagnostics infirmiers dans l'enseignement, l'informatique, la recherche et l'administration des soins infirmiers. Cette information prend la forme d'une brève introduction sur l'importance des diagnostics infirmiers dans chacun de ces domaines clés au sein de la profession infirmière, particulièrement du fait de l'intérêt croissant de personnes œuvrant dans ces différents domaines, qui comprennent de plus en plus la nécessité d'utiliser le diagnostic infirmier au-delà de son application évidente dans la pratique clinique.

La **partie II** reprend les contenus traditionnels des ouvrages *Diagnostics infirmiers NANDA-I : Définitions et classification* précédents : les diagnostics eux-mêmes, comprenant les définitions, précisant les caractéristiques, les facteurs de risque et les facteurs favorisants, si approprié. Les diagnostics sont classés par domaine (de 1 à 13), puis par ordre alphabétique au sein de chaque classe. C'est une nouveauté cette année, et nous l'avons fait pour répondre aux demandes de nos utilisateurs non anglophones afin de faciliter la localisation des diagnostics au sein du livre.

La Taxinomie II présente les diagnostics dans les différents axes (voir page 461 pour une explication complète).

La **partie III** décrit la structure de la Taxinomie II et comment elle a été développée. La **figure 3.1** dépeint la *Taxinomie II, les domaines et les classes* ; le **tableau 3.1** montre la *Taxinomie II, domaines, classes et diagnostics* ; et le **tableau 3.2** montre la *Taxinomie DIR (NNN) de la pratique en soins infirmiers : insertion des diagnostics infirmiers.*

La **partie IV** contient les diagnostics qui ont été retirés de l'édition 2007–2008 et qui seront éliminés de la taxinomie si le travail de révision ne permet pas de les amener à un niveau de preuve ≥ 2,1. Certains de ces diagnostics sont toujours actuellement en révision – le travail n'était pas terminé pour la période de vote pour cette édition. Les diagnostics sont listés ici dans l'espoir que les membres et/ou les utilisateurs souhaiteront les réviser afin qu'ils puissent réintégrer la taxinomie dans la prochaine édition.

Enfin, la **partie V** contient les directives de soumission de diagnostics, la procédure d'appel d'une décision du Comité de développement des diagnostics, et un glossaire ; une liste des membres du Conseil d'administration de NANDA International, des Comités de la Taxinomie et du développement des diagnostics, une invitation à rejoindre NANDA-I et un index.

Comment utiliser ce livre ?

Comme mentionné précédemment, nous avons listé les diagnostics infirmiers par ordre alphabétique de domaine et ensuite par classe. Par exemple, *Maintien inefficace de l'état de santé* est repris dans le domaine 1 (Promotion de la santé), classe 2 (Prise en charge de la santé). De façon similaire, *Habitudes de sommeil perturbées* est repris dans le domaine 4 (Activité/repos), classe 1 (Sommeil/repos).

Nous espérons que cette présentation des *Diagnostics infirmiers 2009–2011 : Définitions et classification* de NANDA-I rendra son utilisation pratique et efficace. Nous apprécions vos commentaires et suggestions. Veuillez nous les faire parvenir à l'adresse president@.nanda.org ou en téléphonant à nos bureaux (États-Unis) au 00 (1) 920 344 8670.

PARTIE I

INTRODUCTION AU DIAGNOSTIC INFIRMIER : EXACTITUDE, APPLICATION DANS DIFFÉRENTS CHAMPS D'EXERCICE ET ÉTAPES PRÉALABLES À LA SOUMISSION DES DIAGNOSTICS INFIRMIERS À NANDA-I 2009-2011

Collecte des données, jugement clinique et diagnostics infirmiers : comment déterminer le diagnostic exact ?

Margaret Lunney, RN, PhD
Professeur et coordinatrice des programmes des licences
College of Staten Island, Université de New York
Service des soins infirmiers
Présidente du Comité de recherche
Nanda International

La collecte des données est considérée comme la première partie de la démarche en soins infirmiers. La démarche en soins infirmiers montre comment les infirmier(e)s organisent les soins aux individus, familles et communautés. La théorie relative à la démarche en soins infirmiers a été adoptée par beaucoup d'infirmier(e)s depuis 1967 (Yura et Walsh, 1967). Dans les années 1960, on pensait que la démarche de soins infirmiers était un processus en quatre étapes comprenant la collecte des données, la planification, l'exécution des interventions et l'évaluation. Mais, peu après la première description de la démarche en soins infirmiers, un groupe important d'infirmier(e)s s'est rendu compte que les données du bilan devaient être regroupées et interprétées avant que les infirmier(e)s puissent planifier, exécuter et évaluer un plan en vue d'aider les patients.

La nécessité d'interpréter les données résulte du fait que la mémoire à court terme ne peut retenir que 7 ± 2 données (Newell et Simon, 1972). De ce fait, les infirmier(e)s, comme les autres êtres humains, convertissent continuellement des données grâce aux interprétations. À titre d'exemple, les gens interprètent qu'une personne est un homme ou une femme, sur la base d'environ 20 données : le style de coiffure et des vêtements, le langage corporel, la structure faciale, le nom et la voix. Si une infirmier(e) décide d'aider un patient à se déplacer du lit au fauteuil, c'est sur la base de l'interprétation des données suivantes : le patient désire ou a besoin de sortir du lit et a besoin d'aide pour se déplacer du lit au fauteuil. Les quelques données que l'infirmier(e) pourrait utiliser pour cette interprétation sont que le patient est au premier jour post-opératoire après une chirurgie abdominale, qu'il a exprimé de la douleur, et qu'il a dit qu'il se sentait « peu sûr ». Les diagnostics infirmiers sont les interprétations scientifiques des données du bilan qui sont utilisées pour diriger les planifications, interventions et évaluations des infirmier(e)s.

Seulement 6 ans après la description de la démarche en soins infirmiers de Yura et Walsh en 1967, deux infirmières de Saint Louis (États-Unis) ont organisé une première conférence afin d'identifier les interprétations des données qui relèvent des soins infirmiers. Ces infirmières, Mary Ann Lavin et Kristine Gebbie, ont invité 100 infirmier(e)s des États-Unis et du Canada à participer à cet événement (Gebbie, 1998). Ce fut la première conférence à propos des diagnostics infirmiers, durant laquelle 80 diagnostics ont été identifiés et définis. Depuis lors, la liste des diagnostics approuvés s'est étoffée et a été affinée suite à la soumission par des infirmier(e)s de leurs recherches et au travail des membres de l'association des diagnostics infirmiers qui parraine ce livre et qui est connue aujourd'hui sous le nom de NANDA International (NANDA-I).

Les infirmier(e)s sont des diagnosticien(ne)s

Avec l'utilisation du terme « diagnostic infirmier », il est devenu manifeste que les infirmier(e)s sont des diagnosticien(ne)s. Avant cette époque, le jugement clinique utilisé en pratique clinique pour décider de ce qui relevait des soins infirmiers était invisible ou non nommé. Aujourd'hui, dans les services de soins où les infirmier(e)s n'utilisent pas les diagnostics infirmiers, ou les utilisent sans souci d'exactitude, l'invisibilité du rôle de l'infirmier(e) comme diagnosticien(ne) persiste. Avec l'initiation de cette classification formelle des diagnostics infirmiers, il est largement accepté que les infirmier(e)s sont des diagnosticien(ne)s qui utilisent le raisonnement diagnostique en collaboration avec les patients afin d'identifier les meilleurs diagnostics pour choisir les interventions visant l'atteinte de résultats attendus par le patient.

La démarche diagnostique en soins infirmiers diffère de la démarche diagnostique médicale en ce que, dans les situations où c'est possible, la personne ou les personnes qui sont la cible des soins infirmiers seront intimement associées comme partenaires des infirmier(e)s durant la collecte des données/bilan et la démarche diagnostique. C'est dû au fait que la cible des soins infirmiers est le bien-être et l'actualisation de soi de la personne. Les expériences de problèmes de santé ainsi que les réponses à ceux-ci et aux processus de vie des gens ont des significations différentes pour chacun d'eux et ces significations sont identifiées avec l'aide des infirmier(e)s. Il est aussi établi que les infirmier(e)s ne peuvent pas traiter la santé avec leurs diagnostics et interventions ; ce sont les gens eux-mêmes qui adoptent des comportements de santé dans ce sens. Ainsi, afin d'atteindre des changements dans les comportements qui affectent la santé, c'est ensemble que les personnes et les infirmier(e)s doivent identifier les diagnostics les plus exacts, capables de guider les soins infirmiers pour parvenir à des résultats de santé positifs. Les interventions infirmières face aux diagnostics des réponses humaines offrent des voies complémentaires, à côté des problèmes traités médicalement, pour que la santé des gens soit promue, protégée et restaurée.

La cible des soins infirmiers est la « santé » des « êtres humains », deux des préoccupations scientifiques les plus complexes ; plus complexes, par exemple, que la chimie ou l'astronomie. Les phénomènes reliés à la santé, tels que le sommeil, le bien-être ou la nutrition, sont complexes parce qu'ils impliquent des expériences humaines. Nous ne pouvons jamais savoir de façon certaine ce que les autres êtres humains vivent comme expérience ; néanmoins, le but des soins infirmiers est d'identifier les expériences ou les réponses des gens afin de les soutenir. En ce qui concerne les réponses humaines, il existe un très important chevauchement des signes associés aux diagnostics et beaucoup de facteurs contextuels, comme la culture, qui peuvent changer la perspective au sujet de « quel est le diagnostic ? ». Beaucoup d'études ont vérifié que les interprétations de cas cliniques sont potentiellement moins exactes que ce qui est indiqué par les données (Lunney, 2008).

Avec les diagnostics infirmiers comme fondement des soins infirmiers, les infirmier(e)s ont besoin de développer des compétences pour devenir des diagnosticien(ne)s performant(e)s. Les diagnosticiens sont des personnes qui interprètent des données en lien avec leur champ d'expertise pour fournir des services appropriés ; par exemple, un mécanicien automobile doit être capable de diagnostiquer pourquoi la voiture ne démarre pas et de la réparer. Un élément clé des interprétations des données est qu'elles sont sujettes à l'erreur. Un bon diagnosticien doit être attentif au fait qu'il y a toujours un risque concernant l'exactitude des interprétations de données. Par conséquent, devenir un(e) infirmier(e) diagnosticien(ne) requiert le développement de compétences et de caractéristiques personnelles et professionnelles.

Les deux propositions suivantes sont à la base du développement des compétences diagnostiques.

1. La capacité de diagnostiquer en soins infirmiers requiert des compétences dans les domaines intellectuel, interpersonnel et technique.
2. La capacité de diagnostiquer en soins infirmiers exige le développement de potentialités personnelles dans les domaines de la tolérance à l'ambiguïté et l'utilisation de la pratique réflexive.

Compétences intellectuelles, interpersonnelles et techniques

Compétences intellectuelles

Les compétences intellectuelles sont présentées en premier lieu car c'est un aspect des soins infirmiers qui est très important pour devenir un(e) bon(ne) diagnosticien(ne). Les compétences intellectuelles incluent à la fois la connaissance des diagnostics infirmiers et les processus mentaux pour utiliser ces connaissances. Les infirmier(e)s sont obligé(e)s d'acquérir la connaissance des diagnostics infirmiers, de leur définition et de leurs caractéristiques, surtout pour les diagnostics qui sont habituels chez les populations avec lesquelles ils ou elles travaillent, la connaissance des interventions pour traiter ces diagnostics et celle des processus diagnostiques qui sont utilisés pour interpréter les données du patient. Cette connaissance étant vaste et complexe, on ne doit pas s'attendre à ce que les infirmier(e)s mémorisent les connaissances disponibles, mais plutôt qu'ils ou elles sachent où accéder à l'information dont elles ont besoin ; les ressources pour obtenir ces connaissances doivent être accessibles quand ils ou elles en ont besoin.

Parallèlement aux connaissances, la capacité de penser est l'autre aspect important du domaine intellectuel. Bien que, traditionnellement, les processus de la pensée n'aient pas été mis en relief au niveau des soins infirmiers, ils sont essentiels à l'utilisation des diagnostics infirmiers. Les habiletés cognitives d'analyse, de raisonnement logique et d'application des standards sont trois processus de pensée qui sont nécessaires pour obtenir une exactitude au niveau des diagnostics infirmiers. Ces habiletés sont à développer, par exemple, au travers de discussions sur la manière de réunir les données pour générer un diagnostic exact, sur les liens entre un ensemble de données et des diagnostics, et sur la comparaison de données existantes avec les données attendues sur la base des résultats des recherches. Les résultats de recherche en sciences cognitives et en soins infirmiers montrent que les adultes d'un même niveau d'éducation et d'expérience ont des capacités de raisonnement fort différentes (Lunney, 1992 ; Sternberg, 1997).

Les résultats de recherche en sciences cognitives et autres disciplines montrent aussi que les processus de la pensée peuvent être améliorés (Sternberg, 1997 ; Willingham, 2007). En soins infirmiers, les études ont montré que les habiletés de pensée critique varient largement et que la pensée critique peut être améliorée grâce à l'éducation et par l'effort (Tanner, 2006). Cela nécessite de l'énergie, de la concentration et du soutien. Pour faire cela, les étudiant(e)s et les infirmier(e)s ont à « penser sur leur façon de penser », et ce en référence à la métacognition (Pesut et Herman, 1992), en utilisant des concepts de la pensée qui sont pertinents pour la pratique infirmière. Une étude Delphi d'infirmières expertes en pensée critique (Scheffer et Rubenfeld, 2000) a généré 7 compétences cognitives et 10 habitudes de l'esprit qui sont considérées comme particulièrement pertinentes pour la pratique infirmière (voir Annexe, p. 530). Ces 17 concepts de pensée devraient être utilisés par les infirmières pour penser à propos de leur manière de penser. Dans toute situation de soins infirmiers, deux compétences cognitives ou plus sont probablement utilisées. Les habitudes de l'esprit renforcent les compétences cognitives. La combinaison de ces habiletés de pensée critique qui sont nécessaires dans les situations cliniques est probablement unique, et les infirmier(e)s ont donc besoin de cultiver l'ensemble de ces processus de pensée critique et non pas de se concentrer sur quelques-uns d'entre eux.

Les habiletés de pensée critique sont essentielles pour atteindre l'interprétation exacte des données du patient et la sélection appropriée des interventions et des résultats ; ainsi, développer des habiletés de haut niveau de la pensée est une priorité importante.

Pour y parvenir, les infirmier(e)s et les étudiant(e)s infirmier(e)s peuvent :

- utiliser des processus de pensée, plutôt que de recevoir seulement la connaissance des autres ;
- lors de l'apprentissage, penser aux concepts, pas seulement aux connaissances mémorisées ;
- solliciter l'appui des autres, par exemple les enseignants, les autres infirmier(e)s, les patients, pour valider les processus de pensée ;
- développer la confiance dans sa capacité de penser.

Compétences interpersonnelles

Les diagnostics infirmiers sont mieux utilisés par des infirmier(e)s qui ont un niveau élevé de compétences en communication interpersonnelle. Ces compétences sont nécessaires afin que les patients soient suffisamment en confiance pour leur parler de leurs réponses aux problèmes de santé et aux processus de vie. La confiance est renforcée par une solide capacité à communiquer avec les autres.

Les infirmier(e)s doivent présumer qu'ils ou elles ne connaissent pas les autres personnes (Munhall, 1993). Les seuls moyens par lesquels d'autres personnes peuvent être connues résultent de processus interpersonnels, et en particulier de l'écoute. Les infirmier(e)s qui supposent qu'ils ou elles connaissent les patients sans les avoir écoutés ne peuvent atteindre un niveau d'exactitude de diagnostic. La meilleure utilisation des diagnostics infirmiers se fait grâce à une relation de partenariat avec les patients et leur famille. Pour travailler en partenariat, les infirmier(e)s doivent parler aux gens avec respect et attention, écouter de manière efficace, respecter les opinions et les points de vue des autres, et savoir comment valider leurs perceptions avec les patients et les familles. L'apprentissage de ces compétences est un défi, car les aspects interpersonnels des soins infirmiers font partie intégrante de l'apprentissage de l'utilisation des diagnostics infirmiers.

Compétences techniques

Une autre compétence de base est l'habileté technique à conduire une collecte des données réalisée par l'infirmier(e). L'obtention de données valides et fiables est l'épine dorsale de l'utilisation des diagnostics infirmiers ; il est donc essentiel que les infirmier(e)s développent leurs capacités d'effectuer des histoires de santé globales et ciblées et de pratiquer des examens physiques. Ces compétences techniques sont apprises dans les cours consacrés à ce sujet et en utilisant des ouvrages qui concernent le bilan de santé réalisé par l'infirmier(e). Par exemple, le diagnostic et le traitement de la douleur demandent des connaissances d'évaluation sophistiquées, incluant les manières d'explorer les types et les localisations de la douleur, les facteurs qui aggravent ou améliorent celle-ci, etc. La même chose est vraie pour beaucoup des concepts diagnostiques comme l'image corporelle perturbée.

Une collecte des données ou une évaluation de la situation est « infirmière » si elle rapporte des données utiles pour les soins infirmiers. Une évaluation de données générée par une revue systématique des systèmes biologiques, qui est réalisée pour parvenir aux diagnostics médicaux, est insuffisante pour rapporter des données nécessaires pour les diagnostics infirmiers. Donc, d'autres structures telles que les modes fonctionnels de santé (Gordon, 2007) sont utilisées dans les systèmes de soins de santé où l'exactitude des diagnostics infirmiers est considérée comme importante. La structure relative aux modes fonctionnels de santé est présentée plus loin dans ce chapitre pour démontrer comment générer des diagnostics infirmiers à partir de l'analyse des données.

Potentialités personnelles : tolérance à l'ambiguïté et pratique réflexive

Les potentialités personnelles de tolérance à l'ambiguïté et de pratique réflexive sont à développer, car les décisions qui concernent les soins infirmiers sont complexes et l'utilisation du jugement clinique doit être un processus continu d'apprentissage. Chaque décision prise par les infirmier(e)s est relative au contexte de la situation et à la nature particulière de la personne, de la famille ou de la collectivité avec lesquelles ils ou elles travaillent. Avec l'expérience, les infirmier(e)s se familiarisent avec de nombreux types de situations contextuelles et cela peut influencer positivement leur compétence à diagnostiquer. La tolérance à l'ambiguïté et la pratique réflexive permettent aux infirmier(e)s d'intégrer ces expériences contextuelles pour faire progresser leur développement professionnel de novice à expert (Benner, 1984 ; Benner *et al.*, 1996).

Tolérance à l'ambiguïté

La tolérance à l'ambiguïté est nécessaire car il y a de nombreux facteurs qui influencent les situations cliniques telles que les politiques de l'institution, la description par les infirmier(e)s de leur travail et la disponibilité des ressources. La tolérance à l'ambiguïté permet aux infirmier(e)s d'examiner le large éventail des facteurs d'influence, et d'être en mesure de se concentrer sur les diagnostics les plus exacts afin de fournir des services de qualité aux individus, familles et collectivités.

De plus, les êtres humains à qui les infirmier(e)s prodiguent des soins sont extrêmement complexes et divers, particulièrement quand la cible est la réponse de la personne à une expérience de santé et non à la maladie elle-même. Ainsi, vu que l'ambiguïté est présente, les infirmier(e)s ont à s'adapter face à celle-ci. Les infirmier(e)s de référence et les enseignants peuvent apporter une aide en soulignant l'ambiguïté, en la traitant comme un fait de la vie auquel l'infirmier(e) sera confronté(e), et en étant des modèles de tolérance à cette ambiguïté.

Pratique réflexive

La pratique réflexive est la capacité d'examiner de manière introspective nos comportements en relation avec notre façon de penser, nos rencontres interpersonnelles et nos compétences techniques. C'est une condition préalable à l'auto-évaluation et, pour l'accomplir, dans une certaine mesure, nous devons nous dévoiler à nous-mêmes nos fragilités et nos erreurs. De bons livres et articles sont disponibles concernant le concept de réflexivité (Johns, 2007). La pratique réflexive renforce le développement continu ou la croissance en vertu de l'hypothèse que nous profitons du fait de réfléchir au sujet de nos comportements et de notre façon de penser.

Collecte des données/bilan et diagnostics infirmiers

Les collectes des données/bilans de la situation réalisés par les infirmier(e)s à tous les niveaux d'analyse (individus, familles, collectivités) consistent en données subjectives provenant d'une ou de plusieurs personnes, et en données objectives provenant de tests diagnostiques ou d'autres sources. Les collectes des données/bilans de situation des individus comprennent une histoire de santé (données subjectives) et un examen clinique (données objectives) (Weber et Kelly, 2007). Les bilans de situation des familles consistent à obtenir des informations spécifiques de la famille (données subjectives) et à observer les interactions familiales (données objectives) (Wright et Leahey, 2005). Les bilans de situation des collectivités consistent à obtenir des renseignements d'informateurs clés appartenant à la collectivité (données subjectives) et des données statistiques (données objectives) (Anderson et McFarland, 2006).

Il y a deux types de collectes de données/bilans qui sont faits pour aboutir à des diagnostics infirmiers exacts : global et ciblé. Une collecte de données globale ou bilan de situation global couvre tous les aspects de la structure de bilan de situation propre aux infirmier(e)s, tels que les 11 modes fonctionnels de santé qui déterminent l'état de santé individuel, familial ou de la collectivité. La collecte des données ou bilan de situation global des individus est faite, par exemple, à l'admission d'un patient à l'hôpital ou lors d'une prise en charge au domicile. Les collectes de données ou bilans de situation ciblés portent sur un point en particulier, comme la douleur, le sommeil ou l'état respiratoire. Les collectes de données ou bilans de situation ciblés sont réalisés quand des signes spécifiques nécessitent une exploration approfondie – par exemple, une personne dit : « J'ai des difficultés à respirer » –, ou quand quelque chose augmente le risque d'un problème particulier – par exemple, quand il y a un haut risque d'hémorragie parce qu'une personne a besoin d'un traitement à base d'anticoagulants coumariniques.

Les buts d'une collecte de données ou bilan de situation réalisé par l'infirmier(e)sont les suivants :

- se focaliser sur les données nécessaires pour identifier des réponses et expériences humaines ;
- la ou le réaliser en partenariat avec l'individu, la famille ou la collectivité, quand c'est possible ;
- fournir des conclusions qui sont basées sur la recherche et autres éléments de preuve.

Structure de la collecte des données/du bilan de situation

Pour les soins infirmiers, la structure de la collecte des données ou bilan de situation doit être suffisamment large pour fournir des données orientant les soins infirmiers pour la promotion de la santé, la protection de la santé (prévention primaire, secondaire et tertiaire) et la restauration de la santé. « La promotion de la santé tend vers l'augmentation du niveau de bien-être ou d'auto-actualisation d'un individu ou d'un groupe. La promotion de la santé met l'accent sur les efforts de s'approcher, ou bien de progresser vers un état d'équilibre de la santé de haut niveau de santé et de bien-être » (Pender *et al.*, 2006 p. 37). Un exemple de diagnostic de promotion de la santé est la *Motivation à améliorer son sommeil.* La protection de la santé est un processus visant à aider les gens à réduire les risques pour la santé et à se protéger s'ils sont dans des états à risque (Pender *et al.*, 2006). Un exemple de diagnostic de type risque est le *Risque d'infection.* La restauration de la santé, également appelée gestion de la maladie, est un processus visant à aider les gens à gérer les problèmes de santé. Les diagnostics infirmiers actuels comme la *douleur*, l'*anxiété*, la *peur* et l'*inadaptation à un changement dans l'état de santé* sont des exemples de diagnostics dans le domaine de la restauration de la santé.

Une structure de collecte de données ou bilan de situation couramment utilisée pour générer des diagnostics infirmiers avec un niveau élevé d'exactitude est la structure des modes fonctionnels de santé (Gordon, 2007). Cette structure inclut 11 modes fonctionnels pour les individus, familles et collectivités (voir l'outil de collecte de données à la fin de cette partie).

Le raisonnement diagnostique associé à la collecte des données infirmières ou bilan infirmier de la situation

Les principes devraient inclure les éléments suivants.

- Les hypothèses diagnostiques sont examinées tout au long du processus de collecte ou bilan, et sont utilisées conjointement avec la structure formelle de la collecte ou bilan de la situation pour générer les données nécessaires au diagnostic.
- Dans une évaluation globale, les diagnostics ne sont pas finalisés tant que la collecte des données ou bilan de la situation n'est pas achevé(e). L'évaluation de chaque mode fonctionnel de santé informe l'infirmier(e) et le patient au sujet des hypothèses diagnostiques.
- Si possible, l'individu, la famille ou la collectivité sont impliqués du début à la fin du processus de collecte des données ou bilan de la situation et de l'élaboration du diagnostic.

Reconnaître l'existence d'indices

Les infirmier(e)s *reconnaissent mentalement* des indices dès le début du processus diagnostique et ils ou elles continuent à compléter l'identification des indices tout au long du processus. Les indices sont des unités de données (par exemple, la fréquence respiratoire d'une personne), que recueille un(e) infirmier(e) au cours d'une estimation intentionnelle ou non intentionnelle. L'estimation intentionnelle implique un recueil de données en tant que fondement pour les interventions de soins infirmiers. L'estimation non intentionnelle implique de remarquer des indices importants sans intention de faire une planification. Dans les situations cliniques, les infirmier(e)s remarquent les indices de diagnostic en envisageant ce qu'ils ou elles vont voir, entendre, sentir, toucher et goûter. Les informations relatives aux soins de santé d'un client sont envisagées en fonction de la connaissance qu'a l'infirmier(e) de l'état de santé et de la situation de vie de ce dernier. Les infirmier(e)s prêtent attention aux informations en se fondant sur des idées prouvées à propos de ce qui devrait se produire dans diverses situations. Un(e) infirmier(e) peut ne pas remarquer la fréquence respiratoire, par exemple, à moins qu'elle semble inhabituelle dans le contexte d'un problème de santé (par exemple, le patient est à son premier jour post-opératoire d'une chirurgie abdominale), ou par rapport à d'autres aspects de la situation clinique (par exemple, le patient vient de faire un exercice intense). La reconnaissance par l'infirmier(e) d'une unité de données comme étant un indice porteur d'une signification particulière dépend de la *connaissance mémorisée*. Les connaissances de base mémorisées servent à comparer les données habituelles aux données collectées.

Générer mentalement des hypothèses diagnostiques

La signification que les infirmier(e)s attribuent aux indices remarqués dès le début du processus diagnostique peut être proposée uniquement lorsque ce sont des explications possibles et vraisemblables au regard des indices présents dans le contexte de la situation. Il s'agit d'un *processus de réflexion active* en vertu duquel les infirmier(e)s explorent les connaissances en mémoire pour trouver les explications possibles des données. Il y a souvent plusieurs diagnostics ou explications possibles. Quelquefois, on trouve une seule interprétation des indices notée au début du processus ; par exemple, si une femme qui vient d'être admise à l'hôpital pour une intervention chirurgicale pose rapidement beaucoup de questions et montre une fréquence respiratoire très rapide, les indices ne sont pas suffisamment spécifiques pour considérer une seule hypothèse diagnostique. L'infirmier(e), en l'occurrence, devrait examiner un certain nombre d'hypothèses diagnostiques pour cet ensemble d'indices, comme la peur, l'anxiété, le mode de respiration inefficace et autres. Un(e) infirmier(e) diagnosticien(ne) évite de se prononcer sur un diagnostic prématurément avant qu'il ou elle n'ait des données suffisantes pour appuyer son jugement diagnostique. La flexibilité de la pensée permet aux infirmier(e)s d'opérer une recherche étendue des hypothèses diagnostiques. Le raisonnement logique en collaboration avec le patient permet aux infirmier(e)s d'obtenir le diagnostic le plus exact lorsque les données sont suffisantes pour le faire.

Comparer les indices aux hypothèses diagnostiques

Les indices en rapport avec les hypothèses diagnostiques sont analysés grâce à un *processus mental d'évaluation*. L'évaluation implique un processus d'appariement mental dans lequel les indices existants sont jumelés avec les indices attendus pour les diagnostics à l'étude. Les renseignements au sujet des indices attendus pour les diagnostics se trouvent dans ce livre et dans la littérature courante traitant des sujets tels que la douleur, les stratégies d'adaptation et le volume liquidien. Pendant l'évaluation des indices et des diagnostics associés, les infirmier(e)s peuvent décider qu'il n'y a pas assez de preuves pour choisir ce diagnostic *ou* qu'il y a suffisamment de preuves pour cette hypothèse diagnostique. Si un(e) infirmier(e) décide qu'il n'y a pas assez d'indices pour choisir ce diagnostic, la prochaine étape implique une collecte de données additionnelles ciblée. Si un(e) infirmier(e) décide qu'il y a assez de données probantes, l'étape suivante est de poser le diagnostic et de le valider.

Conduire une collecte de données additionnelles ciblée

Pour confirmer ou infirmer les diagnostics que nous avons relevés, des indices additionnels peuvent être recueillis en privilégiant des questions pour obtenir des données pour un ou plusieurs diagnostics. À la patiente en préopératoire mentionnée plus haut, l'infirmier(e) peut demander, par exemple, comment elle se sent par rapport à l'intervention chirurgicale. La réponse à une question ouverte de ce genre peut produire des données concernant de nombreuses hypothèses diagnostiques dans le domaine psychosocial. Si la patiente fait état de peur de mourir ou de peur de l'inconnu en rapport avec l'intervention, l'infirmier(e) peut commencer à confirmer *peur* comme diagnostic et éliminer certaines des autres possibilités comme l'anxiété. Quand l'infirmier(e) effectue une anamnèse médicale et un examen physique, les raisons biologiques de la fréquence respiratoire inhabituelle peuvent être confirmées ou infirmées. Une collecte de données additionnelles ciblée se termine lorsque l'infirmier(e)e synthétise les données valides et sélectionne un ou plusieurs des diagnostics mis à l'étude, infirme tous les diagnostics à l'étude ou révise les diagnostics à l'étude pour en intégrer de nouveaux. Si les données additionnelles corroborent un diagnostic à l'étude, l'étape suivante est la validation du diagnostic. Si tous les diagnostics sont infirmés ou non confirmés, soit de nouveaux diagnostics sont envisagés, soit l'infirmier(e) conclut qu'il n'y a pas de diagnostic. Si de nouveaux diagnostics sont envisagés, une collecte de données additionnelles ciblée continue jusqu'à ce que la nouvelle série de diagnostics soit confirmée ou infirmée par l'apport d'éléments probants (indices).

Valider les diagnostics

Comme le comportement humain est complexe et comme les infirmier(e)s ne peuvent pas vraiment « savoir » ce que les autres ressentent (Munhall, 1993), il est important que les processus de pensée et les processus techniques de l'infirmier(e) soient accompagnés par des processus de collaboration avec les consommateurs de soins et les autres dispensateurs de soins. Dans la plupart des cas, les infirmier(e)s doivent se prononcer sur les diagnostics avec le consommateur de soins de santé ; un(e) infirmier(e) peut dire : « D'après les informations que vous me donnez, il semble que vous ressentez de la *peur* face à l'intervention chirurgicale. Est-ce exact ? » Sur la base de la réponse du patient, l'infirmier(e) valide ou rejette le diagnostic. Dans les cas où les patients sont incapables de collaborer avec l'infirmier(e) parce qu'ils sont trop malades, ou ne peuvent le faire suite à un développement mental insuffisant ou à un problème mental, les infirmier(e)s peuvent valider le diagnostic avec les membres de la famille ou les autres dispensateurs de soins ; un(e) infirmier(e) peut dire : « D'après les informations que vous m'avez fournies à propos de votre fils, il semble qu'il éprouve des difficultés à s'adapter au stress engendré par la maladie. Est-ce exact ? » Pour valider cela avec un autre dispensateur de soins, un(e) infirmier(e) peut dire : « D'après mon examen physique, je conclus que le dégagement des voies aériennes de Mary est perturbé. Êtes-vous d'accord ? » La validation des diagnostics avec d'autres contribue à assurer l'exactitude des diagnostics qui seront choisis comme base pour les étapes ultérieures de la démarche de soins. Pour épargner du temps, de l'énergie et les coûts associés aux interventions, les diagnostics doivent être validés avec un haut niveau d'exactitude.

Exemple d'étude de cas

Cette étude de cas a été conçue par l'infirmière Maria Cruz. Elle l'a rédigée alors qu'elle était étudiante en licence au College of Staten Island. L'outil utilisé pour réaliser le bilan de la situation est la structure des modes fonctionnels de santé (voir Annexe, p. 28). Y est associée une exploitation de la Classification des résultats de soins infirmiers (CRSI ; Nursing Outcomes Classification [NOC]) et de la Classification des interventions de soins infirmiers (CISI ; Nursing Interventions Classification [NIC]). Ces dernières sont expliquées dans la section suivante.

C.W. est un homme âgé de 30 ans qui travaille actuellement dans le service marketing d'une compagnie de cartes de crédit à Manhattan. Il fréquente une université à temps partiel, le soir, pour terminer son master en administration des affaires.

C.W. estime qu'il a un bon état de santé général et qu'être en bonne santé est très important pour lui. La dernière fois qu'il a été « malade », c'était à l'automne dernier lorsqu'il a eu un rhume de cerveau. C.W. maintient son état de santé en essayant de manger sainement, en s'entraînant dans un gymnase et en maintenant une bonne hygiène personnelle. Il limite sa consommation d'alcool à des occasions sociales et dit qu'il fume dans des circonstances exceptionnelles.

Il souffre de psoriasis, maladie développée depuis l'enfance. Actuellement, il a une grande tache sur son tibia gauche qui est sèche, squameuse et prurigineuse. Il a déclaré que sa dernière consultation chez un dermatologue date d'il y a 2 ans et qu'il devrait vraiment le voir plus souvent. Il « remet cela » parce qu'il sait que cette affection est chronique. C.W. prend deux médicaments de manière régulière : *Propecia*, une crème corticoïde qu'il utilise parfois pour le psoriasis, et *Minoxidil* pour ses cheveux clairsemés. Il utilise la crème quand le psoriasis « réapparaît plus activement », ce qui soulage temporairement les démangeaisons. Il exprime la possibilité et le désir de mieux gérer l'accès de psoriasis.

C.W. a des antécédents familiaux de maladie mentale et d'obésité. Ses deux grands-mères souffrent de dépression et elles prennent de nombreux médicaments. Son père pèse beaucoup actuellement, mais lorsqu'il était jeune il était en forme et en bonne santé. Il a peur que la même chose lui arrive.

C.W. se dit préoccupé par le maintien de son état de santé mais il n'a pas fait de bilan physique depuis plus de 2 ans. Il déclare que, s'il se sent bien, il ne voit aucune raison d'aller chez le médecin. Comme le psoriasis est une maladie chronique, il a le sentiment que les lésions peuvent survenir quoi qu'il fasse. Selon lui, la crème est salissante et tache tout, ce qui constitue un obstacle à son utilisation. En ce qui concerne l'auto-efficacité, C.W. est capable d'utiliser la crème, mais n'a pas commencé à le faire. Le fait que la crème soit salissante et tache entraîne une réaction négative de C.W.

C.W. essaie de manger des repas équilibrés, mais considère que c'est parfois difficile à cause de son travail intense et de son programme d'études. Il mange des aliments pauvres en graisses, pauvres en sucres et pauvres en sel, riches en protéines et à base de lait. Un menu quotidien typique inclut des légumes et des fruits, et il a un faible pour les sucreries et les desserts. Il a un bon appétit et, pour maintenir son poids, il est allé chez Weight Watchers l'année dernière. Il a atteint son objectif de poids pour sa taille et a besoin de continuer à « suivre un plan » pour se stabiliser. Il a parfois des difficultés à faire des choix compatibles avec sa santé lorsqu'il est au supermarché parce qu'il y a beaucoup trop de choix, mais il aime cuisiner et essaie de nouvelles choses. Il se ronge les ongles quand il est stressé.

L'élimination urinaire de C.W. est correcte ; il urine cinq fois par jour et les urines sont jaune paille. Il n'a pas de souci d'élimination intestinale mais a cependant de petites hémorroïdes qui l'ennuient de temps en temps.

C.W. marche quotidiennement jusqu'à l'arrêt de bus, qui est à peu près à trois pâtés de maison, pour se rendre au travail. Il est assis à un bureau toute la journée, mais va à la gymnastique trois fois par semaine pour un entraînement cardiovasculaire. Il aime aussi promener son chien. Il va aux cours trois soirées par semaine. Il aime dîner à l'extérieur avec ses amis et sa famille, aller au cinéma ou regarder des films à la maison. Il voyage fréquemment vers des destinations proches, comme Atlantic City, mais il aime aussi aller plus loin.

Pendant la semaine, il dort habituellement 8 heures par nuit, et le week-end, il dort plus longtemps. C.W. écoute un bruit de fond qui l'aide à s'endormir. Il a commencé à utiliser cela quand il est venu habiter en ville parce que les bruits de la nuit l'empêchent de s'endormir. Bien qu'il habite maintenant dans un quartier calme, il dit qu'il ne peut s'endormir sans ces sons calmants. À cause de son horaire chargé, C.W. ne trouve pas assez de temps pour se détendre la journée, mais il fait un petit somme pendant les trajets en bus.

Les organes des sens de C.W. sont dans les limites de la normale. Il a 20/20 à la vision et son audition est normale. Il ne rapporte aucun problème relatif aux sens du goût, du toucher ou de l'odorat ; il n'a aucune douleur.

C.W. a une perception positive de lui-même et une estime de soi modérée. Il se décrit comme quelqu'un d'extraverti, de spontané, d'axé sur la famille, avec un cercle d'amis intimes et de collègues.

Ses points forts comprennent sa détermination et son attitude « tout ou rien ». Il est ambitieux, même s'il pense qu'il est aussi simple et modeste. Parfois il se « disperse », essayant d'accomplir trop de choses en même temps. Cela s'ajoute à son sentiment d'être facilement distrait et d'avoir une difficulté à rester centré sur une tâche. Il est assez satisfait de son apparence physique. Il apprécie son apparence générale, son poids, son harmonie corporelle. Il trouve qu'il a trop de poils au niveau du corps et pas assez de cheveux, et il essaie de cacher ses plaques de psoriasis, par exemple en portant des jeans et non des shorts.

Au travail, il assume bien son rôle de responsable au sein de son équipe de marketing. En tant qu'étudiant, il assume la responsabilité de participer au cours et d'effectuer la tâche assignée. Il est fier d'être propriétaire de sa maison. Il décrit ses relations comme étant source d'amour, de paix, d'aide pour les autres, d'ouverture, et elles sont non conflictuelles. Il est le plus jeune d'une fratrie de trois, et il est proche de sa mère et de ses sœurs. Il est globalement heureux et satisfait de sa vie, même s'il souhaiterait être plus proche de son père. Il reçoit beaucoup de soutien de sa famille, de ses amis et de sa compagne.

C.W. signale qu'il n'y a rien de spécial au niveau de la sexualité. Il a des pratiques sécurisées et a actuellement une relation stable.

Actuellement, C.W. subit beaucoup de stress. Il doit jongler entre le stress du travail et celui de ses cours, et il voudrait vendre sa maison et en acheter une autre avant la fin de l'été. Il déclare qu'il se sent normalement stressé car il doit aider sa compagne à obtenir la citoyenneté américaine et le permis de conduire. En ce qui concerne la vie quotidienne avec ses responsabilités de propriétaire, son travail, ses cours, il estime que son niveau de stress est modéré. En lien avec ce stress, il a la mauvaise habitude de se ronger les ongles. Du côté positif, il essaie de faire bouger les choses afin que le travail ne s'amoncelle pas et il prend fréquemment des vacances. De façon surprenante, bien qu'il ait tous ces stress, il pense qu'il peut se développer grâce à eux, et qu'ils ne le font pas régresser ou qu'ils n'ont pas d'effet néfaste sur sa santé.

Les traditions culturelles et familiales de C.W. encouragent un équilibre entre un travail laborieux et le repos. Il ne s'intéresse pas particulièrement à la religion et ne sait pas comment celle-ci peut jouer un rôle au niveau de sa santé. À ce stade de sa vie, il pense que ses objectifs sont atteints et il est satisfait de son état de santé.

Analyse des données de santé : diagnostics infirmiers

L'infirmière a examiné plusieurs hypothèses diagnostiques de la NANDA-I. Il s'agit de : *Atteinte à l'intégrité de la peau*, *Maintien inefficace de l'état de santé*, *Connaissances insuffisantes*, *Image corporelle perturbée*, *Sentiment d'impuissance*, *Motivation à améliorer ses stratégies d'adaptation*, *Motivation à améliorer la prise en charge de son programme thérapeutique*.

Atteinte à l'intégrité de la peau n'est pas le meilleur diagnostic pour guider les soins infirmiers, car un problème de psoriasis requiert principalement des interventions médicales. *Maintien inefficace de l'état de santé* a été rejeté car C.W. a généralement un mode de vie sain. Bien que *Connaissances insuffisantes* soit considéré comme un diagnostic, il est plus adéquat comme facteur favorisant pour la prise en charge du programme thérapeutique de son psoriasis et il y a peu d'éléments que l'infirmière peut lui apprendre qu'il ne sait déjà. Il n'y a pas assez de données à l'appui des diagnostics *Image corporelle perturbée* et *Sentiment d'impuissance* et, comme C.W. perçoit qu'il n'a pas de problème de santé, un diagnostic de promotion de la santé est plus approprié. Même si C.W. avoue avoir beaucoup de stress, il intègre de nombreuses techniques de gestion du stress dans sa vie quotidienne ; il y a donc moins de données qui soutiennent *Motivation à améliorer ses stratégies d'adaptation* que *Motivation à améliorer la prise en charge de son programme thérapeutique*. Le diagnostic de *Motivation à améliorer la prise en charge de son programme thérapeutique* – défini comme la « façon d'organiser et d'intégrer dans la vie quotidienne les modalités du traitement d'une maladie et de ses séquelles, ce qui permet d'atteindre les objectifs de santé et qui peut être renforcé » – est le seul que C.W. et moi-même avons décidé d'aborder.

Les caractéristiques de la *Motivation à améliorer la prise en charge de son programme thérapeutique* sont que C.W. exprime le désir de vouloir changer la façon dont il gère ses problèmes de peau et sa prise de conscience que les accès peuvent être réduits. Sa prise en charge intermittente du traitement n'est pas la plus efficace et il existe peut-être des nouveaux traitements plus faciles et qui lui conviendraient mieux. De plus, C.W. prend déjà en charge sa santé par un certain nombre de moyens, ce qui réduit les risques que sa situation se dégrade.

Un facteur interpersonnel qui peut avoir un impact sur le comportement de C.W. est l'influence de sa compagne, de sa famille et du dermatologue (Pender *et al.*, 2006). Peut-être que sa famille et les autres personnes de référence pourraient le soutenir et l'encourager à utiliser la crème tous les jours, en le lui rappelant et en mettant en évidence les résultats positifs. Dans ce cas, il y a un facteur propre à la situation : du fait que C.W. n'a plus été chez le médecin depuis longtemps, il peut ne pas être au courant d'autres options possibles qui sont disponibles, et qui seraient peut-être plus efficaces que son traitement actuel.

Classification des résultats de soins infirmiers

Sur la base de notre discussion, nous avons décidé d'utiliser le résultat *Comportement de promotion de la santé* (1602) de la Classification des résultats de soins infirmiers (CRSI [NOC]), qui est défini comme « les actions personnelles en vue de maintenir et augmenter le bien-être » (Moorhead *et al.*, 2004, p. 307[1]). L'échelle de résultats est : 1 = jamais démontré, 2 = rarement démontré, 3 = quelquefois démontré, 4 = souvent démontré, et 5 = constamment démontré. Son score sur le résultat global est de 3 et son objectif est 5. Pour l'indicateur 160207, « adopte régulièrement des comportements sains »[2], C.W. est au niveau 3 et son objectif est d'arriver à 5. Pour l'indicateur 160213, « met en route les dépistages de santé recommandés », C.W. est à 2 et son objectif est 5.

---

1. p. 249 de l'édition française (1999). (NdT)
2. Ces indicateurs ont été ajoutés dans les éditions suivantes. (NdT)

Classification des interventions de soins infirmiers

Afin de traiter le diagnostic et d'obtenir le résultat souhaité, nous choisissons l'intervention *Négociation d'un contrat avec le patient* (4420) dans la Classification des interventions de soins infirmiers (CISI [NIC]), qui est définie comme la « démarche devant mener à une entente avec un patient en vue d'appuyer un changement de comportement particulier » (Dochterman et Bulechek, 2004, p. 538). Les activités de cette intervention qui seront utilisées sont : aider C.W. à déterminer les pratiques de santé qu'il souhaite modifier ; par exemple, une meilleure gestion de ses problèmes de peau et l'identification de ses objectifs de soins. Pour C.W., un des objectifs est de voir son dermatologue sur une base régulière et de trouver une façon de traiter sa maladie de peau plus fréquemment. Au cours notre discussion, nous avons appris qu'il y avait des obstacles qui empêchaient C.W. de s'acquitter de son plan actuel, et peut-être qu'il faut garder à l'esprit ces obstacles pour développer un programme qui contribuera à un changement de comportement. Il est important que l'infirmière aide C.W. à développer un plan pour atteindre ses objectifs, et assiste à la rédaction d'un contrat écrit contenant tous les éléments pour lesquels il a marqué son accord. Une autre activité consiste à aider C.W. dans le développement d'un diagramme, grâce à l'utilisation d'un journal pour enregistrer l'état de sa peau et l'utilisation quotidienne de la crème. Peut-être que cela aiderait à lui montrer que l'utilisation continue a un meilleur effet qu'une utilisation intermittente. Finalement, nous avons prévu une date pour réexaminer le contrat et les objectifs. Cela donnera l'occasion à C.W. et moi-même de voir ses progrès et si oui ou non son plan fonctionne.

Références

Anderson, E.T. & McFarlane, J.A. (2006). *Community as partner: Theory and practice in nursing*, 4th edn. Philadelphia: Lippincott.

Benner, P. (1984). *From novice to expert: Excellence and power in clinical nursing practice*. Menlo Park, CA: Addison Wesley.

Benner, P., Tanner, C.A., & Chesla, C.A. (1996). *Expertise in clinical practice: Caring, clinical judgment, and ethics*. New York: Springer.

Dochterman, J.M. & Bulechek, G. (eds) (2004). *Nursing interventions classification* (NIC). St Louis, MO: Mosby.

Gebbie, K. (1998). Utilization of a classification of nursing diagnosis. *Nursing Diagnoses* 9(2 suppl): 17–26.

Gordon, M. (2007). *Manual of nursing diagnosis*, 11th edn. Boston: Jones & Bartlett.

Johns, J. (2007). Toward easing suffering through reflection. *Holistic Nursing* 25: 204–10.

Lunney, M. (1992). Divergent productive thinking factors and accuracy of nursing diagnoses. *Research in Nursing & Health* 15: 303–11.

Lunney, M. (2008). The critical need to address accuracy of nurses' diagnoses. *OJIN: Online Journal of Issues in Nursing. American Nurses Association.* Available at: www.ursingworld.org/MainMenuCategories/ANAmarketplace/ANAperiodicals/OJ%20IN/tableofcontents/vol31998/vol3no21998/AccuracyofNursesDiagnoses.aspx (accessed June 7 2008).

Moorhead, S., Johnson, M., & Maas, M. (eds) (2004). *Nursing outcomes classification* (NOC). St Louis, MO: Mosby.

Munhall, P.L. (1993). "Unknowing": Toward another pattern of knowing in nursing. *Nursing Outlook* 41: 125–8.

Newell, A. & Simon, H. (1972). *Human problem solving*. Englewood Cliffs, NJ: Prentice Hall.

Pender, N.J., Murdaugh, C.L., & Parsons, M.A. (2006). *Health promotion in nursing practice*, 5th edn. Upper Saddle River, NJ: Prentice Hall.

Pesut, D.J. & Herman, J.A. (1992). Metacognitive skills in diagnostic reasoning: Making the implicit explicit. *Nursing Diagnosis* 3: 148–54.

Scheffer, B.K., & Rubenfeld, M.G. (2000). A consensus statement on critical thinking. *Journal of Nursing Education* 39: 352–9.

Sternberg, R.J. (1997). *Thinking styles.* New York: Cambridge University Press.

Tanner, C.A. (2006). Thinking like a nurse: a research-based model of clinical judgment in nursing. *Journal of Nursing Education* 45: 204–11.

Weber, J. & Kelly, J. (2007). *Health assessment in nursing.* Philadelphia, PA: Lippincott/Williams & Wilkins.

Willingham, D.T. (2007). Critical thinking: Why is it so hard to teach? *American Educator* 31(2): 8–19.

Wright, L.M. & Leahey, M. (2005). *Nurses and families: A guide to family assessment and interventions*, 4th edn. Philadelphia: FA Davis.

Yura, H. & Walsh, M. (1967). *The nursing process.* Norwalk, CT: Appleton–Century–Crofts.

Annexe. Modes fonctionnels de santé. Évaluation

Directives

1. Les catégories de gauche fournissent un guide concernant le type d'informations faisant partie de la description du mode fonctionnel. Les habitudes fonctionnelles du client doivent être décrites à droite. La rédaction de la description doit être compréhensible par d'autres ; par exemple :

   Correct : aucune histoire à propos de problèmes physiques et psychologiques,

   Incorrect : rien à signaler.
2. Utilisez les techniques d'entretien telles que décrites dans la littérature comprenant, par exemple silence et reformulation, et non uniquement le questionnement.
3. Comme toutes les données représentent des données subjectives, les guillemets ne devraient pas être utilisés. Chaque phrase doit rapporter fidèlement les mots de l'individu et de la famille, *ou bien* leurs mots sont paraphrasés (interprétés).
4. Comme le sujet de chaque phrase est « je » ou « nous », le sujet ne doit pas être répété. Les réponses de la personne peuvent être écrites sous forme de phrases incomplètes ; par exemple : va/vont à l'église chaque jour à 9 heures.
5. Quand les gens ont de longues histoires à raconter par rapport à une catégorie d'évaluation, les données peuvent être raccourcies en paraphrasant, mais en veillant à conserver l'essence de leurs descriptions.
6. Autant que possible, enregistrez vos données sous forme d'indices et non d'interprétations (inférences). Les indices sont les unités de données sensorielles. Les inférences sont les significations subjectives que les personnes appliquent aux indices.
7. Évitez d'introduire des diagnostics dans la base de données ; par exemple *anxiété* (un diagnostic infirmier) à propos de sa relation avec sa famille. Cette déclaration se retrouvera dans la base de données seulement si elle est formulée par le patient.
8. Considérez les catégories d'évaluation reprises sous cette forme comme étant incomplètes pour n'importe quel client déterminé. *Poursuivez l'exploration des données qui émergent lors de l'évaluation.* Par exemple, si Mary déclare qu'elle fume un paquet de cigarettes par jour, identifiez si elle connaît les dangers de fumer, quels sont ses sentiments

par rapport au fait de fumer, quelle est sa motivation pour arrêter, si le fait de fumer affecte d'autres aspects de sa vie, et si elle présente d'autres facteurs de risque de maladie cardiaque ou pulmonaire.

Date : .... Infirmier(e) : ....
Client : .... Âge :............... Sexe : .... Profession : ....
Médecin(s) : .... Pharmacien : ....
Raison de la rencontre : ....

Perception et prise en charge de la santé

Signification de la santé	
Description de l'état de santé	
Promotion de la santé : alimentation et boissons, exercice, mode de vie et habitudes, gestion du stress	
Protection de la santé : programmes de dépistage, consultations de professionnels de la santé primaire, régime, exercice, gestion du stress, repos, facteurs économiques	
Auto-examen de : seins et/ou testicules, tension artérielle, autre	
Connaissance en matière d'auto-examen	
Antécédents médicaux, d'hospitalisations et de chirurgie ; antécédents médicaux familiaux	
Comportements pour gérer des problèmes de santé : régime, exercice, médication, traitements	

Noms, dosage et fréquence des médicaments obtenus sur prescription et de ceux disponibles sans prescription	
Facteurs de risque relatifs à la santé, par exemple histoire familiale, mode de vie et/ou habitudes, pauvreté	
Examen physique – données pertinentes : compléter	

Nutrition et métabolisme

Nombre habituel de repas et de collations	
Types et quantités de produits alimentaires et de liquides	
Décrire sur 24 heures ou les trois derniers jours	
Habitudes d'achats alimentaires et culinaires	
Satisfaction relative au poids	
Influences sur le choix alimentaire, par exemple religieuses, ethniques, culturelles, économiques	
Perceptions des besoins métaboliques	
Facteurs favorisants, par exemple activité, maladie, stress	

Facteurs d'ingestion : appétit, malaise, goût et odeur, dents, muqueuse buccale, nausée ou vomissements, restrictions alimentaires, allergies alimentaires	
Histoire des problèmes physiques et/ou psychologiques	
Examen physique – données pertinentes : examen général, peau, cheveux, ongles, abdomen	

Élimination

Mode habituel d'élimination : fréquence, quantité, couleur, odeur, malaise, diurne/nocturne, contrôle, modifications	
Mode de défécation habituel : régularité, couleur, quantité, consistance, malaise, contrôle, modifications	
Croyances concernant la santé/culture	
Niveau d'autonomie : toilette, hygiène	
Aide pour éliminer, par exemple médications, lavements évacuateurs	
Actions pour éviter la cystite	
Histoire des problèmes physiques et/ou psychologiques en lien avec l'élimination	

Examen physique – données pertinentes : abdomen, organes génitaux, prostate	

Activité et exercice

Les activités de la vie quotidienne (AVQ)	
Exercice : type, fréquence, durée, intensité	
Activités de loisir	
Croyances concernant la pratique d'exercices	
Soins personnels : indépendance, dépendance ou nécessité d'aide pour s'habiller (haut et bas), prendre son bain, s'alimenter, se laver	
Utilisation d'équipement, par exemple canne ou déambulateur	
Facteurs favorisants, par exemple concept de soi	
Histoire des problèmes physiques et/ou psychologiques en lien avec l'activité et l'exercice	
Examen physique – données pertinentes : respiratoire, cardiovasculaire, musculo-squelettique, neurologique	

Sommeil et repos

Habitudes de sommeil : nombre d'heures, heure d'endormissement et de réveil, rituels du coucher, environnement, sensation de repos après le sommeil	
Croyances culturelles	
Utilisation d'aide au sommeil, par exemple médicaments, relaxation	
Programme de repos et de relaxation	
Symptômes de perturbation du mode de sommeil	
Facteurs favorisants, par exemple douleur	
Histoire des problèmes physiques et/ou psychologiques en lien avec le sommeil et le repos	
Examen physique – données pertinentes : examen général	

Cognition et perception

Description des organes sensoriels : vision, audition, goût, toucher, odorat	
Aides aux organes sensoriels, par exemple lunettes, prothèse auditive	
Changements récents dans les perceptions sensorielles	
Perception du bien-être/douleur	

Croyances culturelles concernant la douleur	
Aides pour soulager l'inconfort	
Niveau d'instruction	
Capacité de prise de décision	
Histoire des problèmes physiques, liés au développement, ou psychologiques en lien avec la cognition et la perception	
Examen physique – données pertinentes : examen général, neurologique	

Perception de soi – Concept de soi

Vie sociale : occupation, situation familiale, groupes sociaux	
Identité personnelle : description de soi, forces et faiblesses	
Image de son physique : toutes les remarques concernant le corps, ce qui est apprécié/non apprécié	
Estime de soi : sentiments de soi-même	
Les menaces au concept de soi, par exemple la maladie, changement de rôles, l'histoire des problèmes physiques et/ou psychologiques en lien avec la perception de soi/le concept de soi	
Examen physique – données pertinentes : examen général	

Relation et rôle

Description des rôles en lien avec la famille, les amis, les collaborateurs	
Satisfaction/insatisfaction à l'exercice de rôle	
Impact de l'état de santé	
Importance de la famille	
Structure et support familiaux	
Processus familial de prise de décision	
Problèmes familiaux et/ou préoccupations	
Conception de l'éducation des enfants	
Relations avec les autres	
Relations significatives	
Histoire des problèmes physiques et/ou psychologiques en lien avec la relation et le rôle	
Examen physique – données pertinentes : examen général	

Sexualité et reproduction

Préoccupations ou problèmes d'ordre sexuel	
Description du comportement sexuel, par exemple relations sexuelles protégées	

Connaissances liées à la sexualité et à la reproduction	
Impact de l'état de santé	
Histoire des menstruations et de la reproduction	
Histoire des problèmes physiques et/ou psychologiques en lien avec la sexualité et la reproduction	
Examen physique – données pertinentes : examen général, organes génitaux, seins, rectum	

Adaptation et tolérance au stress

Nature des facteurs de stress actuels	
Perception du niveau de stress	
Description des réponses globales et spécifiques au stress	
Stratégies habituelles de gestion de stress et leur efficacité	
Changements dans la vie	
Stratégies d'adaptation habituellement utilisées	
Perception du contrôle des événements	
Connaissance et utilisation de techniques de gestion de stress	
Lien entre la gestion du stress et la dynamique familiale	

Histoire des problèmes physiques et/ou psychologiques en lien avec l'adaptation et la tolérance au stress	
Examen physique – données pertinentes : examen général	

Valeurs et croyances

Contexte culturel/ethnique	
Statut économique, comportements de santé en regard du groupe culturel/ethnique	
Buts dans la vie	
Ce qui est important pour le client et la famille	
Importance de la religion/ spiritualité	
Impact des problèmes de santé sur la spiritualité	
Examen physique – données pertinentes : examen général	

Analyse des données, des diagnostics infirmiers, des résultats et des interventions

- Enregistrez les points clés de votre discussion avec l'individu et la famille quant aux *forces* et *faiblesses*.
- Analysez *chacun* des modes fonctionnels *ainsi que* toutes interrelations entre eux et à l'intérieur de chacun d'eux. Incorporez des données de l'examen physique (normales et anormales) dans votre prise de décision.

- Nommez le diagnostic infirmier qui revêt le plus d'importance selon l'individu/la famille. Êtes-vous d'accord ? Si non, pourquoi ? Considérez les diagnostics de promotion de la santé, les diagnostics de type risque ou les diagnostics concernant un problème.
- Rapportez les résultats pertinents et réalistes qui ont été choisis avec le patient. Expliquez le type d'intervention(s) qu'un(e) infirmier(e) peut utiliser (intervention située dans le domaine des soins infirmiers) *pour soutenir* cette personne dans l'atteinte des résultats.

Les diagnostics infirmiers dans la formation

Martha Craft-Rosenberg, PhD, RN, FAAN
Kelly Smith, MSN, RN

L'utilisation des diagnostics infirmiers est fondamentale dans l'enseignement infirmier. Le fait de collecter des données relatives aux individus, aux familles et aux collectivités et de poser un diagnostic infirmier permet aux étudiant(e)s d'apprendre le raisonnement hypothétique et de développer leur pensée critique. De plus, ceux qui sollicitent l'aide du personnel infirmier s'attendent à des résultats positifs sur la santé, résultats dont les infirmier(e)s sont de plus en plus responsables. Les résultats et le choix des interventions reposent sur des diagnostics infirmiers pertinents et valides.

Pour les étudiant(e)s infirmier(e)s, l'apprentissage de l'utilisation des diagnostics infirmiers commence par la collecte des données auprès de la personne et le recueil de son histoire de vie. Lorsque les étudiant(e)s recueillent et évaluent des données (informations) auprès d'individus, de familles ou de collectivités, ils (ou elles) identifient les « signes et symptômes » ou les caractéristiques des concepts diagnostiques. Les facteurs ou variables qui influencent les diagnostics font partie intégrante de l'histoire, des dossiers et d'autres documents d'information. Ces variables établissent le contexte, les facteurs favorisants qui, combinés aux caractéristiques, permettent d'établir les diagnostics infirmiers. Quand c'est possible, les infirmier(e)s agissent sur les facteurs favorisants grâce à des interventions qui préviennent ou réduisent leur impact. Si tel n'est pas le cas, ils ou elles agissent alors sur les caractéristiques grâce à des interventions infirmières ciblées.

Évaluation et identification des caractéristiques

Les caractéristiques sont celles des individus, des familles et des collectivités qui sont observables et vérifiables. Elles tiennent lieu d'indicateurs ou d'inférences qui regroupent un ensemble de manifestations d'une maladie actuelle, d'un état de bien-être ou d'un diagnostic infirmier. Supposons, par exemple, qu'une personne

(Sarah) annonce à un(e) étudiant(e) infirmier(e) qu'elle a « mal au cœur » et demande un bassin réniforme. L'étudiant(e) infirmier(e) observe ensuite que Sarah déglutit beaucoup et a des haut-le-cœur. Ces caractéristiques suggèrent le diagnostic infirmier de *nausée.*

Anamnèse et identification de facteurs favorisants

Les facteurs favorisants fournissent le contexte dans lequel se situent les caractéristiques. Ce sont les facteurs qui présentent une certaine parenté avec les diagnostics infirmiers. Ces facteurs peuvent être considérés comme des éléments qui précèdent le diagnostic infirmier, qui y sont associés, qui y contribuent, qui le favorisent ou qui le précisent. Ils représentent des données actuelles ou antérieures décrites par des individus, des familles ou des collectivités. Dans le cas de Sarah, elle peut nous apprendre qu'elle prend des doses importantes d'aspirine sur prescription médicale et ajouter qu'elle les prend à jeun. L'étudiant(e) peut alors viser un résultat d'*absence de nausée* en utilisant l'intervention de soins infirmiers (CISI [NIC]) « Gestion de la nausée » (Dochterman et Bulechek, 2004), et plus spécifiquement l'activité « Réduire ou éliminer les facteurs personnels qui entraînent ou augmentent la nausée (prendre de l'aspirine à jeun) ».

Choisir la formulation du diagnostic infirmier

Le choix du diagnostic infirmier repose sur deux critères. Premièrement, la définition du diagnostic doit représenter une combinaison des caractéristiques et des facteurs favorisants. Deuxièmement, les caractéristiques et les facteurs favorisants du diagnostic choisi doivent correspondre aux données recueillies par l'étudiant(e) lors de l'évaluation et de l'anamnèse. En l'occurrence, la définition de *nausée* est : « sensation subjective et désagréable, survenant par vagues, ressentie dans la gorge, l'épigastre ou l'abdomen et pouvant entraîner l'envie ou l'urgence de vomir ». Dans l'exemple, Sarah déclare qu'elle a « mal au cœur » et présente aussi d'autres caractéristiques. Son anamnèse témoigne d'antécédents de nausée et de la prise de doses importantes d'aspirine à jeun.

Les diagnostics de type *risque*

Les infirmier(e)s ont toujours eu la responsabilité d'identifier les individus, familles, ou collectivités à risque et de les protéger contre le risque encouru. Un diagnostic de type *risque* décrit « les réactions humaines à des problèmes de santé ou à des processus de vie qui peuvent survenir chez des individus, familles ou collectivités particulièrement vulnérables. Ils sont étayés par des facteurs de risque qui augmentent la vulnérabilité ». Par exemple, le diagnostic *Risque d'atteinte à l'intégrité de la peau* présente des facteurs internes et externes influençant la vulnérabilité. Les interventions que l'infirmier(e) choisira pour atteindre un résultat seront fondées sur ces facteurs de risque.

Les diagnostics de *promotion de la santé*

Un diagnostic de *promotion de la santé* est un jugement clinique sur la motivation et sur le désir d'un individu, d'une famille ou d'une collectivité à augmenter son bien-être et à améliorer son potentiel de santé, en démontrant sa motivation à adopter des conduites spécifiques, favorables à la santé telles que l'alimentation et l'exercice physique. Les diagnostics de *promotion de la santé* peuvent être utilisés quel que soit l'état de santé, et ne requièrent pas nécessairement la présence de niveaux de bien-être. Cette motivation est appuyée par les caractéristiques. Les interventions sont choisies en concertation avec l'individu, la famille ou la collectivité afin de s'assurer que les résultats visés peuvent être atteints.

Les diagnostics de *bien-être*

Un diagnostic de *bien-être* décrit les réactions d'un individu, d'une famille ou d'une collectivité disposé ou motivé à atteindre un niveau supérieur de bien-être. Cette motivation est appuyée par des caractéristiques. Comme pour tous les diagnostics, les résultats sensibles à l'activité infirmière (interventions de soins infirmiers qui influencent l'atteinte d'un résultat positif) sont identifiés et les interventions infirmières sont choisies en raison de la forte probabilité qu'elles offrent d'atteindre les résultats escomptés.

Diagnostics prioritaires

Attribuer une priorité est un type de pensée critique que la plupart des enseignants attendent des étudiant(e)s. Les enseignants demandent souvent aux étudiant(e)s d'établir une liste de diagnostics infirmiers. Les étudiant(e)s dressent cette liste en consultant l'anamnèse des individus, des familles et des collectivités. Après ce recueil de données, les étudiant(e)s doivent prendre des décisions afin d'attribuer une priorité aux diagnostics. Ces priorités s'appuient sur les besoins des individus, des familles et des collectivités. Quand les étudiant(e)s effectuent un stage clinique de courte durée, les enseignants peuvent leur demander de choisir les diagnostics en tenant compte du laps de temps dont ils ou elles disposent.

Relier les diagnostics infirmiers aux résultats et aux interventions

L'exactitude et la validation des diagnostics infirmiers permettent de choisir des résultats sensibles aux soins infirmiers. Ces résultats guident le choix des interventions qui, vraisemblablement, produiront les effets désirés. Rappelons que les interventions cibleront tant les facteurs favorisants (ou facteurs de risque) que les caractéristiques. Pour établir des liens entre les diagnostics infirmiers, les résultats et les interventions, les enseignants et leurs étudiant(e)s peuvent utiliser l'ouvrage de Johnson *et al.* (2006) ou se référer aux liens qui figurent dans la dernière partie de la Classification des interventions de soins infirmiers (CISI [NIC]) (Dochterman et Bulecheck, 2004) et de la Classification des résultats de soins infirmiers (CRSI [NOC]) (Moorhead *et al.*, 2004). Ces liens avec les diagnostics infirmiers fournissent des exemples clairs qui lient diagnostics, interventions et résultats. Certains enseignants, cependant, peuvent exiger de leurs étudiant(e)s d'identifier des résultats et de choisir eux-mêmes (elles-mêmes) les interventions adéquates, ce qui leur permettra de mettre en pratique leur pensée critique.

Les enseignants qui utilisent les diagnostics infirmiers percevront une amélioration de la pensée critique et analytique chez leurs étudiant(e)s, leur permettant de cibler avec précision les besoins prioritaires des individus, des familles et des collectivités. Les enseignants qui n'ont pas encore expérimenté cette façon de faire l'apprendront en même temps que leurs étudiant(e)s, et tous seront étonnés de la rapidité avec laquelle cette démarche « naturelle » s'imposera.

Références

Dochterman, J.M., & Bulechek, G. (Eds.). (2004). *Nursing interventions classification* (NIC). St. Louis, MO : Mosby.

Johnson, J., Bulechek, G., Butcher, H., et al. (2006). *NANDA, NOC, and NIC Linkages : Nursing diagnoses, outcomes, & interventions*, 2nd ed. St. Louis, MO : Mosby.

Moorhead, S., Johnson, M., & Maas, M. (2004). *Nursing outcomes classification* (NOC). St. Louis, MO: Mosby.

La valeur des diagnostics infirmiers dans les dossiers de santé électroniques

Jane Brokel, PhD, RN
Crystal Heath, MSN, RN

En 2004, aux États-Unis, l'industrie des soins de santé a coûté 1,9 milliard de dollars, soit 16 % du produit intérieur brut (Doeksen, 2006). MECON et la Healthcare Financial Management Association (1995) ont rapporté que le coût de la main-d'œuvre infirmière représentait plus de 50 % de l'ensemble des coûts des travailleurs de la santé. Suite à cela, au milieu des années 1990, les institutions hospitalières ont réduit les coûts de la main-d'œuvre en diminuant le personnel infirmier (Wunderlich *et al.*, 1996 ; DeMoro, 2000). Par conséquent, le système de paiement prospectif a mené à la réduction du nombre d'admissions et à des durées de séjour plus courtes, alors que les hôpitaux faisaient face à une complexité croissante des soins administrés aux patients. De plus, le système de paiement prospectif a entraîné le transfert des soins de l'hôpital vers d'autres structures ambulatoires, comme les soins à domicile. Ces changements ont des répercussions sur la demande de main-d'œuvre infirmière (Kovner *et al.*, 2000). En revanche, jusqu'à maintenant, aucune donnée spécifique aux soins infirmiers n'a été utilisée pour orienter les décisions en vue de cibler où les réductions de personnel devaient se produire.

Des études antérieures ont permis de constater que les diagnostics infirmiers de chaque patient expliquaient en partie la durée du séjour hospitalier, la durée du séjour aux soins intensifs et le total des frais d'hospitalisation (Welton et Halloran, 1999). Les diagnostics infirmiers expliquaient également en partie le nombre de visites à domicile du personnel infirmier (Marek, 1996). Titler et son équipe (2006) ont étudié le parcours des patients avec fracture de la hanche à partir de l'hôpital. L'équipe a démontré que les interventions infirmières consignées pendant l'hospitalisation pouvaient laisser prévoir soit le retour des patients à domicile, soit leur orientation vers un service de soins intermédiaire. Bien que le coût des interventions infirmières représente une part significative des dépenses hospitalières, il y a encore très peu d'analyses quantitatives sur la contribution des infirmier(e)s dans l'ensemble des résultats en soins du patient. Actuellement, la dotation en personnel infirmier fait l'objet d'une révision continue et même de débats législatifs pour déterminer les ratios infirmier(e)s–patient. L'utilisation d'un langage infirmier normalisé dans des systèmes d'information cliniques peut fournir aux infirmier(e)s et à d'autres professionnels des données qui démontrent l'apport des soins infirmiers (Titler *et al.*, 2006). Ces études complexes permettent de compiler les données de multiples systèmes d'information des soins de santé, même ceux encore sur support papier, présentant d'importantes différences dans leurs méthodes de documentation.

Les soins infirmiers ne sont pas toujours identifiés comme une activité génératrice de revenus pour un hôpital puisque, depuis toujours, ils sont inclus dans les frais généraux du prix de la chambre (Hendricks et Baume, 1997). Les soins infirmiers n'étant pas répertoriés ni analysés, leur incidence sur les résultats et les bénéfices des évaluations et interventions infirmières, ainsi que sur la coordination des soins pour le patient et l'hôpital ne sont pas quantifiés. Pour être en mesure de fournir l'information quantifiable requise pour évaluer efficacement la valeur des soins infirmiers, la terminologie infirmière standardisée doit être utilisée de façon uniforme dans les dossiers de santé électroniques (DSE). Les données pourront ainsi être systématiquement recueillies et analysées (Lavin *et al.*, 2004).

Le personnel infirmier constituant la principale source des dépenses hospitalières, la possibilité d'extraire des DSE un langage uniformisé pourra donner des réponses utiles à la gestion des coûts des soins de santé. Les données infirmières sont plus importantes que jamais dans l'environnement actuel si nous voulons améliorer la sécurité des patients et gérer de façon efficace et efficiente les coûts et les soins de santé (Jerant *et al.*, 2001). L'analyse du rapport coût-efficacité est dépendante des éléments de la méthode (Levin et McEwan, 2001). Fondamentalement, toute intervention utilise des éléments auxquels sont associés une valeur ou des coûts. Si les éléments peuvent être *identifiés* et leurs coûts établis, alors le coût total de l'intervention et le coût par unité d'efficacité, de bénéfices pour le patient ou d'utilité peuvent aussi être calculés (Levin et McEwan, 2001). Des terminologies telles que celles des diagnostics infirmiers de NANDA International, des interventions de la Classification des interventions de soins infirmiers (CISI [NIC]) ainsi que des résultats et des indicateurs de la Classification des résultats en soins infirmiers (CRSI [NOC]), utilisées en concomitance, constituent le meilleur moyen de répondre aux questions de sécurité, d'efficacité et de rapport coût-efficacité de la pratique des soins infirmiers auprès des patients. Plusieurs cadres ont été proposés afin d'utiliser ensemble les différentes terminologies dans les DSE : les modèles VIPS (Ehnforss *et al.*, 1998), le modèle OPT (Pesut et Herman, 1999), la taxinomie NNN de la pratique des soins infirmiers (McCloskey et Bulechek, 2004), et le modèle KPO (von Krogh *et al.*, 2005).

La documentation dans la pratique courante des soins infirmiers consiste principalement en des notes longues, manuscrites et narratives. Dans cette approche, les termes sont très variés pour décrire les observations et les interventions infirmières, de telle sorte que tout effort visant l'analyse des soins est vite découragé. Les notes narratives sont ambiguës, redondantes et le compte rendu peut varier à l'intérieur d'un même texte. De plus, comme ces notes sont généralement manuscrites, elles sont souvent illisibles, mal interprétées et ne sont généralement accessibles qu'à une seule personne à la fois. En conséquence, les notes narratives sont difficiles à intégrer dans des systèmes informatisés où elles peuvent être consultées pour l'évaluation quotidienne des soins aux patients, ou analysées pour la recherche, ou encore comme support d'une décision à prendre (Bates *et al.*, 2003).

L'inclusion des diagnostics infirmiers de NANDA-I conjointement à la Classification des interventions de soins infirmiers (CISI [NIC], McCloskey et Bulechek, 2004) et à la Classification des résultats de soins infirmiers (CRSI [NOC], Moorhead *et al.*, 2004) dans les DSE fournit un moyen exhaustif de saisir la contribution unique des soins infirmiers dans un format cohérent et quantifiable. La cohérence de la terminologie apporte les bénéfices suivants.

- L'amélioration de la communication au sein de l'équipe des soins de santé. Le langage infirmier, utilisé en concomitance avec le langage uniformisé en matière de traitements et de termes médicaux, permettra la continuité des soins au sein des unités de soins et entre les services de soins (Figoski et Downey, 2006).
- Un langage qui lie les concepts infirmiers dans la démarche de soins dont fait état le DSE et qui facilite les éventuels échanges de données relatifs aux concepts de la démarche infirmière.
- Un moyen de décrire les connaissances et les compétences essentielles à la pratique infirmière (Lunney, 2006).
- Une méthode commune permettant aux cadres infirmiers et aux administrateurs de recueillir et d'analyser les données spécifiques aux soins infirmiers, qui attesteront des effets et de la contribution des soins infirmiers et qui permettront de faire rémunérer les prestations en soins par les organismes payeurs (Jerant *et al.*, 2001).
- Un moyen partagé de saisir des données sur les progrès des patients, qui permettront de concevoir et d'élaborer de nouvelles connaissances pour une pratique des soins infirmiers fondée sur des données probantes (Lavin et al., 2004).
- Un mécanisme pour faciliter l'élaboration de politiques au niveau du ministère de la Santé et dans les débats législatifs (Lavin *et al.*, 2004).
- Un langage commun pour l'enseignement de la prise de décision clinique aux étudiant(e)s en soins infirmiers (Garcia *et al.*, 2006 ; Gloskey *et al.*, 2006 ; Gordon, 2006 ; Johnson, 2006).
- L'information permettant de promouvoir la science des soins infirmiers.
- Pour que les DSE reflètent véritablement la totalité des soins fournis par les professionnels de la santé, ils doivent inclure les données infirmières qui rendent compte de la démarche en soins infirmiers (von Krogh *et al.*, 2005).

Les terminologies infirmières normalisées comme celles de la NANDA-I, de la CISI (NIC) et de la CRSI (NOC) permettent de recueillir les données infirmières qui sont systématiquement analysées à l'intérieur des organisations de santé et entre celles-ci. En outre, ces données sont essentielles pour établir les bases d'une analyse coûts-bénéfices de la pratique infirmière.

Références

Bates, D.W., Ebell, M., Gotlieb, E., Zapp, J., & Mullins, H.C. (2003). A proposal for electronic medical records in U.S. primary care. *Journal of the American Medical Informatics Association* 10(1): 1–10.

DeMoro, D. (2000). Engineering a crisis. How hospitals created a shortage of nurses. *Revolution* 1(2): 16–23.

Doeksen, G.A. (2006). The changing face of economic development: Health care as an economic engine. Paper presented at the EcoMod International Conference on Regional and Urban Modeling, Brussels, Belgium.

Ehnfors, M., Ehrenberg, A., & Thorell-Ekstand, I. (1998). *VIPS Boken. The VIPS book.* Stockholm: Vordforbunder.

Figoski, M. & Downey, J. (2006). Perspectives in continuity of care. Facility charging and nursing intervention classification (NIC): The new dynamic duo. *Nursing Economics* 24: 102–11.

Garcia, T., Hansche, J., & Lobert, J.H. (2006). A user's guide to operationalizing NANDA, NIC, and NOC in a nursing curriculum. *International Journal of Nursing Terminologies & Classifications* (17), 33–4.

Gloskey, D., Kravutske, M.E., & Zugcic, M. (2006). Do you need to educate RNs on how to document using the nursing outcome classification? *International Journal of Nursing Terminologies & Classifications* (17): 34–5.

Gordon, M. (2006). Tips on teaching nursing diagnosis. *International Journal of Nursing Terminologies & Classifications* (17): 35.

Hendricks, J. & Baume, P. (1997). The pricing of nursing care. *Journal of Advanced Nursing* 25: 454–62.

Jerant, A.F., Azari, R., & Nesbitt, T.S. (2001). Reducing the cost of frequent hospital admissions for congestive heart failure. A randomized trial of a home telecare intervention. *Medical Care* 39: 1234–45.

Johnson, M. (2006). Linking NANDA, NOC and NIC. *International Journal of Nursing Terminologies & Classifications* 17: 39–40.

Kovner, C.T., Jones, C.B., & Gergen, P.J. (2000). Nursing staffing in acute care hospitals, 1990, 1996. *Policy, Politics, & Nursing Practice* 1: 194–204.

Lavin, M.A., Avant, K., Craft-Rosenberg, M., Herdman, T.H., & Gebbie, K. (2004). Contexts for the study of the economic influence of nursing diagnoses on patient outcomes. *International Journal of Nursing Terminologies and Classifications* 15: 39–47.

Levin, H.M. & McEwan, P.J. (2001). *Cost-effectiveness analysis*, 2nd edn. Thousand Oaks, CA: Sage.

Lunney, M. (2006). Staff development. Helping nurses use NANDA, NOC, and NIC: Novice to expert. *Journal of Nursing Administration* 36: 118–25.

Marek, K.D. (1996). Nursing diagnoses and home care nursing utilization. *Public Health Nurse* 13: 195–200.

McCloskey, J. & Bulechek, G. (2004). *Nursing interventions classification*, 4th edn. St Louis, MO: Mosby.

MECON and Healthcare Financial Management Association. (1995). *From increasing revenues to controlling costs: Benchmark data for strategic planning* [Supplement]. Westchester, IL: MECON.

Moorhead, S., Johnson, M., & Maas, M. (2004). *Nursing outcomes classification* (NOC). St Louis, MO: Mosby.

Pesut, D.J. & Herman, J. (1999). Clinical reasoning. In: *The art & science of critical and creative thinking*. Detroit, MI: Delmar.

Titler, M., Dochterman, J., Xie, X., et al. (2006). Nursing interventions and other factors associated with discharge disposition in older patients after hip fractures. *Nursing Research* 55: 231–42.

von Krogh, G., Dale, C., & Naden, D. (2005). A framework for integrating NANDA, NIC, and NOC terminology in electronic patient records. *Journal of Nursing Scholarship* 37: 275–81.

Welton, J.M. & Halloran, E.J. (1999). A comparison of nursing and medical diagnoses in predicting hospital outcomes. Transforming health care through informatics: Cornerstone for a new information management paradigm. *Proceedings from AMIA 1999 Annual Symposium*, pp. 171–5. Bethesda, MD: AMIA.

Wunderlich, G., Sloan, F., & Davis, C. (eds) (1996). *Nursing staff in hospitals and nursing homes: Is it adequate?* Washington, DC: National Academy Press.

Les diagnostics infirmiers et la recherche

Margaret Lunney, PhD, RN

Depuis 1973, les diagnostics approuvés pour la classification des diagnostics infirmiers de NANDA-I ont été élaborés et soumis par des infirmier(e)s utilisant des méthodes de recherche variées. Chaque diagnostic est fondé sur la recherche, mais certains d'entre eux présentent une recherche avec un niveau de preuve plus solide que d'autres. Au cours des quarante dernières années, les méthodes de recherche s'étant perfectionnées, le Comité de développement des diagnostics a exigé plus de rigueur dans le niveau de preuve justifiant l'acceptation des nouveaux diagnostics.

Toutefois, pour maintenir cette exigence, la classification de NANDA-I doit nécessairement être appuyée par des recherches continues (Whitley, 1999), entre autres par des études sur l'analyse du concept, sur la validation du contenu, sur la validité du construit et de ses critères, sur la validité par consensus ainsi que par des études sur l'exactitude des diagnostics infirmiers et des études sur leur implantation. Les références citées peuvent être utilisées comme guides pour ces méthodes de recherche.

Analyse du concept

L'analyse et l'élaboration d'un concept ont toujours constitué un aspect important dans la conception et l'approbation de nouveaux diagnostics (Avant, 1990). L'identification et la formulation d'un concept sont la première étape de création d'un nouveau diagnostic, ainsi que le raffinement[1] ou l'affinement d'un diagnostic déjà approuvé. Chaque diagnostic infirmier est un concept qui doit être élaboré en suivant des méthodes systématiques (Walker et Avant, 2005). L'analyse du concept de *peur* effectuée par Whitley (1992) en est un exemple classique. Lors de la conférence de l'Alliance NNN tenue en 2006 (*2006 NNN Alliance conference*), une analyse

1. Terme utilisé par F. Ducharme (Canada) dans sa définition de la recherche en soins infirmiers.

de concept a été soumise pour créer un nouveau diagnostic visant la promotion du bien-être (*Supportive Family Role Performance*, Lamont, 2006). Melo Ade, Campos de Carvalho et Rotter Pelà (2007) ont utilisé des analyses de contenu pour recommander des changements dans les diagnostics de dysfonctionnement sexuel et d'habitudes sexuelles perturbées.

Validation du contenu

Les études de validation du contenu sont souvent fondamentales pour réviser des diagnostics déjà approuvés et en élaborer de nouveaux. Dans ces études, on retrouve deux groupes de sujets : les infirmier(e)s, qui travaillent auprès de patients qui sont aux prises avec le diagnostic infirmier en question, et les patients eux-mêmes, qui sont en train de vivre la situation décrite par le diagnostic (Fehring, 1986). Un problème se pose quand ce sont les infirmier(e)s qui sont les sujets, spécialement s'il s'agit d'un nouveau diagnostic, à savoir qu'ils ou elles doivent faire appel à leur mémoire pour définir la pertinence des caractéristiques. Cependant, les études de validation cliniques du contenu où ce sont les caractéristiques qui sont évaluées chez les patients au moment même où ils présentent la réaction humaine fournissent de meilleures données pour les études de validité de contenu.

Depuis des dizaines d'années, des données issues d'études de validation cliniques ont servi de support aux diagnostics infirmiers (Zeitoun, de Barros, Michel et de Bettencourt, 2007 ; Bartek *et al.*, 1999 ; Carlson-Catalano *et al.*, 1998 ; Kim *et al.*, 1984). Mener des études cliniques comporte des enjeux importants qui en valent la peine, car les données proviennent de patients qui sont en train de vivre la réaction humaine à laquelle s'intéresse le chercheur. Les considérations méthodologiques de telles études ont été décrites par Carlson-Catalano et Lunney (1995), Grant *et al.* (1990) et Maas *et al.* (1990). Sparks et Lien-Gieschen (1994) ont fourni des directives de révision permettant d'attribuer une note aux caractéristiques et de les classer de « très pertinentes » à « modérément pertinentes » dans l'élaboration d'un diagnostic. Ces révisions chiffrées sont importantes pour éviter de dresser de longues listes de caractéristiques. Quelques-uns des diagnostics actuellement approuvés comportent de telles listes de caractéristiques qui pourraient être réduites si des études cliniques étaient réalisées en utilisant les directives mentionnées ci-dessus.

Validité du construit et des critères

« Le développement des connaissances des diagnostics dans la classification NANDA-I signifie que des séries d'études doivent être menées pour chaque diagnostic en particulier, aussi bien que pour des groupes de diagnostics » (Parker et Lunney, 1998, p. 146). Les différentes études nécessaires pour établir la validité du construit et de ses critères sont des études de fiabilité, de résultats, d'analyse causale, de généralisation ainsi que des études épidémiologiques (Parker et Lunney, 1998). Les études de fiabilité peuvent établir la stabilité et la cohérence des diagnostics. Les études épidémiologiques de l'incidence et de la prévalence de diagnostics spécifiques dans certains lieux et au sein de certaines populations peuvent démontrer l'importance et la co-occurrence de diagnostics. Par exemple, dans une analyse rétrospective de 123 241 admissions dans un centre hospitalier universitaire, Welton et Halloran (2005) ont démontré que les diagnostics infirmiers étaient de bons indicateurs de résultats hospitaliers, ajoutant de 30 à 146 % de possibilité d'explication aux groupes de patients associés à un diagnostic (*diagnosis related groups* [DRG]) et au financement relatif à ces mêmes patients. Des études épidémiologiques peuvent aussi être faites pour démontrer les relations entre diagnostics, interventions et résultats. Les études de résultats, ou d'efficacité, peuvent mettre en évidence le pronostic associé à un diagnostic et les meilleures interventions susceptibles d'aider les personnes qui présentent ce diagnostic spécifique. Des études de résultats ont été réalisées par une équipe de chercheurs de l'Iowa, entre autres Shever, Titler, Dochterman, Fei et Picone (2007). Aussi, une recherche dirigée par Müller-Staub, Needham, Odenbreit, Lavin et van Achterberg (2007) a démontré qu'il y avait une amélioration des données concernant les résultats des patients après avoir formé les infirmier(e)s à utiliser les diagnostics infirmiers et les interventions. Trois exemples d'études sur l'efficacité ont été présentés à la conférence de l'Alliance NNN tenue en 2006 (Dochterman, 2006). Les analyses causales, dans un cadre expérimental, peuvent montrer la relation entre les diagnostics et les théories ainsi que l'importance d'utiliser des diagnostics standardisés pour atteindre un haut niveau de qualité des soins infirmiers. Les études de généralisation peuvent démontrer l'importance des diagnostics infirmiers dans les institutions et par rapport aux diagnostics médicaux ou à la Classification internationale des maladies, 9e édition (CIM 9 – Mortality Statistics Branch, 1987, National Center for Health Statistics, Centers for Disease Control and Prevention). Un ouvrage sur la mesure (tel que celui de Waltz *et al.*, 2005) constitue une bonne référence pour conduire des études de validité et de fiabilité.

Validité par consensus

Les techniques de validité par consensus sont utilisées pour établir les liens entre la classification des diagnostics infirmiers (NANDA-I), la classification des interventions de soins infirmiers (CISI [NIC]), la classification des résultats de soins infirmiers (CRSI [NOC]) et des populations spécifiques dans le but d'élaborer des normes de pratique et d'identifier des termes spécifiques à inclure dans les dossiers de santé électroniques (Westmoreland *et al.*, 2000 ; Carlson, 2006a, 2006b ; Minthorn, 2006). L'étude de Westmoreland *et al.* a validé le fait que leurs recommandations de pratique clinique délimitaient « les prestations et connaissances adéquates relatives à ces services » (p. 19). Carlson (2006a) recommande des méthodes de recherche participatives qui permettraient aux infirmier(e)s en exercice d'identifier les termes spécifiques utilisés par la NANDA-I, la CISI (NIC) et la CRSI (NOC) qui s'appliquent aux patients soignés dans leur institution ou leur unité de soins. Ce processus est déjà utilisé dans différents endroits et peut être adopté par les infirmier(e)s, où qu'ils ou elles pratiquent. Bientôt, le Comité de recherche recommandera ce processus comme méthode standardisée pour établir des normes de pratique et sélectionner les termes utilisés dans les dossiers de santé électroniques.

Études sur l'exactitude des diagnostics infirmiers

Les études sur l'exactitude des diagnostics posés par le personnel infirmier et sur les facteurs qui influencent le niveau d'exactitude sont nécessaires, des études antérieures établissant que le niveau d'exactitude varie largement (Lunney, 2008). L'exactitude du diagnostic infirmier est importante parce qu'elle sert de fondement au choix des interventions et aux résultats. Des exemples sont repris dans l'étude clinique menée par Lunney, Karlik, Kiss et Murphy (1997) et un sondage par voie postale de Hasegawa, Ogasawara et Katz (2007). Crossetti et Saurin (2006) ont présenté une étude sur l'exactitude en 2006 lors de la conférence conjointe NNN.

Études d'implantation

L'importance de l'utilisation des diagnostics infirmiers en pratique clinique réside dans l'amélioration attendue de la qualité des soins infirmiers (Lunney, 2008). Cependant, il y a encore trop peu de données actuellement pour convaincre les autres que c'est ainsi. Deux études récentes démontrent l'effet positif de l'implantation des langages infirmiers normalisés (Müller-Staub, 2007 ; Thoroddsen et Enfors, 2007), mais beaucoup d'autres études sont encore nécessaires.

Résumé

Nous avons grandement besoin d'études sur les diagnostics infirmiers pour maintenir et mettre en valeur l'approche basée sur les preuves de la classification de la NANDA-I. Le Comité de recherche se fera un plaisir de fournir de l'aide à quiconque désire entreprendre une recherche. Veuillez communiquer avec nous aux adresses suivantes : margell@si.rr.com et Lunney@mail.csi.cuny.edu.

Références

Avant, K.C. (1990). The art and science in nursing diagnosis development. *Nursing Diagnosis* 1(2): 51–6.

Bartek, J.K., Lindeman, M., & Hawks, J.H. (1999). Clinical validation of characteristics of the alcoholic family. Nursing Diagnosis: Journal of *Nursing Language and Classification* 10: 158–68.

Carlson, J.M. (2006a). Consensus validation process: A standardized research method to identify and link their relevant NANDA, NIC and NOC terms for local populations [Abstract]. *International Journal of Nursing Terminologies and Classifications* 17(1): 23–4.

Carlson, J.M. (2006b). Professional nursing latent tuberculosis infection standards of practice development using NANDA, NIC and NOC [Abstract]. *International Journal of Nursing Terminologies and Classifications* 17(1): 62.

Carlson-Catalano, J. & Lunney, M. (1995). Quantitative methods for clinical validation of nursing diagnoses. *Clinical Nurse Specialist: Journal of Advanced Nursing Practice* 9: 306–11.

Carlson-Catalano, J., Lunney, M., Paradiso, C., et al. (1998). Clinical validation of ineffective breathing pattern, ineffective airway clearance and impaired gas exchange. *IMAGE: Journal of Nursing Scholarship* 30: 243–8.

Crossetti, M.G.O. & Saurin, G. (2006). Critical thinking and nursing diagnosis accuracy in a university hospital [Abstract]. *International Journal of Nursing Terminologies and Classifications* 17(1): 29–30.

Dochterman, J. (2006). Effectiveness research: Three examples [Abstracts]. *International Journal of Nursing Terminologies and Classifications* 17(1): 85–7.

Fehring, R.J. (1986). Validating diagnostic labels: Standardized methodology. In Hurley, E. (ed.), *Classification of nursing diagnoses: Proceedings of the sixth conference*, pp. 183–90. St Louis, MO: NANDA.

Grant, J.S., Kinney, M., & Guzzetta, C.E. (1990). Using magnitude estimation scaling to examine the validity of nursing diagnoses. *Nursing Diagnosis*, 1(2): 64–9.

Hasegawa, T., Ogaswara, C., Tachibana, S., et al. (2006). Validity of written case studies as a tool to measure nurses. Ability for making nursing diagnoses. *International Journal of Nursing Terminologies and Classifications* 17(1): 36–7.

Kim, M.J., Amoroso-Seritella, R., Gulanick, M., et al. (1984). Clinical validation of cardiovascular nursing diagnoses. In: Kim, M.J., McFarland, G.K., & McLane, A.M. (eds), *Classification of nursing diagnoses: Proceedings of the fifth national conference*, pp. 128–138. St Louis: Mosby.

Lamont, S.C. (2006). Supportive role performance: Development of a new wellness diagnosis [Abstract]. *International Journal of Nursing Terminologies and Classifications* 17(1): 40–1.

Lunney, M., Karlik, B.A., Kiss, M. & Murphy, P. (1997). Accuracy of nurses' diagnoses of psychological responses. *Nursing Diagnosis* 8 : 157–66.

Lunney, M. (2001). *Critical thinking and nursing diagnosis: Case studies and analyses*. Philadelphia: NANDA.

Lunney, M. (2008). Critical need to address accuracy of nurses' diagnoses. *OIJN : Online Journal of Issues in Nursing*.

Maas, M.L., Hardy, M.A., & Craft, M. (1990). Methodologic considerations in nursing diagnosis research. *Nursing Diagnosis* 1(1): 24–30.

Melo Ade, S. Campos de Carvalho, E., & Rotter Pelà, N.T. (2007). Proposed revisions for the nursing diagnoses sexual dysfunction and ineffective sexuality patters. *International Journal of Nursing Terminologies and Classifications* 18: 150–5.

Minthorn, C. (2006). Meeting Magnet criteria with studies of NANDA, NIC and NOC. [abstract] *International Journal of Nursing Terminologies and Classifications* 17: 46.

Mortality Statistics Branch, National Center for Health Statistics, Centers for Disease Control and Prevention (1987). *International classification of diseases*, 9th revision (ICD). Hyattsville, MD. Available at: ftp://ftp.cdc.gov/pub/Health_Statistics/NCHS/Publications/ICD-9/ucod.txt (accessed June 7, 2008).

Müller-Staub, M., Needham, I., Odenbreit, M., Lavin, M.A., & van Achterberg, T. (2007). Improved quality of nursing documentation: Results of a nursing diagnoses, interventions and outcomes implementation study. *International Journal of Nursing Terminologies and Classifications* 18: 5–17.

Parker, L. & Lunney, M. (1998). Moving beyond content validation of nursing diagnoses. *International Journal of Nursing Terminologies and Classifications* 9(suppl 2): 144–50.

Shever, L.L., Titler, M., Dochterman, J., Fei, Q., & Picone, D.M. (2007). Patterns of nursing intervention use across 6 days of acute care hospitalization for three older patient populations. *International Journal of Nursing Terminologies and Classifications* 18: 18–29.

Sparks, S.M. & Lien-Gieschen, T. (1994). Modification of the diagnostic content validity model. *Nursing Diagnoses* 5(1): 31–5.

Thoroddsen, A. & Ehnfors, M. (2007). Putting policy into practice: Pre- and posttests of implementing standardized languages for nursing documentation. *Journal of Clinical Nursing* 16: 1826–38.

Walker, L.O. & Avant, K.C. (2005). *Strategies for theory construction in nursing*, 4th edn. Norwalk, CT: Appleton & Lange.

Waltz, C.F., Strickland, O.L., & Lenz, E.R. (2005). *Measurement in nursing and health sciences research*, 3rd edn. New York: Springer.

Welton, J.M. & Halloran, E.J. (2005). *Nursing diagnoses, diagnosis-related groups, and hospital outcomes*. Journal of Nursing Administration 35: 541–9.

Westmoreland, D., Wesorick, B., Hanson, D., & Wyngarden, K. (2000). Consensus validation of clinical practice model practice guidelines. *Journal of Nursing Care Quality* 14(4): 16–27.

Whitley, G.G. (1992). Concept analysis of fear. *Nursing Diagnoses* 3(4): 155–61.

Whitley, G.G. (1999). Processes and methodologies for research validation of nursing diagnoses. *Nursing Diagnoses* 10(1): 5–14.

Zeitoun, S.S., de Barros, A.L., Michel, J.L., & de Bettencourt, A.R. (2007). Clinical validation of the signs and symptoms and the nature of the respiratory nursing diagnoses in patients under invasive mechanical ventilation. *Journal of Clinical Nursing* 16: 1417–26.

Diagnostics infirmiers dans l'administration des soins infirmiers

Dickon Weir-Hughes, EdD, RN, FRSH

Depuis le début de l'utilisation des diagnostics infirmiers dans les années 1970, quelques-uns des meilleurs spécialistes en soins infirmiers se sont attachés à soutenir ce courant. Bon nombre de ces militants étaient des enseignants universitaires, des chercheurs ou des formateurs dans le domaine clinique et certains d'entre eux étaient même experts cliniques. On se rend compte, cependant, que les infirmier(e)s chefs ou les directeurs de services infirmiers, ainsi que les administrateurs ou les cadres, ont généralement été moins actifs que d'autres dans ce secteur important du développement des soins infirmiers. Il est étonnant de constater cela, parce que le concept de diagnostic infirmier est si fondamental pour dispenser des soins de haute qualité et les avantages sont si nombreux qu'il semble évident que même le responsable des soins le plus occupé devrait faire de son développement et de son implantation une priorité. Dans un domaine où à la fois la limitation des coûts et la pratique fondée sur les preuves (*evidence-based practice*) constituent les objectifs principaux des cadres infirmiers, il demeure essentiel de classifier, de clarifier et de documenter les expériences nouvelles qui concernent la profession des soins infirmiers.

Pourquoi introduire les diagnostics infirmiers dans un environnement clinique ?

L'utilisation des diagnostics infirmiers apporte un certain nombre d'avantages dans les soins à un patient :

- une planification des soins meilleure et plus cohérente ;
- une meilleure communication entre infirmier(e)s, ainsi qu'entre médecins et infirmier(e)s et qu'entre infirmier(e)s et patients ;
- une meilleure identification des phénomènes, comme les problématiques psychologiques, spirituelles et sexuelles qui représentent un défi pour les infirmier(e)s qui tentent de les évaluer et de les décrire.

D'un point de vue organisationnel, le diagnostic infirmier aide à améliorer la gestion clinique et à circonscrire les risques ; il démontre clairement un effort pour créer un lien entre la théorie sur les soins, l'enseignement et la pratique clinique – en d'autres termes, les soins fondés sur l'expérience clinique. De plus, il offre aux responsables des soins infirmiers et aux chercheurs une voie cohérente et stimulante pour évaluer les pratiques soignantes au sein d'une institution.

Un certain nombre d'études parues dans des publications à évaluation par des pairs (*peer-reviewed journals*) entre 1985 et 1987, notamment celles de Halloran et Kiley (1987), examinent la notion même de l'utilisation de groupes homogènes de malades (*diagnosis related groups* [DRG]) et de systèmes similaires qui accordent des financements aux procédures médicales et aux maladies plutôt qu'à la dépendance des patients. Halloran et Kiley ont examiné les cas de 1288 patients adultes, en médecine et en chirurgie, dans un hôpital universitaire aux États-Unis. La complexité du traitement médical a été mesurée en fonction du coût pondéré par DRG. L'indicateur de soins infirmiers a été élaboré à partir d'un ensemble de diagnostics infirmiers. La conclusion de l'étude a démontré que le coût pondéré par DRG ne donnait qu'une faible idée de la dépendance (et donc du coût des soins) et que l'index soins infirmiers-dépendance fondé sur une série de 61 diagnostics infirmiers, ajoute une information significative à celle des DRG, en expliquant la durée de séjour et d'autres problèmes. Étant donné que le coût du personnel infirmier constitue la part des dépenses la plus importante dans toute organisation de soins de santé, et que les institutions sont fréquemment tributaires du nombre d'infirmier(e)s prêt(e)s à assumer une charge de travail supplémentaire, cette conclusion est significative. L'étude de Halloran et Kiley ainsi que celle de Frank et Lave (1985) indiquent que, pour prévoir efficacement le coût relatif à la durée de séjour, il est essentiel d'inclure dans la planification des soins un facteur soins infirmiers-dépendance fondé sur les diagnostics infirmiers. Il est triste de constater que, 20 ans plus tard, les responsables des soins infirmiers n'ont toujours pas prôné l'usage des diagnostics infirmiers selon les aspects recommandés dans ces premières études.

La pratique fondée sur les preuves (*evidence-based practice*) : intégrer la théorie et la pratique

La recherche infirmière et les résultats qui découlent de l'utilisation des diagnostics infirmiers sont phénoménaux et inégalés. Il y a presque 150 ans, Florence Nightingale (1863) commentait ainsi le manque de données comparatives sur les résultats obtenus à la suite des interventions infirmières : « Afin de connaître la vérité, je me suis adressée partout pour trouver de l'information, mais j'ai rarement pu obtenir des données d'archives hospitalières permettant d'établir des comparaisons. Elles pourraient montrer aux intéressés comment leur argent a été dépensé et quel bon usage en a été fait. Elles nous permettraient, en outre, de vérifier l'effet d'une hospitalisation sur l'évolution des interventions et des maladies prises en charge par les services d'un hôpital. La vérité ayant ainsi été établie, nous pourrions sauver des vies, soulager la douleur et améliorer la prise en charge des malades » (p. 175-176).

Bien que des progrès importants aient été réalisés en certains endroits, il s'avère inquiétant que, 150 ans plus tard, beaucoup d'établissements de soins, tant hospitaliers que communautaires, n'évaluent toujours pas leur pratique d'une façon cohérente. Les données sur les diagnostics infirmiers obtenues de secteurs cliniques permettent aux infirmier(e)s d'évaluer leur propre pratique clinique et d'intégrer explicitement la théorie et la pratique. Ainsi, ces données permettent aux cadres responsables des soins et aux chercheurs d'évaluer, d'analyser et d'établir les priorités organisationnelles concernant la pratique grâce à la conduite d'études de prévalence. Cette information peut ensuite aider à définir la teneur de la formation continue et même celle offerte au niveau universitaire.

Les soins infirmiers à l'ère du dossier patient informatisé

L'essence des soins infirmiers réside dans la relation thérapeutique professionnelle entre l'infirmier(e) et le patient. Même si les systèmes d'information apparaissent froids et par trop prosaïques, il n'y a pas de raison pour que le dossier patient informatisé ne puisse pas améliorer la démarche clinique de l'infirmier(e) par un gain de temps et un enrichissement de la documentation. Dans certains de ces systèmes, cependant, on a tendance à réduire les soins infirmiers à une liste automatisée de tâches générées par des plans de soins standardisés. Cette approche réductrice des soins infirmiers professionnels n'est ni cliniquement sûre, ni commercialement rentable, car elle ne tient pas compte des besoins individuels des patients. Évaluer, rencontrer, discerner les besoins de chaque patient est essentiel pour dispenser des soins sûrs et atteindre des niveaux de satisfaction du patient, préoccupations constantes dans le secteur de la santé où exercent les infirmier(e)s et où la consommation est de plus en plus forte.

Il est reconnu que la mise en œuvre de tout système d'information dans les soins de santé donne l'occasion de réviser et d'améliorer la pratique clinique. Malheureusement, il est aussi reconnu que l'implantation de certains systèmes a entraîné des conséquences extrêmement négatives sur les pratiques soignantes et donc sur les soins prodigués aux patients. Ces conséquences se manifestent de plusieurs façons. D'un point de vue clinique, un système mal planifié et sans visée professionnelle réduit les soins infirmiers à une liste de tâches générée par des plans de soins liés à la pathologie qui ignorent les besoins des personnes et ne constituent qu'un retour en arrière dans le développement de soins centrés sur le patient. Il s'est avéré que ce type d'implantation générait des pratiques soignantes dangereuses et irréfléchies qui créent un problème majeur dans la gestion clinique.

Du point de vue de la gestion du personnel, les systèmes qui changent radicalement la pratique clinique infirmière posent d'énormes problèmes dans les équipes de soins, car le personnel infirmier doit non seulement s'habituer à de nouvelles technologies de l'information, mais aussi à de nouveaux concepts dans la documentation et la planification des soins tels que l'utilisation d'un langage infirmier uniformisé. Cependant, quand ils sont bien gérés et pilotés professionnellement, on trouve de nombreux avantages à articuler les diagnostics infirmiers au dossier patient informatisé. Les systèmes qui intègrent les fonctionnalités des diagnostics infirmiers permettent au personnel infirmier de planifier des soins de haut niveau basés sur des données probantes en soins infirmiers. C'est essentiel à la fois pour la réputation du fournisseur du système informatique et pour la crédibilité et le statut juridique des organisations de soins. Dans une perspective de recherche et de vérification, l'utilisation d'un dossier patient informatisé fondé sur les diagnostics infirmiers signifie que des données comparatives en matière de diagnostics infirmiers, de leur prévalence, de leur incidence et des liens entre les interventions et les résultats peuvent être accessibles rapidement et facilement. Ces informations peuvent être utilisées pour documenter l'organisation d'une stratégie en soins infirmiers, répartir les effectifs, planifier un programme d'études et définir les priorités de la formation continue.

Introduire les diagnostics infirmiers dans la pratique clinique

Le défi principal des responsables des services de soins, en ce qui concerne le diagnostic infirmier, est son application dans la pratique clinique quotidienne. Son implantation est variable à travers les pays développés et même au sein des systèmes de santé. De toute manière, le succès de l'implantation requiert une expertise et un leadership en soins infirmiers de haut niveau, idéalement au sein d'un comité ou d'une équipe de direction. Un ensemble de compétences en leadership est nécessaire pour la réussite de la mise en œuvre – c'est-à-dire un niveau élevé tant sur le plan des compétences techniques que du pouvoir d'influence, de la facilité à déléguer, du raisonnement stratégique, et des habiletés à travailler en réseau et à assurer un suivi. Il est indispensable que les responsables des soins infirmiers perçoivent vraiment l'importance de l'utilisation et du développement des diagnostics infirmiers et puissent inspirer l'enthousiasme, contrôler les désaccords et répondre aux questions des cliniciens avec une connaissance approfondie des défis qui se présentent. En tant que parties prenantes dans l'avenir des soins infirmiers, il est essentiel que les infirmier(e)s s'engagent à tous les niveaux dans cet important travail de développement.

La part accordée aux diagnostics infirmiers dans les programmes d'études en soins infirmiers varie de façon significative dans le monde. En termes de formation continue et d'aide à la mise en œuvre, les infirmier(e)s ont spécialement besoin de préparation et/ou de mise à jour sur la pensée critique et sur l'utilisation des diagnostics infirmiers ainsi que des outils d'évaluation qui y sont associés. Précisément, cet enseignement peut être réalisé dans un programme intensif d'un ou deux jours avec un suivi dans le secteur clinique par des conseillers qui possèdent cette connaissance. Les infirmier(e)s ont également besoin de manuels de classification des diagnostics infirmiers. Souvent, les diagnostics infirmiers font partie du dossier patient informatisé et, par conséquent, une formation sur les technologies de l'information est aussi requise. Il est important, cependant, de savoir que l'enseignement des diagnostics infirmiers et de la pensée critique doit être orienté vers les soins et non vers la technologie de l'information ; il doit donc rester axé sur les soins infirmiers. Plusieurs pistes sont suggérées pour impliquer les parties intéressées et susciter l'intérêt des autres : intégrer les diagnostics infirmiers dans tous les programmes d'enseignement, encourager la présence aux conférences internationales sur les diagnostics infirmiers, organiser des sessions où des cas cliniques sont présentés en utilisant les diagnostics infirmiers, et mettre sur pied des clubs visant la publication d'une revue.

Conclusion

L'utilisation des diagnostics infirmiers est l'élément clé de l'avenir des soins infirmiers fondés sur les preuves et prodigués d'une manière professionnelle. Ainsi, la promotion des diagnostics infirmiers doit constituer une priorité pour tous les responsables infirmiers dans l'administration et le management des services de façon à rendre visible la pratique infirmière, ce qui est essentiel pour l'avenir de notre profession et pour nous permettre de répondre plus efficacement aux besoins des patients.

Références

Frank, R., & Lave. J. (1985). The psychiatric DRGs : Are they different ? *Medical Care,* 23, 1148-1155.

Halloran, E., & Kiley, M. (1987). Nursing dependency, diagnosis-related groups, and length of say. *Health Care Financing Review,* 8(3), 27-36.

Nightingale, F. (1863). *Notes on hospitals.* London : Longman, Roberts, Green.

Le processus de développement et d'approbation d'un diagnostic infirmier par NANDA-I

Leann M. Scroggins, MS, RN, CRRN-A, APRN BC
Infirmière spécialiste clinicienne
Mayo Clinic, Rochester, MN
Présidente, Comité de développement des diagnostics
NANDA International

Cet article a pour but d'aider les personnes lors de leur démarche de développement d'un diagnostic infirmier pour qu'il puisse être accepté selon les critères d'inclusion de la classification de la NANDA. Il est recommandé au soumissionnaire de suivre les étapes du processus. S'il y a des questions, il est possible de prendre contact avec la présidente du Comité de développement des diagnostics pour obtenir de l'aide et du suivi : info@nanda.org.

Une autre ressource pouvant aider à la bonne marche du processus est :

- le site Internet de la NANDA-I : www.nanda.org/html/nursing_diagnosis_devmt.html.

Passer en revue les informations qui suivent peut être une bonne base pour la personne qui commence cet important travail de soumission d'un diagnostic infirmier.

Pour être accepté, publié et inclus dans la Taxinomie II de la NANDA-I, la soumission d'un diagnostic infirmier doit avoir au moins un intitulé, une définition et doit comprendre des caractéristiques ou des facteurs de risque et des facteurs favorisants (dans un diagnostic actuel), appuyée par des références et des exemples d'interventions et les résultats escomptés. La définition officielle d'un diagnostic infirmier est « un jugement clinique sur les réactions aux problèmes de santé présents ou potentiels, ou aux processus de vie d'un individu, d'une famille, ou d'une collectivité. Le diagnostic infirmier sert de base pour choisir les interventions de soins visant à l'atteinte des résultats dont l'infirmière est responsable » (voir glossaire p. 530).

La structure de la Taxinomie II est multiaxiale. Les sept axes de la taxinomie sont les dimensions des réactions humaines. Pour créer un diagnostic, il est essentiel de considérer l'ensemble des sept axes (figure 1.1).

Figure 1.1 – Le modèle d'un diagnostic infirmier de la NANDA-I

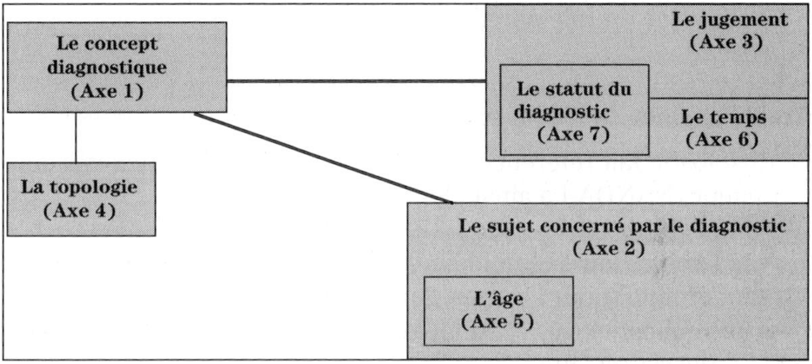

Axe 1. Le concept diagnostique

Le concept diagnostique est le principal composant du diagnostic. Le concept diagnostique peut consister en un ou plusieurs substantifs. Lorsqu'il y a plus d'un substantif (par exemple tolérance à l'activité), chaque substantif permet de comprendre le concept du diagnostic, comme si les deux substantifs n'en formaient qu'un seul. La signification des deux termes réunis est toutefois différente de chaque substantif pris séparément. Souvent, un adjectif (par exemple spirituel) peut être utilisé avec un substantif (par exemple détresse) afin de démontrer le concept du diagnostic (par exemple *Détresse spirituelle*).

Dans certains cas, le concept diagnostique et le diagnostic ne font qu'un (par exemple *Douleur*). Cela se produit lorsque le diagnostic infirmier est énoncé à son niveau le plus pertinent en clinique et que le concept diagnostique n'apporte pas un niveau d'abstraction plus significatif. Voici quelques exemples de concepts diagnostiques – pour une liste complète, voir p. 485-489.

- Intolérance à l'activité
- Dégagement des voies respiratoires
- Mobilité
- Espoir
- Douleur
- Exercice du rôle parental
- Deuil

Axe 2. Le sujet du diagnostic

Le diagnostic fait référence à la personne ou aux personnes à qui il s'applique. NANDA-I a ainsi identifié :

- l'individu ;
- la famille (par exemple *Dynamique familiale perturbée*) ;
- un groupe (pour l'instant il n'y a pas de groupe d'identifié) ;
- une collectivité (par exemple *Stratégie d'adaptation inefficace d'une collectivité*).

Axe 3. Le jugement

Un jugement est un descripteur ou un changement (tableau 1.1) qui circonscrit ou spécifie le sens d'un diagnostic infirmier. Des exemples de descripteurs ou de changements sont cités dans le tableau 1.1. Pour une liste complète, consultez les pages 490-491.

Certains diagnostics, en fonction du niveau de spécificité, ne nécessitent pas de modificateur ou de descripteur, comme les diagnostics *Nausée* et *Fatigue*.

Tableau 1.1 – Jugement

Descripteur/changement	Définition
Altéré	Détérioré, affaibli
Compromis	Lésé, blessé, vulnérable, menacé
Diminué	Plus petit (en taille, quantité ou degré), atténué

Motivé à	Intention d'améliorer ou de progresser
Perturbé	Agité, interrompu, dérangé
Retardé	Lent ou reporté, prolongé

Axe 4. La topologie

La topologie décrit les parties ou régions du corps et/ou leur fonction – tissus, organes, sites anatomiques ou structures. Voici quelques exemples de topologie. Pour une liste complète, voir la page 491.

- Cérébral
- Kinesthésique
- Buccal
- Rénal
- Tactile

Axe 5. L'âge

L'âge fait référence à celui de la personne qui est le sujet du diagnostic. Les âges spécifiques identifiés par NANDA-I sont indiqués dans le tableau 1.2.

Tableau 1.2 – Âges spécifiques des sujets

Fœtus Nouveau-né Nourrisson Trottineur Enfant d'âge préscolaire	Enfant d'âge scolaire Adolescent Adulte Personne âgée

Axe 6. Le temps

Le temps décrit la durée de l'épisode du concept diagnostique. Les paramètres identifiés par NANDA-I sont :

- Aigu
- Chronique

- Intermittent
- Continu

Axe 7. Le type de diagnostic

Le type de diagnostic fait référence à l'actualité ou à la potentialité du problème, ou à la catégorisation du diagnostic. NANDA-I a identifié les types suivants.

- Actuel : qui existe au moment présent. Un diagnostic est considéré « actuel » s'il n'y a pas d'autre précision. Un diagnostic infirmier actuel décrit les réactions humaines à des problèmes de santé ou des processus de vie qui sont présents chez un individu, une famille ou une collectivité. Le diagnostic infirmier actuel est étayé par des caractéristiques (manifestations, signes et symptômes) regroupées et constituées d'indices ou inférences en interaction les uns avec les autres. Un exemple de diagnostic actuel est *Nausée*.
- Promotion de la santé : motivation d'accroître son bien-être et d'améliorer son état de santé (Pender, Murduagh et Parsons, 2006).
- Les diagnostics infirmiers de promotion de la santé sont des jugements cliniques qui décrivent la motivation et le désir d'un individu, d'une famille ou d'une collectivité à augmenter son bien-être et à réaliser son potentiel de santé en démontrant sa motivation à adopter des conduites spécifiques favorables à la santé, telles que l'alimentation et l'exercice physique.
  Les diagnostics de promotion de la santé peuvent être utilisés quel que soit l'état de santé, et ne requièrent pas nécessairement la présence de niveaux de bien-être. Cette motivation est appuyée par des caractéristiques. Un exemple de diagnostic de promotion de la santé est *Motivation à accroître son espoir*. Chaque intitulé d'un diagnostic de promotion de la santé commence par « motivation à accroître/améliorer ».
- Risque : vulnérabilité, particulièrement en présence de facteurs susceptibles d'augmenter les possibilités de survenue d'une blessure ou d'une perte. Un diagnostic de risque décrit des réactions humaines à un état de santé/un processus de vie

possible chez un individu, une famille ou une collectivité vulnérable. Il est appuyé par la présence de facteurs de risque qui contribuent à accroître la vulnérabilité. Un exemple de diagnostic de risque est *Risque d'atteinte à l'intégrité de la peau*. Chaque intitulé de diagnostic de risque commence par le mot « risque ».

- Bien-être : la qualité ou le fait d'être en santé. Un diagnostic de bien-être décrit la réaction humaine d'un individu, d'une famille ou d'une collectivité motivé à atteindre un niveau supérieur de bien-être. Cette motivation est étayée par des caractéristiques définies. Un exemple de diagnostic de bien-être est *Motivation d'une famille à améliorer ses stratégies d'adaptation*. Chaque diagnostic de bien-être débute par « motivation à améliorer ».

Les étapes pour développer un diagnostic infirmier sont énumérées ci-après.

1. Le concept est-il une réaction humaine (Axe 1) ? Si oui, continuez.
2. Ce concept correspond-il à la définition d'un diagnostic infirmier ? « Un diagnostic infirmier est un jugement clinique sur les réactions aux problèmes de santé présents ou potentiels, ou aux processus de vie d'un individu, d'une famille ou d'une collectivité. Le diagnostic infirmier sert de base pour choisir les interventions de soins visant l'atteinte des résultats dont l'infirmière est responsable. » (Voir glossaire page 530)

Si oui, continuez.

3. Qui est le sujet de ce concept (Axe 2) ?
   - Individu (patient, client)
   - Famille
   - Groupe
   - Collectivité
4. Ce concept fait-il déjà partie de ceux de NANDA-I ?
   Passez en revue la liste des diagnostics infirmiers existants de la Taxinomie NANDA-I.
   Le concept est-il actuellement présent ? S'il existe un diagnostic semblable, il est peut-être approprié de réviser le diagnostic

existant plutôt que de créer un nouveau diagnostic. Si le concept est absent des diagnostics de NANDA-I, il est alors pertinent de développer un nouveau diagnostic.

5. Un descripteur ou un modificateur est-il nécessaire pour préciser le concept (Axe 3) ? Si oui, choisissez le descripteur/modificateur approprié dans la liste.

Amélioré	Meilleur en qualité, valeur ou étendue
Anormal	Qui ne correspond pas aux normes
Anticipé	Dont on se rend compte à l'avance, que l'on peut prévoir
Bas	Qui contient moins que la normale d'un élément habituellement présent
Compromis	Vulnérable, menacé
Défensif	L'intention est de se protéger contre la perception d'une menace
Déficient	Inadéquat en ce qui a trait à la quantité, à la qualité ou au degré ; insuffisant
Déséquilibré	État d'instabilité
Désorganisé	Dont le fonctionnement systématique est perturbé
Diminué	Atténué, plus petit quant à la dimension, à la quantité ou au degré
Dysfonctionnel	Anormal, fonctionnement inadéquat
Efficace	Qui produit l'effet désiré ou attendu
Excessif	Plus grand quant à la dimension, à la quantité ou au degré
Inefficace	Qui ne produit pas l'effet désiré
Interrompu	Dont la continuité ou l'uniformité a été rompue
Invalidant	Qui rend inapte, incapable

Motivation à améliorer	Avoir l'intention de progresser, d'améliorer, d'enrichir
Organisé	Doté d'un mode de fonctionnement systématique
Perçu	Dont on est conscient par l'intermédiaire des sens ; ce à quoi on peut attribuer une signification
Perturbé	Agité, interrompu, dérangé
Retardé	Reporté, lent, prolongé
Situationnel	Relié à des circonstances particulières

Y a-t-il un descripteur/modificateur autre que ceux nommés ci-dessus pour ce concept ?

Si oui, nommez et définissez le descripteur/modificateur qui décrit mieux le concept.

Descripteur/modificateur : ....

Définition : ....

6. Le concept diagnostique renvoie-t-il à une partie ou région anatomique (Axe 4 topologie) ? Exemples de diagnostics : *Atteinte à l'intégrité de la peau* et *Risque de dysfonctionnement neurovasculaire périphérique.*
   Si oui, identifiez la région : ....
7. L'âge doit-il être précisé dans ce concept diagnostique (Axe 5) ? Un exemple de diagnostic nécessitant cette précision est *Perte d'élan vital chez l'adulte.*
   Si l'âge doit être mentionné dans votre concept diagnostique, veuillez utiliser le terme approprié relatif à l'âge :
8. Pour l'Axe 6, si la durée doit être précisée pour ce concept diagnostique, choisissez le terme approprié :
   ❏ Aigu
   ❏ Chronique
   ❏ Intermittent
   ❏ Continu

9. Identifiez le type correspondant au concept diagnostique (Axe 7) :
   - ❑ Actuel : qui existe réellement, au moment présent. Un diagnostic est considéré « actuel » sauf indication contraire.
   - ❑ Promotion de la santé : motivation d'accroître son bien-être et d'améliorer son état de santé (Pender, Murduagh et Parsons, 2006).
   - ❑ Risque : vulnérabilité, particulièrement en présence de facteurs susceptibles d'augmenter les possibilités de survenue d'une blessure ou d'une perte.
   - ❑ Bien-être : la qualité ou le fait d'être en santé.
   - ❑ Syndrome : un ensemble ou groupe de signes et de symptômes qui sont très souvent observés ensemble. Ils représentent un tableau clinique spécifique (McCourt, 1991, p. 79).

C'est maintenant le moment de créer le nouveau diagnostic. La Taxinomie II est une structure multiaxiale. Les sept axes de la taxinomie sont les dimensions de la réaction humaine. Pour créer un diagnostic, il est essentiel de tenir compte des 7 axes (voir figure 1.1).

Félicitations ! Plusieurs étapes ont été menées à bien pour le développement du diagnostic et l'intitulé du diagnostic doit être identifié maintenant. Vérifiez si les axes appropriés sont compris dans l'intitulé que vous proposez :

- Le concept diagnostique
- Le sujet concerné par le diagnostic
- Le jugement (descripteur/modificateur)
- La topologie
- L'âge
- Le temps
- Le type de diagnostic

Inscrivez l'intitulé proposé ici : ....

Titre et définition

L'étape suivante de création du diagnostic consiste en la définition de l'intitulé qui a été choisi.

Consultez la littérature, en vous concentrant sur les écrits des cinq dernières années. La plupart des écrits doivent relever des soins infirmiers, mais vous pouvez en trouver de pertinents provenant d'autres disciplines comme des sciences psychosociales.

Il est préférable de consulter les comptes-rendus de recherche, mais si une telle littérature n'existe pas, les écrits qui ne sont pas issus de recherche peuvent servir de référence. La littérature doit appuyer à la fois le titre et la définition. Les références des interventions infirmières ne sont pas nécessaires pour appuyer l'intitulé et la définition.

La définition doit être claire, décrire avec précision le titre sans utiliser le titre lui-même. La définition apporte la signification et permet de différencier le diagnostic des autres diagnostics semblables.

Écrivez la définition ici :

....

....

....

Indiquez les références utilisées pour appuyer le titre et la définition :

....

....

....

Caractéristiques versus facteurs de risque

Si le diagnostic est actuel, de promotion de la santé ou de bien-être, identifiez les caractéristiques du diagnostic.

Si le diagnostic est un diagnostic de type risque, identifiez les facteurs de risque. Choisissez l'élément approprié.

- Caractéristiques. Les caractéristiques sont des indices observables ou des inférences regroupés constituant les manifestations d'un diagnostic infirmier actuel, de promotion de la santé ou centré sur le bien-être.
- Facteurs de risque. Les facteurs de risque proviennent de l'environnement, ou sont physiologiques, psychologiques, génétiques ou chimiques, et ils rendent un individu, une famille

ou une collectivité plus vulnérables face à un événement nuisible à la santé. Les facteurs de risque sont nommés pour un diagnostic de type risque.

Les caractéristiques ou les facteurs de risque doivent être appuyés par la littérature. Comme pour le titre et la définition, la littérature vient étayer chaque caractéristique ou facteur de risque, et concentrez-vous également sur les cinq dernières années. Encore une fois, la plupart des écrits doivent relever des soins infirmiers, mais vous pouvez en utiliser provenant d'autres disciplines comme des sciences psychosociales.

Il est préférable de consulter les comptes-rendus de recherche, mais si une telle littérature n'existe pas, les écrits qui ne sont pas issus de recherche peuvent servir de référence. La littérature doit appuyer les caractéristiques et les facteurs de risque. Les références des interventions infirmières ne sont pas nécessaires pour appuyer les caractéristiques et les facteurs de risque.

Tableau 1.3 – Caractéristiques et références

Caractéristiques	Référence consultée (numéro de la référence ci-dessous)
Caractéristique n° 1 Caractéristique n° 2 Caractéristique n° 3	Référence n° ______ Référence n° ______ Référence n° ______
Références : 1. 2. 3. 4.	

Tableau 1.4 – Facteurs de risque

Facteurs de risque	Référence consultée (numéro de la référence ci-dessous)
Facteur de risque n° 1 Facteur de risque n° 2 Facteur de risque n° 3	Référence n° ________________ Référence n° ________________ Référence n° ________________
Références : 1. 2. 3. 4.	

Si le diagnostic est actuel, de bien-être ou de promotion de la santé, inscrivez les caractéristiques au tableau 1.3. Après la liste des caractéristiques, énumérez et numérotez les références utilisées pour chaque caractéristique.

Si le diagnostic est un diagnostic de type risque, inscrivez les facteurs de risque au tableau 1.4. Après la liste des facteurs de risque, énumérez et numérotez les références utilisées pour chaque facteur de risque.

Les règles de la taxinomie

Voici les règles de la taxinomie qui s'appliquent à la formation d'un diagnostic infirmier pour ce qui est des caractéristiques et des facteurs de risque. Vérifiez chacune des règles afin d'être certain(e) que les attributs sont exacts et correspondent au diagnostic proposé.

- Les attributs du diagnostic infirmier ne contiennent pas de : « et », « & », « ou », « : », « ; », « / », « ( ) », « par exemple ».
- Les attributs du diagnostic ne doivent pas contenir de citation.
- Le nombre d'attributs doit être limité à ceux qui amènent à la décision que le diagnostic existe ou pas.

Félicitations ! Un titre, une définition, les caractéristiques ou les facteurs de risque qui sont appuyés par la littérature sont développés. Si le diagnostic est un diagnostic de bien-être, de promotion de la santé ou de type risque, chacune des étapes nécessaires à la soumission de votre proposition à la Taxinomie II de NANDA-I est achevée. Vous pouvez consulter les « Directives pour la soumission des diagnostics infirmiers » soit p. 519, soit sur le site Internet de NANDA-I : www.nanda.org/html/nursing_diagnosis_devmt.html.

Facteurs favorisants

Si le diagnostic est actuel, il reste du travail à réaliser…

Identification des facteurs favorisants

Les facteurs favorisants sont en relation directe avec le diagnostic infirmier. Les facteurs peuvent être décrits comme *antécédent à*, *associé à*, *relié à*, *contributif de* ou *déterminant*. Seuls les diagnostics de type actuel présentent des facteurs favorisants. Les facteurs favorisants doivent être appuyés par la littérature.

Comme pour le titre, la définition, les caractéristiques et les facteurs de risque, les facteurs favorisants doivent être appuyés par la littérature publiée les cinq dernières années. Encore une fois, la plupart des écrits doivent être en soins infirmiers, mais vous pouvez en utiliser provenant d'autres disciplines comme des sciences psychosociales.

Il est préférable de consulter les comptes-rendus de recherche, mais si une telle littérature n'existe pas, les écrits qui ne sont pas issus de recherche peuvent servir de référence. La littérature doit appuyer les facteurs favorisants. Les références des interventions infirmières ne sont pas nécessaires pour appuyer les facteurs favorisants.

Vous pouvez inscrire les facteurs favorisants au tableau 1.5 et la référence correspondante au numéro indiqué.

Tableau 1.5 – Facteurs favorisants

Facteurs favorisants	Référence consultée (numéro de la référence ci-dessous)
Facteur favorisant n° 1	Référence n° ________________
Facteur favorisant n° 2	Référence n° ________________
Facteur favorisant n° 3	Référence n° ________________
Références : 1. 2. 3. 4.	

Les règles de taxinomie suivantes s'appliquent aux facteurs favorisants. Vérifiez chacune des règles afin d'être certain(e) que les facteurs favorisants sont corrects.

- Les facteurs favorisants ne contiennent pas de : « et », « & », « ou », « : », « ; », « / », « ( ) », « par exemple ».
- Les facteurs favorisants du diagnostic infirmier ne contiennent pas de citation.

Félicitations ! Un titre, une définition, les caractéristiques et les facteurs favorisants qui sont appuyés par la littérature ont été développés.

Toutes les étapes nécessaires pour soumettre une proposition à la Taxinomie II NANDA-I sont complétées. Vous pouvez consulter les « Directives pour la soumission des diagnostics infirmiers » soit p. 519, soit sur le site Internet de NANDA-I : www.nanda.org/html/nursing_diagnosis_devmt.html.

Références

Pender, N.J., Murduagh, C., & Parsons, M.A. (2006). *Health promotion in nursing practice*, 5th edn. Upper Saddle River, NJ: Pearson/Prentice-Hall.

McCourt, A.E. (1991). Syndromes in nursing: a continuing concern. In: Carrol-Johnson, R.M. (ed.), *Classication of nursing diagnoses: Proceedings of the ninth Conference of North American Nursing Diagnosis Association*, pp. 79–82. Philadelphia: JB Lippincott.

PARTIE II

DIAGNOSTICS INFIRMIERS 2009–2011

Domaine de la taxinomie II Nanda-I (voir tableau 3.1 page 470)

Intitulé du diagnostic (voir définitions, page 530)

Classe de la taxinomie II Nanda-I (voir tableau 3.1 page 470)

Code du diagnostic (compatible NLM)

Année d'approbation, année de révision, niveau de preuve (voir critères déterminant le niveau de preuve, page 530)

Concept diagnostique en caractère gras

DOMAINE 1

Classe 2 : prise en charge de la santé

PRISE EN CHARGE INEFFICACE DE SA **SANTÉ**

(00078)[1]

(1992, 2008, N.P. 2.1)

Définition

Façon d'organiser le programme thérapeutique d'une maladie ou de ses séquelles et de l'intégrer à la vie quotidienne ne permettant pas d'atteindre certains objectifs de santé.

Caractéristiques

- Aucune mesure n'a été prise pour intégrer le programme thérapeutique aux habitudes quotidiennes.
- Aucune mesure n'a été prise pour diminuer les facteurs de risque.
- Fait des choix inefficaces dans la vie quotidienne pour atteindre les buts de santé.
- Verbalisation du désir de prendre en charge le plan de traitement de la maladie.
- Verbalisation de difficultés avec le traitement prescrit.

Facteurs favorisants

- Complexité du système de soins.
- Complexité du programme thérapeutique.
- Conflits décisionnels.
- Difficultés économiques.
- Fardeau trop lourd pour la personne ou sa famille.
- Conflit familial.
- Habitudes familiales concernant la santé.
- Points de repère insuffisants ou inadéquats.
- Manque de connaissances.
- Perception de la gravité.

1. Titre antérieur : « Prise en charge inefficace du programme thérapeutique ».

Classe 2 : prise en charge de la santé

MOTIVATION À AMÉLIORER SON **ALIMENTATION**

(00163)
(2002, N. P. 2.1)

Définition

Habitudes alimentaires permettant de satisfaire les besoins métaboliques et pouvant être renforcées.

Caractéristiques

- Volonté d'améliorer son alimentation.
- Repas réguliers.
- Consommation d'aliments et de liquides appropriés.
- Choix judicieux d'aliments et de liquides recommandés pour la santé.
- Régime alimentaire approprié (ex. : Guides alimentaires, Associations pour les diabétiques).
- Respect des normes de préparation et de conservation des aliments.
- Congruence entre les habitudes concernant le boire et le manger et la volonté de se maintenir en bonne santé.

Références

- Long V.-A., Martin T. et Janson-Sand C. (2002). The great beginnings program: Impact of a nutrition curriculum on nutrition knowledge, diet quality, and birth outcomes in pregnant and parenting teens. *Journal of the American Dietetic Association, 102* (*3 Suppl. 1*), S86-89.
- Murphy P.-W., Davis T.-C., Mayeaux E.-J., Sentell T., Arnold C. et Rebouche C. (1996). Teaching nutrition education in adult learning centers: Linking literacy, health care, and the community. *Journal of Community Health Nursing, 13* (3), 149-158.
- Satia J.-A., Kristal A.-R., Curry S. et Trudeau E. (2001). Motivations for healthful dietary change. *Public Health Nutrition, 4* (5), 953-959.

AUTONÉGLIGENCE

(00193)
(2008, N. P. 2.1)

Définition

Ensemble d'habitudes acquises concernant une ou plusieurs activités de soins personnels qui ne permet pas de maintenir des niveaux de santé et de bien-être conformes aux normes acceptées socialement (Gibbons, Lauder et Ludwick, 2006).

Caractéristiques

- Hygiène personnelle inadéquate.
- Mesures d'hygiène non conformes à la salubrité du milieu de vie.
- Refus d'adhérer à des pratiques favorables à la santé.

Facteurs favorisants

- Syndrome de Capgras.
- Désordre cognitif (ex. : démence).
- Dépression.
- Difficulté d'apprentissage.
- Peur d'être placé dans un établissement.
- Dysfonctionnement du lobe frontal affectant la capacité d'exécuter une tâche.
- Impotence fonctionnelle.
- Style de vie, choix personnel.
- Situation de domination.
- Simulation.
- Trouble obsessionnel compulsif.
- Trouble de la personnalité de type schizophrénique.
- Usage de drogues.
- Facteurs de stress importants.

Références

- Abrams, R.C., Lachs, M., McAvay, G., Keohane, D.J., & Bruce, M.L. (2002). Predictors of self-neglect in community-dwelling elders. *American Journal of Psychiatry* 159: 1724–30.
- Adams, J. & Johnson, J. (1998). Nurses' perceptions of gross self-neglect amongst older people living in the community. *Journal of Clinical Nursing* 7: 547–52.
- Al-Adwani, A. & Nabi, W. (2001). Coexisting Diogenes and Capgras syndromes. *International Journal of Psychiatry in Clinical Practice* 15: 75–76.
- Barocka A., Seehuber D., & Schone, D. (2004.) Messy House Syndrome. MMW *Fortschritte der Medizin* 146(45): 36–9.
- Blondell, R.D. (1999). Alcohol abuse and self-neglect in the elderly. *Journal of Elder Abuse and Neglect* 11(2): 55–75.
- Bozinovski, S.D. (2000). Older self-neglecters: Interpersonal problems and the maintenance of self-continuity. *Journal of Elder Abuse & Neglect* 12(1): 37–56.
- Branch, L. (2002). The epidemiology of elder abuse and neglect. *The Public Policy and Aging Report* 12(2): 19–22.
- Chang, B., Uman, G. & Hirsch, M. (1998). Predictive power of clinical indicators for self-care deficit. *Nursing Diagnosis*, 9(2): 71–82.
- Clark, A.N.G., Mankikar, G.D., & Gray I. (1975). Diogenes syndrome: A clinical study of gross neglect in old age. *Lancet* i: 366–368.
- Daly, J.M. & Jogerst, G. (2001). Statute definitions of elder abuse. *Journal of Elder Abuse and Neglect* 13: 39–57.
- Drummond, L.M., Turner, J., & Reid, S. (1997). Diogenes' syndrome: A load of old rubbish? *Irish Journal of Psychological Medicine* 14: 99–102.
- Dyer, C.B., Pavlik, V.N., Murphy, K.P., & Hyman, D.J. (2000). The high prevalence of depression and dementia in elder abuse or neglect. *Journal of the American Geriatrics Society* 48: 205–8.
- Esposito, D., Rouillon, F., & Limosin, F. (2003). Diogenes syndrome in a pair of siblings. *Canadian Journal of Psychiatry* 48: 571–2.
- Finkel, S.I. (2003). Cognitive screening in the primary care setting: The role of physicians at the first point of entry. *Geriatrics* 58: 43–44.
- Gee, A., Jones, J.S., & Brown, M.D. (1998). Self-neglect in the elderly: Emergency department assessment and crisis intervention. *Annals of Emergency Medicine*, 32(30, suppl, Part 2): S42.
- Gibbons, S., Lauder, W., & Ludwick, R. (2006). Self-neglect: A proposed new NANDA diagnosis. *International Journal of Nursing Terminologies and Classification* 17(1): 10–18.
- Gibbons S. (2007). Characteristics and behaviors of self-neglect in community-dwelling older adults. *Dissertation Abstracts International*, (UMI No. 3246949).

- Greve, K.W., Curtis, K.L., Bianchini, K.J., & Collins, B.T. (2004). Personality disorder masquerading as dementia: a case of apparent Diogenes syndrome. *International Journal of Geriatric Psychiatry* 19: 703–5.
- Gruman, C.A., Stern, A.S., & Caro, F.G. (1997). Self-neglect among the elderly: A distinct phenomenon. *Journal of Mental Health and Aging* 3: 309–23.
- Gunstone, S. (2003). Risk assessment and management of patients whom self-neglect: a grey area for mental health workers. *Journal of Psychiatric and Mental Health Nursing* 10: 287–96.
- Halliday, G., Banerjee, S., Philpot, M., & Macdonald, A. (2000). Community study of people who live in squalor. *The Lancet* 355: 882–6.
- Jackson, G.A. (1997). Diogenes syndrome: How should we manage it? *Journal of Mental Health* 6: 113–16.
- Jurgens, A. (2000). Refuse hoarding syndrome. *Psychiatrische Praxis* 27(1): 42–6.
- Lachs, M.S., Williams, C.S., O'Brien, S., Pillemer, K.A., & Charlson, M.E. (1998). The mortality of elder mistreatment. *Journal of the American Medical Association* 280: 428–32.
- Lachs, M.S., Williams, C.S., O'Brien, S., & Pillemer, K.A. (2002). Adult protective services use and nursing home placement. *The Gerontologist* 42: 734–9.
- Lauder, W. (1999a). A survey of self-neglect in patients living in the community. *Journal of Clinical Nursing* 8: 95–102.
- Lauder, W. (1999b). Constructions of self-neglect: a multiple case study design. *Nursing Inquiry* 6(1): 48–57.
- Lauder, W. (2001). The utility of self-care theory as a theoretical basis for self-neglect. *Journal of Advanced Nursing* 34(4), 345–351.
- Lauder, W., Anderson, I., & Barclay, A. (2002). Housing and self-neglect: Clients' and carers' perspectives. Report to the Economic and Social Research Council. Award No. R000223387.
- Lauder, W., Scott, P.A., & Whyte, A. (2001). Nurses' judgments of self-neglect: A factorial survey. *International Journal of Nursing Studies* 38: 601–8.
- Lauder, W., Anderson, I., & Barclay, A. (2005). Guidelines for good practice in selfneglect. *Journal of Psychiatric and Mental Health Nursing*, 12: 192–198.
- Longres, J.F. (1995). Self-neglect among the elderly. *Journal of Elder Abuse & Neglect* 7(1): 69–86.
- Macmillan, D. & Shaw, P. (1966). Senile breakdown in standards of personal and environmental cleanliness. *British Medical Journal* ii: 1032–7.
- NEAIS (1998). National Elder Abuse Incidence Study. National Centre on Elder Abuse. The Administration for Children and Families and the Administration on Aging. The US Department of Health and Human Services.
- O'Brien, J.G., Thibault, J.M., Turner, L.C., & Laird-Fick, H.S. (1999). Self-neglect: an overview. *Journal of Elder Abuse & Neglect* 11(2): 1–19.

- Orem, D.E. (1995). *Nursing: Concepts of practice*, 5th edn. St. Louis, MO: Mosby-Yearbook, Inc.
- Orrell, M.W., Sahakin, B.J., & Bergmann, K. (1989). Self-neglect and frontal lobe dysfunction. *British Journal of Psychiatry* 155: 101–5.
- Pavlik, V.N., Hyman, D.J., Festa, N.A., & Dyer, C.B. (2001). Quantifying the problem of abuse and neglect in adults – analysis of a statewide database. *Journal of the American Geriatrics Society* 49(1): 45–8.
- Radebaugh, T.S., Hooper, F.J., & Gruenberg, E.M. (1987). The social breakdown syndrome in the elderly population living in the community: The helping study. *British Journal of Psychiatry* 151: 341–6.
- Rathbone-McCuan, E. & Bricker-Jenkins, M. (1992). A general framework for elder selfneglect. In: Rathbone-McCuan, E. & Fabian, D.R. (eds), *Self-neglecting elders: A clinical dilemma.* Westport, CT: Auburn House.
- Reifl er, B. (1996). Diogenes syndrome: Of omelettes and souffles. *Journal of the American Geriatrics Society* 44: 1484–5.
- Reyes-Ortiz, C.A. (2001). Diogenes syndrome: The self-neglect elderly. *Comprehensive Therapy* 27: 117–21.
- Roby, J.L. & Sullivan, R. (2000). Adult protection service laws: a comparison of state statutes from definition to case closure. *Journal of Elder Abuse and Neglect* 12: 17–51.
- Roe, P.F. (1987). Self-neglect or chosen lifestyle? [Letter]. *British Journal of Hospital Medicine* 37(1): 83–4.
- Sengstock, M.C., Thibault, J.M., & Zaranek, R. (1999). Community dimensions of elderly self-neglect. *Journal of Elder Abuse & Neglect* 11: 77–93.
- Snowdon, J. (1987). Uncleanliness among persons seen by community health workers. *Hospital & Community Psychiatry* 38: 491–4.
- Tierney, M.C., Charles, J., Naglie, G., Jaglal, S., Kiss, A., & Fisher, R.H. (2004). Risk for harm in cognitively impaired seniors who live alone: A prospective study. *Journal of the American Geriatrics Society* 52: 1576–7.
- Ungvari, G.S. & Hantz, P.M. (1991). Social breakdown in the elderly, I. Case studies and management. *Comprehensive Psychiatry* 32: 440–4.
- Vostanis, P. & Dean, C. (1992). Self-neglect in adult life. *British Journal of Psychiatry* 161: 265–7.

ENTRETIEN INEFFICACE DU DOMICILE

(00098)

(1980)

Définition

Inaptitude à maintenir sans aide un milieu sûr et propice à la croissance personnelle.

Caractéristiques

Données subjectives

- Difficultés à entretenir la maison convenablement (exprimées par la maisonnée).
- Assistance demandée par la maisonnée pour l'entretien du domicile.
- Endettement ou crise financière signalés par la maisonnée.

Données objectives

- Désordre.
- Vaisselle, vêtements, linges sales ou indisponibles.
- Accumulation de poussière, de déchets alimentaires ou d'ordures.
- Odeurs nauséabondes.
- Température ambiante inadéquate.
- Surmenage des membres de la famille (épuisés, anxieux).
- Manque d'équipement ou d'aides techniques.
- Présence de vermine ou de rongeurs.
- Problèmes chroniques d'hygiène, d'infestations ou d'infections.

Facteurs favorisants

- Maladie ou traumatisme subis par le patient ou un membre de sa famille.
- Manque d'organisation ou de planification dans la famille.
- Manque d'argent.
- Ignorance des ressources du quartier.
- Dysfonctionnement émotionnel ou cognitif.

- Manque de connaissances.
- Absence de modèles.
- Réseaux de soutien inadéquats.

Classe 2 : prise en charge de la santé
Domaine 11 : sécurité/protection
Classe 1 : infection
Classe 5 : processus défensifs

MOTIVATION À AMÉLIORER SON **IMMUNISATION**

(00186)
(2006, N.P. 2.1)

Définition

Un ensemble de conduites conformes aux normes d'immunisation locales, nationales et/ou internationales pour prévenir les maladies infectieuses, qui est suffisant pour protéger la personne, la famille ou la collectivité, et qui peut être renforcé.

Caractéristiques

- Expression du désir d'améliorer son comportement afin de prévenir les maladies infectieuses.
- Expression du désir d'améliorer l'identification des problèmes potentiels liés à l'immunisation.
- Expression du désir d'augmenter l'identification des sources d'immunisation.
- Expression du désir de renforcer son état immunitaire.
- Expression du désir d'améliorer ses connaissances concernant les recommandations en matière d'immunisation.
- Expression du désir d'améliorer la traçabilité des actions d'immunisation.

Références

- Bundt, T.S. & Hu, H.M. (2004). National examination of compliance predictors and the immunization status of children: Precursor to a developmental model for health systems. *Military Medicine* 169: 740–5.
- Centers for Disease Control (1997). Recommended childhood immunization schedule. United States 1997. *Mortality and Morbidity Weekly Report* 46(2): 35–40.

- Centers for Disease Control. (2002). Recommended adult immunization schedule: United States, 2002–2003. *Mortality and Morbidity Weekly Report* 51: 904–8.
- Das, J & Das, S. (2003). Trust, learning and vaccination: A case study of a North Indian village. *Social Science & Medicine* 57(1), 97–112.
- Davis, T.C., Frederickson, D.D., Kennen, E.M., et al. (2004). Childhood vaccine risk/benefit communication among public health clinics: A time motion study. *Public Health Nursing* 21: 228–36.
- Hull, S., Hagdrup, N., Hart, B., et al. (2002). Boosting uptake of influenza immunization: A randomised controlled trial of telephone appointing in general practice. *British Journal of General Practice* 52: 712.
- Lambert, J. (1995). Every child by two. A program of the American Nurses Foundation. *American Nurse* 27(8): 12.
- Lopreiato, J.O. & Ottolini, M.C. (1996). Assessment of immunization compliance among children in the Department of Defense health care system. *Pediatrics* 97: 308–11.
- McMurray, R., Cheater, F.M., Weighall, A., Nelson, C., Schweiger, M., & Mukherjee, S. (2004). Managing controversy through consultation: A qualitative study of communication and trust around MMR vaccination decisions. *British Journal of General Practice* 54: 520–5.
- Mell, L.K., Ogren, D.S., Davis, R.L., et al. (2005). Compliance with national immunization guidelines for children younger that 2 years, 1996–1999. *Pediatrics* 115: 461–7.
- Scarborough, M.L. & Landis, S.E. (1997). A pilot study for the development of a hospitalbased immunization program. *Clinical Nurse Specialist* 11(2): 70–5.
- Shui, I., Kennedy, A., Wooten, K., Schwartz, B., & Gust, D. (2005). Factors influencing African–American mothers' concerns about immunization safety: A summary of focus group findings. *Journal of the National Medical Association* 97: 657–66.
- Taylor, J.A., Darden, P.M., Slora, E., Hasemeier, C.M., Asmussen, L., & Wasserman, R. (1997). The influence of provider behavior, parental characteristics, and a public policy initiative on the immunization status of children followed by private pediatricians: A study from Pediatric Research in Office Settings. *Pediatrics* 99: 209–15.
- Wood, D., Donald-Shelbourne, C., Halfon, N., et al. (1995). Factors related to immunization status among inner-city Latino and African–American preschoolers. *Pediatrics* 96: 295–301.

PRISE EN CHARGE INEFFICACE DU PROGRAMME THÉRAPEUTIQUE PAR LA FAMILLE

(00080)
(1994)

Définition

Façon d'organiser les modalités du traitement d'une maladie ou de ses séquelles et de l'intégrer dans les habitudes familiales ne permettant pas d'atteindre certains objectifs de santé.

Caractéristiques

- Activités familiales ne permettant pas d'atteindre les objectifs d'un programme thérapeutique ou de prévention.
- Exacerbation (prévisible ou non) des symptômes de la maladie d'un membre de la famille.
- Manque de vigilance face à la maladie ou à ses séquelles.
- Verbalisation du désir de prendre en charge le plan de traitement de la maladie et le programme de prévention de ses séquelles.
- Verbalisation de difficultés à organiser et à intégrer dans les habitudes familiales les modalités de traitement ou de prévention.
- Reconnaissance du fait que la famille n'a pris aucune mesure pour empêcher la progression de la maladie et prévenir l'apparition de séquelles.

Facteurs favorisants

- Complexité du système de soins.
- Complexité du programme thérapeutique.
- Conflits décisionnels.
- Difficultés économiques.
- Fardeau trop lourd pour l'individu ou la famille.
- Conflit familial.

MAINTIEN INEFFICACE DE L'ÉTAT DE SANTÉ

(00099)
(1982)

Définition
Incapacité d'identifier, de gérer et/ou de chercher de l'aide pour se maintenir en santé.

Caractéristiques
- Manque de connaissances manifeste sur les pratiques sanitaires de base.
- Manque d'adaptation manifeste face aux changements personnels ou environnementaux.
- Incapacité d'assumer la responsabilité des pratiques sanitaires de base touchant un ou plusieurs modes fonctionnels de santé.
- Incapacité de longue date d'adopter des comportements propices à la santé.
- Intérêt exprimé pour l'amélioration des comportements de santé.
- Manque, signalé ou observé, de ressources matérielles, financières et/ou autres.
- Dysfonctionnement du réseau de soutien.

Facteurs favorisants
- Incapacité de communiquer ou perturbation importante de la capacité de communiquer (communication écrite, verbale et/ou gestuelle).
- Inaptitude à formuler une opinion délibérée et réfléchie.
- Trouble de perception ou déficit cognitif (retard plus ou moins important sur le plan de la motricité globale et/ou fine).
- Stratégies d'adaptation individuelle inefficaces.
- Deuil dysfonctionnel.
- Tâches de développement inachevées.

• Stratégies d'adaptation familiale inefficaces.
• Détresse spirituelle.
• Manque de ressources matérielles.

PRISE EN CHARGE INEFFICACE DE SA SANTÉ

(00078)[1]

(1992, 2008, N.P. 2.1)

Définition

Façon d'organiser le programme thérapeutique d'une maladie ou de ses séquelles et de l'intégrer à la vie quotidienne ne permettant pas d'atteindre certains objectifs de santé.

Caractéristiques

- Aucune mesure n'a été prise pour intégrer le programme thérapeutique aux habitudes quotidiennes.
- Aucune mesure n'a été prise pour diminuer les facteurs de risque.
- Fait des choix inefficaces dans la vie quotidienne pour atteindre les buts de santé.
- Verbalisation du désir de prendre en charge le plan de traitement de la maladie.
- Verbalisation de difficultés avec le traitement prescrit.

Facteurs favorisants

- Complexité du système de soins.
- Complexité du programme thérapeutique.
- Conflits décisionnels.
- Difficultés économiques.
- Fardeau trop lourd pour la personne ou sa famille.
- Conflit familial.
- Habitudes familiales concernant la santé.
- Points de repère insuffisants ou inadéquats.
- Manque de connaissances.
- Perception de la gravité.

1. Titre antérieur : « Prise en charge inefficace du programme thérapeutique ».

- Perception du risque pour soi.
- Perception des obstacles.
- Perception des bénéfices.
- Régime.
- Sentiment d'impuissance.
- Manque de soutien social.

Références

- Banister N.A., Jastrow, S.T., Hodges, V., Loop, R., & Gillham, M.B. (2004). Diabetes self-management training program in a community clinic improves patient outcomes at modest cost. *J Am Dietetic Assoc* 104: 807–10.
- Benavides-Vaello S., Garcia, A.A., Brown, S.A., et al (2004). Using focus group to plan and evaluate diabetes self-management interventions for Mexican Americans. *Diabetes Educ* 30: 238–56.
- Bodenheimer, T., Lorig, K., Holman, H., et al (2002). Patient self-management of chronic disease in primary care. *JAMA* 288: 2469.
- Brown, C.M. & Segal, R. (1996). Ethnic differences in temporal orientation and its implications for hypertension management. *J Health Soc Behav* 37: 350.
- Bythe, F.M., March, L.M., Nicholas, M.K., & Counsins, M.J. (2005). Self-management of chronic pain: a population-based study. *Pain* 113: 285–92.
- Chinn, M.H. et al (2000). Developing a conceptual framework for understanding illness and attitudes in older, urban African Americans with diabetes. *Diabetes Educ* 26: 439.
- Cousins, S.O. (2000). My heart can't take it: older women's beliefs about exercise benefits and risks. *J Gerontol B Psychol Sci Soc Sci* 55B: 283.
- Curtin, R.B., Sitter, D.C.B., Schatell, D., et al (2004). Self-management, knowledge, and functioning and well being of patients on hemodialysis, *Neph Nurs J* 31: 378–86.
- Deakin, T., McShane, C.E., Cade, J.E., & Willams, R.D. (2005). Group-based training for self management strategies in people with type 2 diabetes mellitus. *Cochrane Database Sys Rev* 18(2): CD003417.
- DeWalt, D.A., Pignone, M., Malone, R., et al (2004). Development and pilot testing of a disease management program for low literacy patients with heart failure. *Patient Educ Couns* 55: 78–86.
- DiLorio, C., Shafer, P.O., Letz, R., Henry, T.R., Schomer, D.I., & Yeager, K. (2004). Project EASE: a study to test a psychosocial model of epilepsy medication management. *Epilepsy Behav* 5: 926–36.
- Funnell, M.M. & Anderson, R.M. (2004). Empowerment and self-management of diabetes. *Clin Diabetes* 22: 123–7.
- Gallant, M.H., Beaulieu, M.C., & Carnevale, F.A. (2002). Partnership: an analysis of the concept within the nurse–client relationship. *J Adv Nurs* 40(2): 149.

- Georges, C.A., Bolton, L.B., & Bennett, C. (2004). Functional health literacy: an issue in African–American and other ethnic and racial communities, *J Natl Black Nurses Assoc* 15(1): 1–4.
- Goldberg, H.I., Lessier, D.S., Mertens, K., Eytan, T.A., & Cheadle, A.D. (2004). Self management support in a web-based medical record: A pilot randomized controlled trial. *J Comm J Qual Saf* 30: 629–35, 589.
- Goodwin, J.S., Black, S.A., & Satish, S. (1999). Aging versus disease: the opinions of older black, Hispanic, and non-Hispanic white Americans about the causes and treatment of common medical conditions. *J Am Geriatr Soc* 47: 973.
- Gray, J.A. (2004). Self-management in chronic illness. *Lancet* 364: 1467–8.
- Grey, M., Knafl , K., & McCorkle R. (2006). A framework for the study of self- and family management of chronic conditions. *Nurs Outlook* 54: 278–86.
- Griffiths, R., Johnson, M., Piper, M., et al (2004). A nursing intervention for the quality use of medicines by elderly community clients. *Int J Nurs Pract* 10: 166.
- Haidet, P., Kroll, T., & Sharf, B. (2006). The complexity of patient participation: lessons learned from patients' illness narratives. *Patient Educ Couns*, 62(3): 323–9. Epub 2006 Aug 2. Last accessed June 23, 2008.
- Harmon, M., Castro, F., & Coe, K. (1996). Acculturation and cervical cancer: Knowledge, beliefs, and behaviors of Hispanic women. *Women's Health*, 24(3): 37.
- Harvey, I.S. (2006). Self management of a chronic illness: an exploratory study on the role of spirituality among older African American women. *J Women Aging* 18(3): 75–88.
- Hibbard, J.H. (2004). Moving toward a more patient-centered health care delivery system. *Health Affairs* (Millwood), Suppl Web Exclusives: CAR 133–5. Last accessed June 24, 2008.
- Huang, C.L., Wu, S.C., Jeng, C.Y., et al (2004). The efficacy of a home-based nursing program in diabetic control of elderly people with diabetes mellitus living alone. *Publ Health Nurse* 21(1): 49.
- Kastermans, M.C. & Bakker, R.H. (1999). Managing the impact of health problems on daily living. In: Ranz, M.J. & Lemone, P. (eds), *Classification of nursing diagnoses: Proceedings of the thirteenth conference*. Glendale. CA: CINAHL Information Systems.
- Kennedy, M.S. (2005). Education benefits women with IBS: nurses teach self management techniques. *Am J Nurs* 105(1): 22.
- Kennedy, A.P., Nelson, E., Reeves, D., et al (2004). A randomized controlled trial to assess the effectiveness and cost of a patient oriented self–management approach to chronic inflammatory bowel disease. *Gut*, 53: 1639–45.
- Koch, T., Jenkin, P., & Kralik, D. (2004). Chronic illness self-management: locating the "self". *J Adv Nurs*, 48(5): 484–92.

- Krein, S., Heisler, M., Piette, J., Makki, F., & Kerr, E. (2005). The effect of chronic pain on diabetes patients' self-management. *Diabetes Care*, 28(1): 65–70.
- McMurray, S.D., Johnson, G., Davis, S., et al (2002). Diabetes education and care management significantly improve patient outcomes in a dialysis unit. *Am J Kidney Dis* 40: 566.
- Marabini, A., Brugnami, G., Curradi, F., et al (2002). Short term effectiveness of an asthma educational program: results of a randomized controlled trial. *Respir Med* 96: 933.
- Midwest Bioethics Center (2001). Healthcare narratives from diverse communities – a self-assessment tool for health-care providers. *Bio-ethics Forum* 17(3–4): SS1.
- Millard, L., Hallett, C., & Luker, K. (2006). Nurse–patient interaction and decision making in care: patient involvement in community nursing. *J Adv Nurs* 55: 142–50.
- Mohammadi, E., Abedi, H.A., Gofranipour, F., et al (2002). Partnership caring: a theory of high blood pressure control in Iranian hypertensives, *Int J Nurs Pract* 8: 324.
- Munir, F., Leka, S., & Griffiths, A. (2005). Dealing with self-management of chronic illness at work: predictors for self-disclosure. *Soc Sci Med* 60: 1397–407.
- Neafsey, P.J., Strickler, Z., Shellman, J., et al (2002). An interactive technology approach to educate older adults about drug interactions arising from over-the-counter self medication practices. *Public Health Nurs* 19: 255.
- Newman, S., Steed, L., & Mulligan, K. (2004). Self management interventions for chronic illness. *Lancet* 364: 1523–37.
- Nguyen, H.Q., Carrieri-Kohlman, V., Rankin, S.H., Slaughter, R., & Stulberg, M. (2005). Is Internet-based support for dyspnea self-management in patients with chronic obstructive pulmonary disease possible? Results of a pilot study. *Heart Lung* 34(1): 51–62.
- Opler, L.A., Ramirez, P.M., Dominguez, L.M., et al (2004). Rethinking medication pre-scribing practices in an inner-city Hispanic mental health clinic. *J Psychiatr Pract* 10: 134–40.
- Ogedegbe, G., Mancuso, C.A., & Allegrante, J.P. (2004). Expectations of blood pressure management in hypertensive African–American patients: a qualitative study. *J Natl Med Assoc* 96: 442–9.
- Patterson, B.L., Russell, C., & Thorne, S. (2003). Critical analysis of everyday self care decision making in chronic illness. *J Adv Nurs* 35: 335–41.
- Pearson, J., Mensing, C., & Anderson, R. (2004). Medicare reimbursement and diabetes self-management training: national survey results. *Diabetes Educ* 30: 914, 916, 918.
- Robbins, B., Rausch, K.J., Garcia, R.I., et al (2004). Multicultural medication adherence: a comparative study. *J Gerontol Nurs* 30(7): 25–32.

- Rogers, A., Kennedy, A., Nelson, E., et al (2005). Uncovering the limits of patient centeredness: implementing a self management trail for chronic illness, *Qual Health Res* 15: 224–39.
- Stevens, S. & Sin, J. (2005). Implementing a self-management model of relapse prevention for psychosis into routine clinical practice. *J Psych Ment Health Nurs* 12: 495.
- Thackeray, R., Merrill, R.M., & Neiger, B.L. (2004). Disparities in diabetes management practice between racial and ethnic groups in the United States. *Diabetes Educ* 30: 665–75.
- Thorne, S.E. & Paterson, B.L. (2000). Two decades of insider research: what we know and don't know about chronic illness experience. *Annu Rev Nurs Res* 18: 3.
- Warsi, A., Wang, P.S., LaValley, M.P., et al (2004). Self management education programs in chronic disease. *Arch Intern Med* 164: 1641–9.
- Watts, T., Merrell, J., Murphy, F., et al (2004). Breast health information needs of women from minority ethnic groups. *J Adv Nurs* 47: 526–35.
- Wen, L.K., Shepard, M.D., & Parchman, M.L. (2004). Family support, diet, and exercise among older Mexican Americans with type 2 diabetes. *Diabetes Educ* 30: 980–93.
- Whittemore, R., Melkus, G.D., & Grey, M. (2005). Metabolic control, self management and psychosocial adjustment in women with type 2 diabetes. *J Clin Nurs* 14: 195–204.

MOTIVATION À AMÉLIORER LA **PRISE EN CHARGE DE SA SANTÉ**

(00162)[1]
(2002, N.P. 2.1)

Définition

Façon d'organiser et d'intégrer dans la vie quotidienne les modalités du traitement d'une maladie et de ses séquelles, ce qui permet d'atteindre les objectifs de santé et qui peut être renforcé.

Caractéristiques

- Verbalisation du désir de prendre en charge le plan de traitement de la maladie et le programme de prévention des séquelles.
- Choix approprié d'activités quotidiennes permettant d'atteindre les buts du traitement ou du programme de prévention.
- Verbalisation de difficultés minimes pour organiser une ou plusieurs modalités du traitement d'une maladie ou de la prévention des complications.
- Description de la diminution des facteurs de risque pouvant exacerber la maladie ou ses séquelles.
- Absence d'aggravation des symptômes de la maladie.

Références

- Banister, N., Jastrow, S., Hodges, V., Loop, R., & Gillham, M. (2004). Diabetes self-management training program in a community clinic improves patient outcomes at modest cost. *J Am Dietetic Assoc*, 104: 807–810.
- Benavides-Vaello, S., Garcia, A., Brown, S., et al. (2004). Using focus group to plan and evaluate diabetes self-management interventions for Mexican Americans, *Diabetes Educ*, 30(2): 238–256.

1. Titre antérieur : « Motivation à améliorer la prise en charge de son programme thérapeutique ».

- Curtin, R., Sitter, D., Schatell, D., et al. (2004). Self-management, knowledge, and functioning and well being of patients on hemodialysis, *Neph Nurs J*, 31(4): 378–386.
- Deakin, T., McShane, C., Cade, J., & Willams, R. (2005). Group-based training for self management strategies in people with type 2 diabetes mellitus. *Cochrane Database Sys Rev*, 18(2): CD003417.
- DeWalt, D., Pignone, M., Malone, R., Rawis, C., Kosnar, M., George, G., et al. (2004). Development and pilot testing of a disease management program for low literacy patients with heart failure. *Patient Educ Couns*, 55: 78–86.
- Funnell, M. & Anderson, R. (2004). Empowerment and self-management of diabetes. *Clin Diabetes*, 22: 123–7.
- Gallant, M., Beaulieu, M. & Carnevale, F. (2002). Partnership: an analysis of the concept within the nurse-client relationship, *J Adv Nurs*, 40(2): 149.
- Georges, C., Bolton, L. & Bennett, C. (2004). Functional health literacy: an issue in African-American and other ethnic and racial communities, *J Natl Black Nurses Assoc*, 15(1): 1–4.
- Goldberg, H., Lessier, D., Mertens, K., Eytan, T. & Cheadle, A. (2004). Self management support in a web-based medical record: A pilot randomized controlled trial. *Jt Comm J Qual Saf*, 30: 629–35, 589.
- Goodwin, J., Black, S., & Satish, S. (1999). Aging versus disease: the opinions of older black, Hispanic, and non-Hispanic white Americans about the causes and treatment of common medical conditions, *J Am Geriatr Soc*, 47(8): 973.
- Gray, J. (2004). Self-management in chronic illness. *Lancet*, 364: 1467–8.
- Grey, M., Knafl, K., & McCorkle, R. (2006). A framework for the study of self- and family management of chronic conditions. *Nurs Outlook*, 54: 278–86.
- Harvey, I. (2006). Self management of a chronic illness: an exploratory study on the role of spirituality among older African American women. *J Women Aging*, 18(3): 75–88.
- Hibbard, J. (2004). Moving toward a more patient-centered health care delivery system. *Health Affairs*, Web Exclusive, VAR 133–135. Last accessed June 24: 2008.
- Kennedy, M. (2005). Education benefits women with IBS: nurses teach self management techniques. *Am J Nurs*, 105(1): 22.
- Kennedy, A., Nelson, E., Reeves, D., Richardson, G., Roberts, C., Robinson, A., et al. (2004). A randomized controlled trial to assess the effectiveness and cost of a patient oriented self–management approach to chronic inflammatory bowel disease. *Gut*, 53: 1639–45.
- Koch, T., Jenkin, P., & Kralik, D. (2004). Chronic illness self management: locating the self. *J Adv Nurs*, 48: 484–92.
- Marabini, A., Brugnami, G., Curradi, F., et al. (2002). Short term effectiveness of an asthma educational program: results of a randomized controlled trial, *Respir Med*, 96(12): 933.

- Millard, L., Hallett, C., & Luker, K. (2006). Nurse-patient interaction and decision making in care: patient involvement in community nursing. *J Adv Nurs*, 55: 142–50.
- Mohammadi, E., Abedi, H., Gofranipour, F., et al. (2002). Partnership caring: a theory of high blood pressure control in Iranian hypertensives, *Int J Nurs Pract*, 8(6): 324.
- Munir, F., Leka, S., & Griffiths, A. (2005). Dealing with self-management of chronic illness at work: predictors for self-disclosure. *Soc Sci Med*, 60: 1397–407.
- Newman, S., Steed, L., & Mulligan, K. (2004). Self management interventions for chronic illness. *Lancet*, 364: 1523–37.
- Patterson, B., Russell, C., & Thorne, S. (2003). Critical analysis of everyday self care decision making in chronic illness. *J Adv Nurs*, 35: 335–341.
- Rogers, A., Kennedy, A., Nelson, E., et al. (2005). Uncovering the limits of patient centeredness: implementing a self management trail for chronic illness, *Qual Health Res*, 15(2): 224–239.
- Stevens, S., & Sin, J. (2005). Implementing a self-management model of relapse prevention for psychosis into routine clinical practice. *J Psych Ment Health Nurs*, 12: 495.

Classe 1 : ingestion

ALIMENTATION DÉFICIENTE
(00002)
(1975, 2000)

Définition

Apport nutritionnel inférieur aux besoins métaboliques.

Caractéristiques

- Perte de poids malgré une ration alimentaire adéquate.
- Poids corporel inférieur de 20 % ou plus au poids idéal.
- Ration alimentaire inférieure aux apports quotidiens recommandés.
- Faiblesse des muscles intervenant dans la déglutition ou la mastication.
- Manque de nourriture.
- Dégoût pour la nourriture.
- Altération du sens du goût.
- Satiété immédiate après l'ingestion de nourriture.
- Douleur abdominale avec ou sans pathologie.
- Ulcère buccal, inflammation de la cavité buccale.
- Fragilité des capillaires.
- Crampes abdominales.
- Diarrhée et/ou stéatorrhée.
- Borborygmes.
- Manque d'intérêt pour la nourriture.
- Impression d'incapacité à ingérer de la nourriture.
- Pâleur des conjonctives et des muqueuses.
- Manque de tonus musculaire.
- Perte excessive de cheveux.
- Manque d'information, information erronée.
- Idées fausses.

Facteur favorisant

- Incapacité d'ingérer, de digérer ou d'absorber les aliments, due à des facteurs biologiques, psychologiques ou économiques.

ALIMENTATION EXCESSIVE
(00001)
(1975, 2000)

Définition
Apport nutritionnel supérieur aux besoins métaboliques.

Caractéristiques
- Poids de 20 % supérieur au poids idéal selon la taille et l'ossature.
- Pli cutané du triceps supérieur à 15 mm chez l'homme et à 25 mm chez la femme.
- Sédentarité.
- Mauvaises habitudes alimentaires :
  - associe la nourriture à d'autres activités ;
  - concentre sa consommation alimentaire en fin de journée ;
  - mange en réaction à des facteurs externes (ex. : changements dans l'heure des repas ou dans la situation sociale) ;
  - mange en réaction à des facteurs internes autres que la faim (anxiété par exemple).

Facteur favorisant
- Apport excessif par rapport aux besoins métaboliques.

RISQUE D'**ALIMENTATION** EXCESSIVE
(00003)
(1980, 2000)

Définition
Apport nutritionnel risquant d'être supérieur aux besoins métaboliques.

Facteurs de risque
- Obésité de l'un ou des deux parents.
- Évolution rapide de la courbe de croissance chez un nourrisson ou un enfant.
- Principale source alimentaire composée d'aliments solides avant l'âge de 5 mois.
- Recours à la nourriture pour se récompenser ou se réconforter.
- Poids en début de chaque grossesse supérieur à la normale.
- Mauvaises habitudes alimentaires :
  - associe la nourriture à d'autres activités ;
  - concentre sa consommation alimentaire en fin de journée ;
  - mange en réaction à des facteurs externes (ex. : changements dans l'heure des repas ou dans la situation sociale) ;
  - mange en réaction à des facteurs internes autres que la faim (ex. : anxiété).

MODE D'ALIMENTATION INEFFICACE **CHEZ LE NOUVEAU-NÉ/NOURRISSON**

(00107)

(1992, 2006, N. P. 2.1)

Définition

Perturbation du réflexe de succion d'un nourrisson ou difficulté à coordonner succion et déglutition, entraînant une alimentation par voie orale insuffisante pour les besoins métaboliques.

Caractéristiques

- Incapacité d'amorcer une succion efficace.
- Incapacité de maintenir une succion efficace.
- Incapacité de coordonner succion, déglutition et respiration.

Facteurs favorisants

- Prématurité.
- Atteinte neurologique.
- Retard neurologique.
- Hypersensibilité buccale.
- Absence prolongée de tétée.
- Malformation.

Références

- Hazinski, M.F. (1992). *Nursing care of the critically ill child.* St Louis, MO: Mosby.
- Shaker, C.S. (1991). Nipple feeding premature infants: A different perspective. *Neonatal Network: Journal of Neonatal Nursing* 8(5): 9–17.
- VandenBerg, K. (1990). Nippling management of the sick neonate in the NICU: The disorganized feeder. *Neonatal Network: Journal of Neonatal Nursing* 9(1): 9–16.

TROUBLE DE LA **DÉGLUTITION**

(00103)
(1986, 1998)

Définition

Dysfonctionnement du mécanisme de déglutition associé à un déficit structural ou fonctionnel de la bouche, du pharynx ou de l'œsophage.

Caractéristiques

Anomalies de la phase buccale

- Absence de mouvement de la langue pour former le bol alimentaire.
- Succion faible entraînant une tétée inefficace.
- Fermeture incomplète des lèvres.
- Expulsion des aliments hors de la bouche.
- Lenteur dans la formation du bol alimentaire.
- Les aliments sortent de la bouche.
- Progression prématurée du bol alimentaire.
- Reflux nasal.
- Difficulté à vider la cavité buccale.
- Faible consommation malgré la durée prolongée du repas.
- Toux, étouffement, haut-le-cœur avant d'avaler.
- Test de déglutition démontrant une anomalie de la phase buccale.
- Déglutition fragmentée.
- Mastication insuffisante.
- Accumulation d'aliments dans les replis latéraux de la muqueuse buccale.
- Ptyalisme ou bave.

Anomalies de la phase pharyngée

- Mauvaises positions de la tête.
- Élévation inadéquate du larynx.
- Refus d'aliments.
- Fièvres inexpliquées.

- Déglutition retardée.
- Infections pulmonaires récurrentes.
- Gargouillements vocaux.
- Reflux nasal.
- Toux, étouffement ou haut-le-cœur.
- Efforts répétés de déglutition.
- Test de déglutition démontrant une anomalie de la phase pharyngée.

Anomalies de la phase œsophagienne
- Douleur ou brûlure épigastrique.
- Haleine acide.
- Irritabilité inexpliquée lors des repas.
- Vomissements sur l'oreiller.
- Déglutition répétée ou mérycisme.
- Régurgitation du contenu gastrique ou éructation accompagnée de liquide.
- Bruxisme.
- Toux ou réveil nocturne.
- Signes de difficulté à avaler (ex. : stase d'aliments dans la cavité buccale, toux, étouffement).
- Hyperextension de la tête, position arquée pendant ou après les repas.
- Test de déglutition démontrant une anomalie de la phase œsophagienne.
- Odynophagie.
- Refus d'aliments ou quantité limitée.
- Plaintes : « quelque chose reste bloqué ».
- Hématémèse.
- Vomissements.

Facteurs favorisants

Anomalies congénitales
- Anomalies des voies respiratoires supérieures.
- Retard de développement ou sous-alimentation protéinée.
- Pathologies caractérisées par une hypotonie importante.

- Atteinte neuro-musculaire (ex. : diminution ou absence du réflexe pharyngé, diminution de la force ou relâchement des muscles de la mastication, déficit sensoriel, paralysie).
- Maladies cardiaques congénitales.
- Atteinte des nerfs crâniens.

Problèmes neurologiques

- Anomalies laryngées, trachéales, œsophagiennes.
- Anomalies de la cavité buccale ou de l'oropharynx.
- Achalasie.
- Anomalie nasale ou de la cavité naso-pharyngienne.
- Maladie du réflexe gastro-œsophagien.
- Malformations anatomiques acquises.
- Traumatismes externes.
- Traumatismes internes.
- Infirmité motrice cérébrale.
- Enfants prématurés.
- Traumatisme crânien.
- Retard de développement.

Autres

- Troubles respiratoires.
- Antécédents d'alimentation par sonde.
- Problèmes d'alimentation d'origine comportementale.
- Automutilation.
- Obstructions mécaniques (ex. : œdème, canule trachéale, tumeur).

RISQUE DE DÉSÉQUILIBRE DE LA **GLYCÉMIE**

(00179)

(2006, N.P. 2.1)

Définition

Risque de variation de la concentration du glucose sanguin par rapport à la limite normale.

Facteurs de risque

- Connaissance insuffisante à propos de la prise en charge du diabète (ex. : plan d'actions).
- Niveau de développement.
- Introduction d'un régime alimentaire.
- Surveillance inadéquate de la glycémie.
- Refus du diagnostic.
- Non-observance du plan de traitement du diabète.
- Absence de prise en charge du diabète (ex. : plan d'actions).
- Modalités de la thérapie médicamenteuse.
- État mental.
- Niveau d'activités physiques.
- État de santé.
- Grossesse.
- Périodes de croissance rapide.
- Stress.
- Gain de poids.
- Perte de poids.

Références

- American Diabetes Association (2005). Standard of medical care in diabetes. *Diabetes Care* 29: S1–36. Available at: http://care.diabetesjournals. org/cgi/content/full/28/suppl_1/s4 (accessed May 29, 2008).
- Bierschbach, J., Cooper, L., & Liedl, J. (2004). Insulin pumps: What every school nurse needs to know. *Journal of School Nursing* 20: 117–23.

- US Department of Health & Human Services (2003). *Helping the student with diabetes succeed: A guide for school personnel. http://ndep.nih.gov/resources/school.htm* (accessed May 29, 2008).

RISQUE D'ALTÉRATION DE LA **FONCTION HÉPATIQUE**

(00178)

(2006, 2008, N.P. 2.1)

Définition

Risque de dysfonctionnement du foie qui peut compromettre la santé.

Facteurs de risque

- Médications hépatotoxiques (ex. : paracétamol, statines).
- VIH et infections opportunistes.
- Toxicomanie (ex. : alcool, cocaïne).
- Infection virale (ex. : hépatite A, hépatite B, hépatite C, mononucléose infectieuse [virus d'Epstein-Barr]).

Références

- AASLD Practice Guideline (2004). *Diagnosis, management, and treatment of hepatitis C.* Alexandria, VA: American Association for the Study of Liver Diseases.
- Fontana, R.J. & Lok, S.F. (2002). Noninvasive monitoring of patients with chronic hepatitis C. *Hepatology* 36(5 suppl): S57–64.
- Hoofnagle, J.H. & Seeff, L.B. (2002). Course and outcome of hepatitis C. *Hepatology* 36(5 suppl): S21–9. Review.
- Laboratory Medicine Practice Guidelines (2000). *Laboratory guidelines for screening, diagnosis and monitoring of hepatic injury.* Washington DC: National Academy of Clinical Biochemistry.
- National Institute of Diabetes and Digestive and Kidney Diseases (2003). *Chronic hepatitis C: Current disease management.* Washington DC: US Department of Health and Human Services.
- Palmer, M. (2000). *Hepatitis Liver Disease: What you need to know.* Garden City Park, NY: Avery Publishing Group, pp. 23, 26–31, 62–7, 72–3.

ICTÈRE NÉONATAL

(00194)

(2008, N.P. 2.1)

Définition

Teint jaune orange de la peau et des muqueuses du nouveau-né apparaissant après 24 heures de vie et résultant de la présence de bilirubine non conjuguée dans la circulation.

Caractéristiques

- Résultat sanguin anormal (hémolyse ; bilirubine sérique totale > 2 mg/dl ; désordre héréditaire ; bilirubine sérique totale à haut risque pour l'âge en référence au nomogramme d'heure spécifique).
- Ecchymoses anormales sur la peau.
- Peau jaune orange.
- Sclérotiques jaunes.

Facteurs favorisants

- Perte de poids anormale (> 7–8 %pour le nouveau-né nourri au sein ; 15 % pour le nouveau-né à terme).
- Mode d'alimentation pas encore clairement établi.
- Difficultés du nouveau-né à faire la transition vers la vie extra-utérine.
- Nouveau-né de 1 à 7 jours.
- Élimination de méconium retardée.

Références

- American Academy of Pediatrics (2004). Management of hyperbilirubinemia in the newborn infant 35 or more weeks of gestation. *Pediatrics* 114: 297–316.
- Beachy, J.M. (2007). Investigating jaundice in the newborn. *Neonatal Network* 26: 327–33.
- Bhutani, V.K., Johnson, L.H., Schwoebel, A., & Gennaro, S. (2006). A systems approach for neonatal hyperbilirubinemia in term and near-term newborns. *J Obstet Gynecol Neonatal Nurs* 35: 444–55.

- Blackburn, S. (1995). Hyperbilirubinemia and neonatal jaundice. *Neon Netw* 14(7): 15–25.
- Boyd, S. (2004). Treatment of physiological neonatal jaundice. *Nurs Times* 100(13): 40–3.
- Cohen, S.M. (2006). Jaundice in the full-term newborn. *Pediatr Nurs* 32: 202–7.
- Gartner, L. & Herschel, M. (2001). Jaundice and breastfeeding. *Pediatric Clinics of North America* 48(2) : 389-99.
- Hillman, N. (2007). Hyperbilirubinemia in the late preterm infant. *Newborn & Infant Nursing Reviews* 7(2): 91–4.
- Porter M.L. & Dennis, B.L. (2003). Hyperbilirubinemia in the term newborn. *Am Fam Phys* 65: 599–606, 613–14.

RISQUE DE **DÉSÉQUILIBRE ÉLECTROLYTIQUE**

(00195)
(2008, N.P. 2.1)

Définition

Risque de variation des taux des électrolytes sériques qui peut compromettre la santé.

Facteurs de risque

- Diarrhée.
- Dysfonctionnement endocrinien.
- Déséquilibre de volume liquidien (ex. : déshydratation, intoxication hydrique).
- Altération des mécanismes de régulation (ex. : diabète insipide, syndrome de sécrétion inapproprié de l'hormone antidiurétique).
- Dysfonctionnement rénal.
- Effets secondaires des traitements (ex. : médicaments, drains).
- Vomissements.

Références

- Elgart, H.N. (2004). Assessment of fluids and electrolytes. *ACCN Clinical Issues* 15: 607–21.
- Weglicki, W., Quamme, G., Tucker, K., Haigney, M., & Resnick, L. (2005). Potassium, magnesium, and electrolyte imbalance and complications in disease management. *Clinical and Experimental Hypertension* 27: 95–112.

MOTIVATION À AMÉLIORER SON **ÉQUILIBRE HYDRIQUE**

(00160)

(2002, N.P. 2.1)

Définition

Ensemble de comportements permettant de maintenir l'équilibre entre le volume hydrique et la composition chimique des liquides organiques pour satisfaire les besoins physiques, et pouvant être renforcé.

Caractéristiques

- Volonté d'améliorer l'équilibre hydrique.
- Poids stable.
- Muqueuses humides.
- Apport adéquat d'aliments et de liquides permettant de répondre aux besoins quotidiens.
- Urine jaune clair et densité urinaire dans les limites de la normale.
- Bonne turgescence tissulaire.
- Soif normale.
- Équilibre entre la diurèse et l'apport liquidien.
- Aucun signe d'œdème ou de déshydratation.

Références

- Dabinett J.-A., Reid K., James N. (2001). Educational strategies used in increasing fluid intake and enhancing hydration status in field hockey players preparing for competition in a hot and humid environment: A case study. *International Journal of Sport Nutrition and Exercise Metabolism, 11 (3)*, 334-348.
- Holben D.- H., Hassell J.-T., Williams J.-L., Helle B. (1999). Fluid intake compared with established standards and symptoms of dehydration among elderly residents of a long-term-care facility. *Journal of the American Dietetic Association, 99 (11)*, 1447-1450.
- Kleiner S.-M. (1999). Water: An essential but overlooked nutrient. *Journal of the American Dietetic Association, 99 (2)*, 200-206.

DÉFICIT DE **VOLUME LIQUIDIEN**
(00027)
(1978, 1996)

Définition
Diminution des liquides intravasculaire, interstitiel et/ou intracellulaire. Ceci réfère à une déshydratation, avec perte de liquide, sans modification du sodium.

Caractéristiques
- Faiblesse.
- Soif.
- Diminution de la turgescence cutanée/linguale.
- Sécheresse de la peau et des muqueuses.
- Tachycardie, diminution de la pression artérielle et de l'amplitude du pouls.
- Diminution du remplissage veineux.
- Changement de l'état mental.
- Diminution de la diurèse.
- Augmentation de la concentration urinaire.
- Augmentation de la température corporelle.
- Augmentation de l'hématocrite.
- Perte brusque de poids (sauf en présence d'un troisième espace).

Facteurs favorisants
- Pertes actives de liquides.
- Dysfonctionnement des mécanismes de régulation.

RISQUE DE DÉFICIT DE **VOLUME LIQUIDIEN**

(00028)
(1978)

Définition

Risque de déshydratation vasculaire, interstitiel ou intracellulaire.

Facteurs de risque

- Facteurs agissant sur les besoins en liquides (augmentation du métabolisme de base par exemple).
- Prise de médicaments tels que les diurétiques.
- Pertes excessives de liquides par les voies naturelles (diarrhées par exemple).
- Pertes de liquides par des ouvertures artificielles (ex. : sondes, drains).
- Manque de connaissances sur le rôle du volume liquidien.
- Extrêmes d'âge.
- Anomalies empêchant la personne soignée de se déplacer pour prendre des liquides ou entravant l'absorption de liquides (immobilisation physique par exemple).
- Extrêmes de poids.

EXCÈS DE **VOLUME LIQUIDIEN**
(00026)
(1982, 1996)

Définition
Augmentation de la rétention de liquide isotonique.

Caractéristiques
- Augmentation de poids en peu de temps.
- Apports supérieurs aux pertes.
- Modification de la pression artérielle, de la pression artérielle pulmonaire et augmentation de la pression veineuse centrale.
- Œdème évoluant vers l'anasarque.
- Turgescence des veines jugulaires.
- Changement du mode respiratoire, dyspnée ou essoufflement, orthopnée, bruits respiratoires anormaux, râles crépitants, congestion pulmonaire, épanchement pleural.
- Diminution de l'hémoglobine et de l'hématocrite, troubles électrolytiques, changement de la densité urinaire.
- Présence du troisième bruit du cœur (B_3).
- Reflux hépato-jugulaire.
- Oligurie, azotémie.
- Changement de l'état mental, agitation et anxiété.

Facteurs favorisants
- Déficience des mécanismes de régulation.
- Apport excessif de liquide.
- Apport excessif de sodium.

RISQUE DE DÉSÉQUILIBRE DE **VOLUME LIQUIDIEN**

(00025)

(1998, 2008, N.P. 2.1)

Définition

Risque d'augmentation, de diminution ou de passage rapide de l'un vers l'autre des liquides intravasculaire, interstitiel et/ou intracellulaire. Cela fait référence à une perte, un excès (ou les deux à la fois) de liquides corporels.

Facteurs de risque

- Aphérèse.
- Ascite.
- Brûlures.
- Chirurgie abdominale.
- Obstruction intestinale.
- Pancréatite.
- Septicémie.
- Traumatisme accidentel (ex. : fracture de la hanche).

Références

- Batts, E. & Lazarus, H. (2007). Diagnosis and treatment of transplantation-associated trhombotic microangiopathy: Real progress or are we still waiting? *Bone Marrow Transplant*, 40(8): 709–19. Epub 2007 Jul 2. Review. Last accessed June 24, 2008.
- Boctor, F. (2005). Red blood cell exchange transfusion as an adjunct treatment for severe pediatric falciparum malaria, using automated or manual procedures. *Pediatrics* 116: 592–5.
- Burgstaler, E. (2003). Current instrumentation for apheresis. In: McLeod, B., Price, T., Weinstein, R. (eds), *Apheresis: Principles and practice*, 2nd edn. Bethesda, MD: AABB Press, pp. 961–7.
- Corbin, F., Cullis, H., Freireich, E., et al. (2003). Development of apheresis instrumentation. In: McLeod, B., Price, T., Weinstein, R. (eds), *Apheresis: Principles and practice*, 2nd edn. Bethesda, MD: AABB Press, pp. 1–3.

- Crookston, K. & Simon, T. (2003). Physiology of apheresis. In: McLeod, B., Price, T., Weinstein, R. (eds), *Apheresis: Principles and practice*, 2nd edn. Bethesda, MD: AABB Press, pp. 934–60.
- Danielson, C. (2002). The role of red blood cell exchange transfusion in the treatment and prevention of complications of sickle cell disease. *Ther Apher* 6(1): 24–31.
- Fortenberry, J. & Paden, M. (2006). Extracorporeal therapies in the treatment of sepsis: experience and promise. *Semin Pediatr Infect Dis*, 17(2): 72–79.
- Gambro BCT (2005). *Spectra™ System Therapeutics Reference Book*. Denver: Gambro.
- Hester J. (1997). Therapeutic cell depletion. In: McLeod B. & Priceth D. (eds), *Apheresis: Principles and practice.* Bethesda, MD: American Association of Blood Banks, pp. 254–259.
- Kim, H. (2000). Therapeutic pediatric apheresis. *Journal of Clinical Apheresis* 15: 129–57.
- Metheny, N.M. (ed). (2000). *Fluid & Electrolyte Balance: Nursing considerations*, 4th edn. Philadelphia: Lippincott Williams & Wilkins.
- Teruya, J., Styler, M., Verde, S., Topolsky, D., & Crilley, P. (2001). Questionable efficacy of plasma exchange for thrombotic thrombocytopenic purpura after bone marrow transplantation. *J Clin Apher* 16: 169–74.
- Vucic, S. & Davies, L. (1998). Safety of plasmapheresis in the treatment of neurological disease. *Aust N Z J Med* 28: 289–90.
- Woloskie, S., Armelagos, H., Meade, J., & Haas, D. (2001). Leukodepletion for acute lymphocytic leukemia in a three-week-old infant. *J Clin Apher* 16(1): 31–2.

Classe 1 : système urinaire

ÉLIMINATION URINAIRE ALTÉRÉE

(00016)

(1973, 2006, N.P. 2.1)

Définition

Perturbation de l'élimination urinaire.

Caractéristiques

- Dysurie.
- Mictions fréquentes.
- Retard à la miction.
- Incontinence.
- Nycturie.
- Rétention.
- Miction impérieuse.

Facteurs favorisants

- Infection des voies urinaires.
- Obstruction anatomique.
- Trouble sensori-moteur.
- Causes multiples.

Références

- Engberg, S., McDowell, B., Donovan, N., Brodak, I., & Weber, E. (1997). Treatment of urinary incontinence in homebound older adults: Interface between research and practice. *Ostomy/Wound Management* 48(10): 18–26.
- Fantl, J., Newman, D., & Colling, J. (1996). *Urinary incontinence in adults: Acute and chronic management* (clinical practice guideline No. 2). Rockville, MD: US Department of Health & Human Services.
- Messick, G. & Powe, C. (1997). Applying behavioral research to incontinence. *Ostomy/Wound management* 48: 40–8.

MOTIVATION À AMÉLIORER SON **ÉLIMINATION URINAIRE**

(00166)
(2002, N.P. 2.1)

Définition

Ensemble de comportements permettant de satisfaire les besoins d'élimination et pouvant être renforcé.

Caractéristiques

- Volonté d'améliorer les habitudes d'élimination urinaire.
- Urine jaune clair et inodore.
- Densité urinaire dans les limites de la normale.
- Diurèse dans les limites de la normale en tenant compte de l'âge et d'autres facteurs.
- Choix d'une bonne position pour la vidange de la vessie.
- Apport de liquides répondant aux besoins quotidiens.

Références

- Kilpatrick J.-A. (2001). Urinary elimination, health promotion. P.A. Potter and A.G. Perry (Eds.), *Fundamentals of nursing* (5e éd., p. 1408-1411). St-Louis, MO : Mosby.
- Palmer M.-H., Czarapata B.-J.-R., Wells T.-J., Newman D.-K. (1997). Urinary outcomes in older adults: Research and clinical perspective. *Urologic Nursing*, *17 (1)*, 2-9.
- Pfister S.-M. (1999). Bladder diaries and voiding patterns in older adults. *Journal of Gerontological Nursing*, *25 (3)*, 36-41.

INCONTINENCE URINAIRE À L'EFFORT
(00017)
(1986, 2006, N.P. 2.1)

Définition
Fuite soudaine d'urine lors d'activités qui augmentent la pression intra-abdominale.

Caractéristiques
- Perte involontaire de petites quantités d'urine sans contraction du détrusor, observée chez la personne.
- Perte involontaire de petites quantités d'urine sans contraction du détrusor, signalée par la personne.
- Perte involontaire de petites quantités d'urine sans distension vésicale, observée chez la personne.
- Perte involontaire de petites quantités d'urine sans distension vésicale, signalée par la personne.
- Perte involontaire de petites quantités d'urine suite à un effort, observée chez la personne.
- Perte involontaire de petites quantités d'urine suite à un effort, signalée par la personne.
- Perte involontaire de petites quantités d'urine associée à la toux, à l'éternuement et aux rires, observée chez la personne.
- Perte involontaire de petites quantités d'urine associée à la toux, à l'éternuement et aux rires, signalée par la personne.

Facteurs favorisants
- Dégénérescence des muscles pelviens.
- Pression intra-abdominale élevée.
- Relâchement du sphincter externe de l'urètre.
- Faiblesse des muscles pelviens.

Références

- Abrams, P., Cardozo, L., Fall, M., et al. (2002). The standardisation of terminology in lower urinary tract function: Report from the Standardisation Sub-committee of the International Continence Society. *Urology* 61: 37–49.
- Agency for Health Care Policy and Research (AHCPR) (1992). *Clinical practice guideline: Urinary incontinence in adults.* AHCPR Pub. No. 92–0038. Rockville, MD: AHCPR.
- National Kidney and Urologic Diseases Information Clearinghouse (NIDDK) (2004). *Urinary incontinence in women.* Available at: http://kidney.niddk.nih.gov/kudiseases/pubs/uiwomen/index.htm (accessed May 23, 2008).
- NIH consensus statements (1988). *Urinary incontinence in adults.* Available at: http://consensus.nih.gov/cons/071/071_statement.htm (accessed January 27, 2005).
- Noble, J., ed. (2001). *Textbook of primary care medicine*, 3rd edn. St Louis, MO: Mosby.
- Sampselle, C.M. (2003). State of the science on urinary incontinence: Behavioral interventions in young and middle-age women [March supplement]. *American Journal of Nursing* 103(3): 9–19.
- Stenchever, M.A., ed. (2001). *Comprehensive gynecology.* St Louis, MO: Mosby.
- Walsh, P.C., ed. (2002). *Campbell's urology*, 8th edn. Philadelphia: Saunders.

INCONTINENCE URINAIRE FONCTIONNELLE
(00020)
(1986, 1998)

Définition
Incapacité pour une personne habituellement continente d'atteindre les toilettes à temps pour éviter la perte involontaire d'urine.

Caractéristiques
- Peut présenter une incontinence au lever matinal seulement.
- Ressent le besoin d'uriner.
- Le temps nécessaire pour se rendre aux toilettes excède le temps écoulé entre la sensation du besoin d'uriner et la perte involontaire d'urine.
- Perte d'urine avant d'atteindre les toilettes.
- Capacité de vider complètement la vessie.

Facteurs favorisants
- Facteurs d'ordre psychologique.
- Diminution de la vision.
- Déficit cognitif.
- Déficit neuromusculaire (diminution de l'autonomie fonctionnelle).
- Problème associé à l'environnement.
- Faiblesse de la musculature pelvienne.

INCONTINENCE URINAIRE PAR BESOIN IMPÉRIEUX

(00019)
(1986, 2006, N.P. 2.1)

Définition

Écoulement involontaire d'urine peu après une forte et soudaine envie d'uriner.

Caractéristiques

- Incapacité d'atteindre les toilettes à temps, observée chez la personne.
- Incapacité d'atteindre les toilettes à temps, signalée par la personne.
- Miction impérieuse signalée par la personne.
- Fuite d'urine accompagnée de contractions ou de spasmes vésicaux, signalée par la personne.

Facteurs favorisants

- Consommation d'alcool.
- Urétrite atrophique.
- Vaginite atrophique.
- Infection vésicale.
- Consommation de caféine.
- Diminution de la capacité vésicale.
- Hyperactivité du détrusor associée à une altération de la contractilité vésicale.
- Fécalome.
- Utilisation de diurétiques.

Références

- Abrams, P., Cardozo, L., Fall, M., et al. (2002). The standardisation of terminology in lower urinary tract function: Report from the Standardisation Sub-committee of the International Continence Society. *Urology* 61: 37–49.

- Agency for Health Care Policy and Research (AHCPR) (1992). *Clinical practice guideline: Urinary incontinence in adults.* AHCPR Pub. No. 92–0038. Rockville, MD: AHCPR.
- National Kidney and Urologic Diseases Information Clearinghouse (NIDDK) (2004). *Urinary incontinence in women.* Available at: http://kidney.niddk.nih.gov/kudiseases/pubs/uiwomen/index.htm (accessed May 23, 2008).
- NIH consensus statements (1988). *Urinary incontinence in adults.* Available at: http://consensus.nih.gov/cons/071/071_statement.htm (accessed January 27, 2005).
- Noble, J., ed. (2001). *Textbook of primary care medicine*, 3rd edn. St Louis, MO: Mosby.
- Sampselle, C.M. (2003). State of the science on urinary incontinence: Behavioral interventions in young and middle-age women [March supplement]. *American Journal of Nursing* 103(3): 9–19.
- Stenchever, M.A., ed. (2001). *Comprehensive gynecology.* St Louis, MO: Mosby.
- Walsh, P.C., ed. (2002). *Campbell's urology*, 8th edn. Philadelphia: Saunders.

RISQUE D'**INCONTINENCE URINAIRE PAR BESOIN IMPÉRIEUX**

(00022)
(1998)

Définition
Risque de pertes involontaires d'urine associées à une sensation forte, soudaine et impérieuse du besoin d'uriner.

Facteurs de risque
- Effets des traitements médicamenteux, de la caféine, de l'alcool.
- Contractilité exacerbée du muscle détrusor liée à une cystite, une urétrite, une tumeur, un calcul rénal, une atteinte du système nerveux central au-dessus du centre protubérantiel de la miction.
- Instabilité du muscle détrusor suite à une diminution de sa contractilité.
- Relâchement du sphincter lisse.
- Habitudes inefficaces d'utilisation des toilettes.
- Capacité vésicale faible.

INCONTINENCE URINAIRE PAR REGORGEMENT

(00176)
(2006, N.P. 2.1)

Définition
Évacuation involontaire du trop-plein d'urine associée à la distension vésicale.

Caractéristiques
- Distension vésicale.
- Augmentation du volume d'urine résiduelle postmictionnel.
- Nycturie.
- Perte involontaire de petites quantités d'urine, observée chez la personne.
- Perte involontaire de petites quantités d'urine, signalée par la personne.

Facteurs favorisants
- Obstruction du col de la vessie.
- Asynergie entre le détrusor et le sphincter externe de l'urètre.
- Diminution de la contractilité du détrusor.
- Fécalome.
- Prolapsus utérin sévère.
- Effets indésirables des anticholinergiques.
- Effets indésirables des inhibiteurs calciques.
- Effets indésirables des décongestionnants.
- Obstruction urétrale.

Références

- Agency for Health Care Policy and Research (AHCPR) (1992). *Clinical practice guideline: Urinary incontinence in adults.* AHCPR Pub. No. 92–0038. Rockville, MD: AHCPR.

- National Kidney and Urologic Diseases Information Clearinghouse (NKUDIC) (2004). *Urinary incontinence in women.* Available at: http://kidney.niddk.nih.gov/kudiseases/pubs/uiwomen/index.htm (accessed May 29, 2008).
- NIH consensus statements (1988). *Urinary incontinence in adults.* Available at: http://consensus.nih.gov/cons/071/071_statement.htm (accessed January 27, 2005).
- Noble, J., ed. (2001). *Textbook of primary care medicine*, 3rd edn. St Louis, MO: Mosby.
- Stenchever, M.A., ed. (2001). *Comprehensive gynecology*. St Louis, MO: Mosby.
- Walsh, P.C., ed. (2002). *Campbell's urology*, 8th edn. Philadelphia: Saunders.

INCONTINENCE URINAIRE RÉFLEXE

(00018)

(1986, 1998)

Définition

Perte involontaire d'urine à intervalles relativement prévisibles quand la vessie atteint un volume déterminé.

Caractéristiques

- Absence de sensation du besoin d'uriner.
- Vidange complète de la vessie avec lésion au-dessus du centre protubérantiel de la miction.
- Vidange incomplète de la vessie avec lésion au-dessus du centre sacré de la miction.
- Absence de sensation de plénitude vésicale.
- Sensations associées à une vessie pleine, telles que transpiration, agitation et gêne abdominale.
- Incapacité d'inhiber ou d'initier volontairement la miction.
- Absence de sensation durant la miction.
- Schéma d'élimination prévisible.
- Sensation d'un besoin urgent d'uriner sans inhibition volontaire de la contraction vésicale.

Facteurs favorisants

- Dommages tissulaires suite à des cystites radiques, pathologies vésicales infectieuses ou chirurgie pelvienne.
- Altération neurologique au-dessus du centre sacré ou protubérantiel de la miction.

RÉTENTION URINAIRE
(00023)
(1986)

Définition
Vidange incomplète de la vessie.

Caractéristiques
- Distension vésicale.
- Mictions fréquentes et de faible importance ou absence de mictions.
- Sensation de plénitude vésicale.
- Fuite mictionnelle.
- Urine résiduelle.
- Dysurie.
- Incontinence par regorgement.

Facteurs favorisants
- Pression urétrale élevée due à la faiblesse du détrusor.
- Inhibition de l'arc réflexe.
- Sphincter puissant.
- Blocage.

CONSTIPATION

(00011)
(1975, 1998)

Définition

Diminution de la fréquence habituelle des selles, accompagnée d'une défécation difficile ou incomplète et/ou de l'émission de selles dures et sèches.

Caractéristiques

- Changement dans les habitudes d'élimination.
- Présence de sang rouge vif sur les selles.
- Présence de selles molles et pâteuses dans le rectum.
- Distension abdominale.
- Selles noires ou ligneuses ou granuleuses.
- Augmentation de la pression abdominale.
- Bruit sourd à la percussion abdominale.
- Douleur à la défécation.
- Diminution du volume des selles.
- Effort à la défécation.
- Diminution de la fréquence des selles.
- Selles sèches, dures, moulées.
- Masse rectale palpable.
- Sensation de pression ou de plénitude rectale.
- Douleur abdominale.
- Incapacité d'émettre une selle.
- Anorexie.
- Céphalées.
- Changement de bruits abdominaux (borborygme).
- Indigestion.
- Manifestations atypiques chez une personne âgée (ex. : modification de l'état mental, incontinence urinaire, chutes inexpliquées, élévation de la température corporelle).

- Ballonnement sévère.
- Fatigue généralisée.
- Bruits intestinaux rares ou fréquents.
- Masse abdominale palpable.
- Sensibilité abdominale avec ou sans résistance musculaire palpable.
- Nausées et/ou vomissements.
- Suintement de selles liquides.

Facteurs favorisants

Facteurs fonctionnels
- Changements récents dans l'environnement.
- Négligence/déni habituels du besoin de déféquer.
- Activité physique insuffisante.
- Habitudes de défécation irrégulières.
- Difficultés associées à l'utilisation des toilettes (ex. : accessibilité, position pour la défécation, intimité).
- Faiblesse des muscles abdominaux.

Facteurs psychologiques
- Dépression.
- Stress.
- Confusion mentale.

Facteurs pharmacologiques
- Anticonvulsivants.
- Hypolipémiants.
- Abus de laxatifs.
- Carbonate de calcium.
- Antiacides à base de sels d'aluminium.
- Anti-inflammatoires non stéroïdiens.
- Opiacés.
- Anticholinergiques.
- Diurétiques.
- Sels de fer.
- Phénothiaziniques.
- Sédatifs.
- Sympathomimétiques.

- Sels de bismuth.
- Antidépresseurs.
- Inhibiteurs calciques.

Facteurs mécaniques
- Abcès ou ulcère rectal.
- Grossesse.
- Fissures ano-rectales.
- Tumeurs.
- Mégacôlon (maladie de Hirschsprung).
- Déséquilibre électrolytique.
- Prolapsus rectal.
- Hypertrophie prostatique.
- Atteinte neurologique.
- Sténose ano-rectale.
- Rectocèle.
- Occlusion post-chirurgicale.
- Hémorroïdes.
- Obésité.

Facteurs physiologiques
- Mauvaises habitudes alimentaires.
- Diminution du péristaltisme intestinal.
- Dentition ou hygiène buccale inadéquate.
- Alimentation pauvre en fibre.
- Hydratation insuffisante.
- Changement dans les habitudes alimentaires et le choix des aliments.
- Déshydratation.

PSEUDO-**CONSTIPATION**

(00012)
(1988)

Définition

Autodiagnostic de constipation et utilisation de laxatifs, de lavements et de suppositoires pour assurer une élimination intestinale quotidienne.

Caractéristiques

- S'oblige à aller à la selle quotidiennement et par conséquent utilise de façon abusive des laxatifs, des lavements et des suppositoires.
- S'oblige à aller à la selle chaque jour à la même heure.

Facteurs favorisants

- Croyances culturelles et familiales à propos de la santé.
- Erreur d'appréciation.
- Altération des opérations de la pensée.

RISQUE DE **CONSTIPATION**

(00015)
(1988)

Définition

Risque de diminution de la fréquence habituelle des selles, accompagnée d'une défécation difficile ou incomplète, et/ou de l'émission de selles excessivement dures, sèches.

Facteurs de risque

Facteurs fonctionnels

- Négligence/déni habituels du besoin urgent de déféquer.
- Changements récents dans l'environnement.
- Difficultés associées à l'utilisation des toilettes (ex. : accessibilité, position pour la défécation, intimité).
- Habitudes de défécation irrégulières.
- Activité physique insuffisante.
- Faiblesse des abdominaux.

Facteurs psychologiques

- Stress.
- Confusion mentale.
- Dépression.

Facteurs physiologiques

- Alimentation pauvre en fibres.
- Déshydratation.
- Dentition ou hygiène buccale inadéquate.
- Mauvaises habitudes alimentaires.
- Hydratation insuffisante.
- Changement dans les habitudes alimentaires et le choix des aliments.
- Diminution du péristaltisme intestinal.

Facteurs pharmacologiques
- Anticonvulsivants.
- Phénothiaziniques.
- Anti-inflammatoires non stéroïdiens.
- Sédatifs.
- Antiacides à base de sels d'aluminium.
- Abus de laxatifs.
- Sels de fer.
- Anticholinergiques.
- Antidépresseurs.
- Hypolipémiants.
- Inhibiteurs calciques.
- Carbonate de calcium.
- Diurétiques.
- Sympathomimétiques.
- Opiacés.
- Sels de bismuth.

Facteurs mécaniques
- Abcès ou ulcère rectal.
- Grossesse.
- Sténose ano-rectale.
- Occlusion post-chirurgicale.
- Fissure ano-rectale.
- Mégacôlon (maladie de Hirschsprung).
- Déséquilibre électrolytique.
- Tumeurs.
- Hypertrophie prostatique.
- Rectocèle.
- Prolapsus rectal.
- Atteinte neurologique.
- Hémorroïdes.
- Obésité.

DIARRHÉE

(00013)
(1975, 1998)

Définition
Émission de selles molles non moulées.

Caractéristiques
- Augmentation des bruits intestinaux.
- Au moins trois selles liquides par jour.
- Besoin impérieux de déféquer.
- Douleur abdominale.
- Crampes.

Facteurs favorisants

Facteurs psychologiques
- Stress et anxiété élevés.

Facteurs situationnels
- Abus d'alcool.
- Toxines.
- Abus de laxatifs.
- Radiothérapie.
- Alimentation entérale par sonde.
- Effets indésirables des médicaments.
- Agents de contamination.
- Aliments et eau contaminés.
- Voyages.

Facteurs physiologiques
- Inflammation.
- Malabsorption.
- Processus infectieux.
- Irritation.
- Parasites.

INCONTINENCE FÉCALE

(00014)
(1975, 1998)

Définition

Changement dans les habitudes d'élimination intestinale caractérisé par l'émission involontaire de selles.

Caractéristiques

- Écoulement continu de selles molles.
- Odeur fécale.
- Impossibilité de retenir une défécation.
- Sensation de besoin urgent.
- Absence de sensation de plénitude rectale.
- Taches de selles sur les vêtements et/ou dans le lit.
- Ressent une plénitude rectale mais signale l'incapacité d'expulser des selles formées.
- Manque d'attention à une forte envie de déféquer.
- Incapacité de reconnaître un besoin urgent de déféquer.
- Peau périanale rouge.

Facteurs favorisants

- Facteurs de l'environnement (ex. : toilettes inaccessibles).
- Vidange incomplète des selles.
- Anomalie du sphincter anal.
- Fécalome.
- Habitudes alimentaires.
- Lésions colorectales.
- Stress.
- Altération des nerfs moteurs au dessous du centre sacré.
- Pression abdominale ou intestinale anormalement élevée.
- Diminution de la tonicité musculaire générale.
- Perte de maîtrise du sphincter rectal.

- Déficit cognitif.
- Altération des nerfs moteurs au-dessus du centre sacré.
- Diarrhées chroniques.
- Difficultés associées à l'utilisation des toilettes.
- Altération de la capacité du réservoir rectal.
- Médication.
- Immobilité.
- Abus de laxatifs.

MOTILITÉ GASTRO-INTESTINALE DYSFONCTIONNELLE

(00196)[1]
(2008, N.P. 2.1)

Définition

Activité péristaltique augmentée, diminuée, inefficace ou absente au sein du système gastro-intestinal.

Caractéristiques

- Absence de flatulence.
- Crampe abdominale.
- Distension abdominale
- Douleur abdominale.
- Vidange gastrique accélérée.
- Résidu gastrique coloré de bile.
- Modification des bruits intestinaux (ex. : absents, hypoactifs, hyperactifs).
- Diarrhée.
- Selles sèches.
- Difficulté à déféquer.
- Selles dures.
- Augmentation du résidu gastrique.
- Nausée.
- Régurgitation.
- Vomissement.

Facteurs favorisants

- Vieillissement.
- Anxiété.
- Alimentation entérale.

1. Titre antérieur : « Irrigation tissulaire inefficace (préciser : gastro-intestinale ».

- Intolérance alimentaire (ex. : gluten, lactose).
- Immobilité.
- Ingestion de produits contaminés (ex. :nourriture, eau).
- Malnutrition.
- Produits médicamenteux (ex. : stupéfiants/opiacés, laxatifs, antibiotiques, anesthésiques).
- Prématurité.
- Mode de vie sédentaire.
- Chirurgie.

DOMAINE 3

Références

- Chial, H.J. & Camilleri, M. (2003). Motility disorders of the stomach and small intestine. In: Friedman, S.L., McQuaid, K.R., & Grendell, J.H. (eds), *Current diagnosis & treatment in gastroenterology.* New York: Lange Medical Books/ McGraw Hill, pp. 355–67.
- Chiantri, T. & Prabhakar, K. (2007). *Diarrheal diseases in the elderly. In: Clinics in geriatric medicine.* St Louis: Saunders Elsevier, pp. 833–56.
- Holmes, H.N., Henry, K., Bilotta, K., Comerford, K., & Weinstock, D., eds (2007). *Professional guide to signs & symptoms*, 5th edn. Philadelphia: Lippincott Williams & Wilkins, pp. 112–18.
- Kahrilas, P.J. (2005). *Esophageal motility disorders*. In: Weinstein, W.M., Hawkey, C.J., & Bosch, J. (eds), *Clinical gastroenterology and hepatology.* St Louis: Elsevier Mosby, pp. 253–9.
- Madsen, D., Sebolt T., Cullen, L., et al. (2005). Listening to bowel sounds: An evidencebased practice project. *American Journal of Nursing* 105(12): 40–9.
- Ouyang, A. & Locke, R. (2007). Overview of Neurogastroenterology – gastrointestinal motility and functional GI disorders: classification, prevalence, and epidemiology. In: *Gastroenterology clinics of North America.* St Louis: Saunders Elsevier, pp. 485–98.
- Quigley, E.M.M. (2006). Gastric motor and sensory function and motor disorders of the stomach. In: Feldman, M., Friedman, L.S., Brandt, L.J., Sleisenger, M.H. (eds), *Sleisinger and Fordtran's gastrointestinal and liver disease pathophysiology/diagnosis/management.* St Louis: Saunders Elsevier, pp. 999–1028.
- Tack, J. (2005). Gastric motility disorders. In: Weinstein, W.M., C.J. Hawkey, C.J., & Bosch, J. (eds), *Clinical gastroenterology and hepatology.* St Louis: Elsevier Mosby, pp. 261–6.
- Taylor, C., Lillis, C. LeMone, P., & Lynn, P. (2008). *Fundamentals of nursing the art and science of nursing care*, 6th edn. Philadelphia: Lippincott Williams & Wilkins, pp. 636–9.

- Tursi, A. (2004). Gastrointestinal motility disturbances in celiac disease. *Journal of Clinical Gastroenterology*. Philadelphia: Lippincott Williams & Wilkins, pp. 642–5.
- Watson, R.L. (2004). Gastrointestinal disorders. In: Verklan, M.T. & Walden, M. (eds), *Core curriculum for neonatal intensive care nursing*, 3rd edn. St Louis: Elsevier Saunders, pp. 654–83.
- Wong, D., Hockenberry, M.J., Perry, S., Lowdermilk D., & Wilson, D. (2006). *Maternal child nursing care*, 3rd edn. St Louis: Mosby Elsevier, pp. 814–18, 859–60, 1531–7.

RISQUE DE DYSFONCTIONNEMENT DE LA **MOTILITÉ** GASTRO-INTESTINALE
(00197)
(2008, N.P. 2.1)

Définition
Risque d'activité péristaltique augmentée, diminuée, inefficace ou absente au sein du système gastro-intestinal.

Facteurs de risque
- Chirurgie abdominale.
- Vieillissement.
- Anxiété.
- Changement de nourriture.
- Changement d'eau.
- Circulation gastro-intestinale diminuée.
- Diabète sucré.
- Intolérance à certains aliments (ex. : gluten, lactose).
- Reflux gastro-œsophagien.
- Immobilité.
- Produits médicamenteux (ex. : antibiotiques, laxatifs, stupéfiants/opiacés, inhibiteurs de la pompe à proton).
- Infection (ex. : bactérienne, parasitaire, virale).
- Prématurité.
- Mode de vie sédentaire.
- Stress.
- Manque d'hygiène lors de la préparation d'aliments.

Références

- Chial, H.J. & Camilleri, M. (2003). Motility disorders of the stomach and small intestine. In: Friedman, S.L., McQuaid, K.R., & Grendell, J.H. (eds), *Current diagnosis & treatment in gastroenterology.* New York: Lange Medical Books/McGraw Hill, pp. 355–67.

- Chiantri, T. & Prabhakar, K. (2007). *Diarrheal diseases in the elderly. In: Clinics in geriatric medicine.* St Louis: Saunders Elsevier, pp. 833–56.
- Holmes, H.N., Henry, K., Bilotta, K., Comerford, K., & Weinstock, D., eds (2007). *Professional guide to signs & symptoms*, 5th edn. Philadelphia: Lippincott Williams & Wilkins, pp. 112–18.
- Kahrilas, P.J. (2005). *Esophageal motility disorders*. In: Weinstein, W.M., Hawkey, C.J., & Bosch, J. (eds), *Clinical gastroenterology and hepatology.* St Louis: Elsevier Mosby, pp. 253–9.
- Madsen, D., Sebolt T., Cullen, L., et al. (2005). Listening to bowel sounds: An evidencebased practice project. *American Journal of Nursing* 105(12): 40–9.
- Ouyang, A. & Locke, R. (2007). Overview of Neurogastroenterology – gastrointestinal motility and functional GI disorders: classification, prevalence, and epidemiology. In: *Gastroenterology clinics of North America.* St Louis: Saunders Elsevier, pp. 485–98.
- Quigley, E.M.M. (2006). Gastric motor and sensory function and motor disorders of the stomach. In: Feldman, M., Friedman, L.S., Brandt, L.J., Sleisenger, M.H. (eds), *Sleisinger and Fordtran's gastrointestinal and liver disease pathophysiology/diagnosis/management.* St Louis: Saunders Elsevier, pp. 999–1028.
- Tack, J. (2005). Gastric motility disorders. In: Weinstein, W.M., C.J. Hawkey, C.J., & Bosch, J. (eds), *Clinical gastroenterology and hepatology.* St Louis: Elsevier Mosby, pp. 261–6.
- Taylor, C., Lillis, C. LeMone, P., & Lynn, P. (2008). *Fundamentals of nursing the art and science of nursing care*, 6th edn. Philadelphia: Lippincott Williams & Wilkins, pp. 636–9.
- Tursi, A. (2004). Gastrointestinal motility disturbances in celiac disease. *Journal of Clinical Gastroenterology.* Philadelphia: Lippincott Williams & Wilkins, pp. 642–5.
- Watson, R.L. (2004). Gastrointestinal disorders. In: Verklan, M.T. & Walden, M. (eds), *Core curriculum for neonatal intensive care nursing*, 3rd edn. St Louis: Elsevier Saunders, pp. 654–83.
- Wong, D., Hockenberry, M.J., Perry, S., Lowdermilk D., & Wilson, D. (2006). *Maternal child nursing care*, 3rd edn. St Louis: Mosby Elsevier, pp. 814–18, 859–60, 1531–7.

ÉCHANGES GAZEUX PERTURBÉS

(00030)
(1980, 1996, 1998)

Définition

Excès ou manque d'oxygénation et/ou d'élimination du gaz carbonique au niveau de la membrane alvéolo-capillaire

Caractéristiques

- Troubles de la vision.
- Diminution des concentrations du gaz carbonique.
- Tachycardie.
- Hypercapnie.
- Agitation.
- Somnolence.
- Irritabilité.
- Hypoxie.
- Confusion.
- Dyspnée.
- Anomalie des valeurs des gaz du sang artériel.
- Cyanose (uniquement chez le nouveau-né).
- Coloration anormale de la peau (pâle, grisâtre).
- Hypoxémie.
- Céphalées au réveil.
- Anomalie de la fréquence, du rythme, de l'amplitude respiratoire.
- Diaphorèse.
- Anomalie du pH artériel.
- Battements des ailes du nez.

Facteurs favorisants

- Déséquilibre ventilation/perfusion.
- Modification de la membrane alvéolo-capillaire.

Classe 1 : sommeil/repos

INSOMNIE

(00095)

(2006, N.P. 2.1)

Définition

Altération de la quantité et de la qualité du sommeil qui perturbe le fonctionnement de la personne.

Caractéristiques

- Observation d'un changement de l'affect.
- Observation d'une diminution de l'énergie.
- Augmentation de l'absentéisme au travail ou à l'école.
- Changements d'humeur signalés par le patient.
- Diminution de l'état de santé signalée par le patient.
- Diminution de la qualité de vie signalée par le patient.
- Difficultés à se concentrer signalées par le patient.
- Difficultés d'endormissement signalées par le patient.
- Difficultés à rester endormi signalées par le patient.
- Sommeil régulièrement non satisfaisant pour le patient.
- Augmentation des accidents signalée par le patient.
- Perte d'énergie signalée par le patient.
- Sommeil non réparateur signalé par le patient.
- Perturbations du sommeil ayant des conséquences le lendemain signalées par le patient.
- Réveil plus tôt que désiré.

Facteurs favorisants

- Mode d'activité (moment, intensité).
- Anxiété.
- Dépression.

- Facteurs environnementaux (exposition au bruit, à la lumière du jour ou à l'obscurité, température ambiante, humidité, milieu non familier).
- Peur.
- Changements hormonaux (liés au sexe).
- Chagrin.
- Hygiène de sommeil régulièrement inadéquate.
- Consommation de substances stimulantes.
- Consommation d'alcool.
- Perturbation du déroulement normal du sommeil (voyage, travail par quart, charges parentales, réveils obligatoires).
- Médication.
- Inconfort physique (fièvre, douleur, essoufflement, toux, reflux gastro-œsophagien, nausées, incontinence/besoin impérieux).
- Stress (rumination des préoccupations avant de s'endormir).

Références

- Attarian, H. (2000). Helping patients who say they cannot sleep. *Postgraduate Medicine* 107: 127–42.
- Becker, P., Dement, W., Erman, M., & Glazer, W. (2004). Poor Sleep: The impact on the health of our patients. Available at: Medscape.com: www.medscape.com/viewarticle/475291_1 (accessed May 29, 2008).
- Buysse, D.J., Reynolds III, C.F., Monk, T.H., Berman, S.R., & Kupfer, D.J. (1989). The Pittsburgh Sleep Quality Index: A new instrument for psychiatric practice and research. *Psychiatry Research* 28: 193–213.
- Cochran, H. (2003). Diagnose and treat primary insomnia. *The Nurse Practitioner* 28(9): 13–27.
- Doran, C.M. (2003). *Prescribing mental health medication*. New York: Routledge.
- First, M.B., ed. (2000). *Diagnostic and statistical manual – text revision (DSM-IV-TR, 2000)* [Electronic version]. Washington DC: American Psychiatric Association.
- Fogel, J. (2003). Behavioral treatments for insomnia in primary care settings. *Advanced Practice Nursing E journal* 3(4): 1–8.
- Hoffman, S. (2003). Sleep in the older adult: implications for nurses. *Geriatric Nursing* 24: 210–16.
- Krahn, L. (2003). Sleep disorders. *Seminars in Neurology* 23: 307–14.
- Linton, S. & Bryngelsson, I. (2000). Insomnia and its relationship to work and health in a working age population. *Journal of Occupational Rehabilitation* 10: 169–83.

- Lippmann, S.L., Mazour, I., & Shahab, H. (2001). Insomnia: therapeutic approach. *Southern Medical Journal* 94: 866–73.
- McCall, V. & Rakel, R. (1999). *A practical guide to insomnia.* Minneapolis, MN: McGraw-Hill Co., Inc.
- Mahowald, M. (2000). What is causing excessive daytime sleepiness? *Postgraduate Medicine* 107: 108–23.
- Medscape (2004). *Understanding sleep problems – the basics.* Available at: www.medscape.com/viewarticle/474122 (accessed May 29, 2008).
- Merriam-Webster Online (2004). *Insomnia.* Available at: www.m-w.com/cgi-bin/dictionary?book=Dictionary&va=insomnia (accessed May 29, 2008).
- Sateia, M. & Nowell, P. (2004). Insomnia. *Lancet* 364: 1959–73.
- Simon, R. (1999). Diagnosis of insomnia: A primary care perspective. *Family Practice Recertification* 21(10): 12–19.
- Sleep Health. Ineffective activity planning. Are you resting easy? [Electronic version]. *Nursing* 2004;34(4): 74.
- Smith, M., Perlis, M., Park, A., et al. (2002). Comparative meta-analysis of pharmacotherapy and behavior therapy for persistent insomnia. *American Journal of Psychiatry* 159: 5–11.
- Walsh, J. (1999). Insomnia: Prevalence and clinical and public health considerations. *Family Practice Recertification* 21(10): 4–11.

HABITUDES DE SOMMEIL PERTURBÉES

(00198)

(2008, N.P. 2.1)

Définition

Interruptions limitées dans le temps de la quantité et de la qualité du sommeil dues à des facteurs externes.

Caractéristiques

- Changement des habitudes de sommeil.
- Plaintes verbales de ne pas se sentir bien reposé(e).
- Insatisfaction concernant le sommeil.
- Diminution de la capacité de fonctionner.
- Périodes de réveil rapportées par la personne.
- Endormissement sans difficulté rapporté par la personne.

Facteurs favorisants

- Température ambiante, humidité.
- Responsabilités d'aidant naturel.
- Changement de l'exposition lumière du jour–obscurité.
- Interruptions (ex. : pour des traitements, surveillance, examens de laboratoire).
- Manque d'intimité ou de contrôle sur l'environnement du sommeil.
- Éclairage.
- Bruit.
- Odeurs nocives.
- Contraintes physiques.
- Partenaire de sommeil.
- Mobilier de sommeil inhabituel.

Bien que révisé en 2008, ce diagnostic ne comporte pas de références bibliographiques dans l'édition américaine (*NdT*).

PRIVATION DE **SOMMEIL**

(00096)

(1998)

Définition

Périodes prolongées d'éveil sans qu'il y ait suspension naturelle et périodique de la vigilance.

Caractéristiques

- Somnolence diurne.
- Diminution de la capacité de fonctionner.
- Malaise.
- Lassitude.
- Léthargie.
- Agitation.
- Irritabilité.
- Augmentation de la sensibilité à la douleur.
- Indifférence.
- Apathie.
- Réactions lentes.
- Incapacité de se concentrer.
- Troubles de la perception (ex. : sensation d'une perturbation corporelle, illusions, sensation de flotter).
- Hallucinations.
- Confusion aiguë.
- Paranoïa transitoire.
- Agitation ou agressivité.
- Anxiété.
- Nystagmus bénin, transitoire.
- Tremblements des mains.

Facteurs favorisants

- Inconfort physique prolongé.

- Inconfort psychologique prolongé.
- Hygiène de sommeil régulièrement inadéquate.
- Usage prolongé de stimulants (médicamenteux ou alimentaires).
- Changements des phases de sommeil liés à l'âge.
- Désynchronisation du rythme circadien.
- Activité diurne inadéquate.
- Stimulation soutenue de l'environnement.
- Environnement inhabituel ou inconfortable pour le sommeil.
- Pratiques parentales qui nuisent à l'endormissement de l'enfant.
- Syndrome des apnées du sommeil.
- Mouvements périodiques des membres (ex. : syndrome des jambes sans repos ou impatiences musculaires, myoclonie nocturne).
- Syndrome vespéral.
- Narcolepsie.
- Hypersomnie idiopathique d'origine centrale.
- Somnambulisme.
- Terreurs nocturnes.
- Énurésie nocturne.
- Cauchemars.
- Paralysie du sommeil d'origine familiale.
- Érections douloureuses pendant le sommeil.
- Démence.

MOTIVATION À AMÉLIORER SON **SOMMEIL**
(00165)
(2002, N.P. 2.1)

Définition
Suspension naturelle et périodique de la vigilance qui procure un repos adéquat, permet le mode de vie souhaité et dont le schéma peut être renforcé.

Caractéristiques
- Expression d'une volonté d'améliorer le sommeil.
- Quantité globale de sommeil et de sommeil paradoxal en adéquation avec les besoins développementaux.
- Sensation de repos après le sommeil.
- Comportements routiniers facilitant le sommeil.
- Utilisation occasionnelle de somnifères.

Références

- Floyd J.-A., Falahee M.-L., Fhobir R.-H. (2000). Creation and analysis of computerized data base of interventions to facilitate adult sleep. *Nursing Research, 49 (4)*, 236-241.
- Mead-Bennett E.(1990). Sleep Promotion: An important dimension of maternity nursing. *Journal of National Black Nurses Association, 4 (2)*, 9-17.
- Stockert P.-A.(2001). Sleep, health promotion. In P.-A. Potter et A.-G. Perry (Eds.) *Fundamentals of Nursing* (5th ed., pp. 1268-1273). St Louis, MO : Mosby.

RISQUE DE **SYNDROME D'IMMOBILITÉ**

(00040)
(1988)

Définition
Risque de détérioration des fonctions organiques due à une inactivité musculo-squelettique prescrite ou inévitable[1].

Facteurs de risque
- Douleur violente.
- Immobilisation mécanique ou prescrite.
- Altération du niveau de conscience.
- Paralysie.

1. Les complications de l'immobilité comprennent les escarres de décubitus, la constipation, la stase des sécrétions pulmonaires, la thrombose, l'infection des voies urinaires, la rétention urinaire, une diminution des forces ou de l'endurance, l'hypotension orthostatique, une diminution de l'amplitude des mouvements articulaires, la désorientation, la perturbation de l'image corporelle et un sentiment d'impuissance.

ACTIVITÉS DE LOISIRS INSUFFISANTES

(00097)

(1980)

Définition

Ennui résultant d'une baisse d'intérêt pour les activités de loisirs ou de l'impossibilité d'en avoir.

Caractéristiques

- Impossibilité de s'adonner à son passe-temps favori habituel à l'hôpital.
- Plaintes d'ennui (aimerait avoir quelque chose à faire, à lire, etc.).

Facteur favorisant

- Milieu offrant peu de possibilités de loisirs : séjour prolongé à l'hôpital, traitements longs et fréquents.

DIFFICULTÉ À LA **MARCHE**
(00088)
(1998, 2006, N.P. 2.1)

Définition

Restriction de la capacité de se déplacer de façon autonome[1] dans l'espace habituel de marche.

Caractéristiques
- Difficulté à monter les marches.
- Difficulté à parcourir les distances requises.
- Difficulté à monter une pente.
- Difficulté à descendre une pente.
- Difficulté à marcher sur des surfaces inégales.
- Difficulté à franchir les bordures de trottoir.

Facteurs favorisants
- Déficit cognitif.
- Déconditionnement.
- État dépressif.
- Contraintes environnementales (ex : escaliers, pentes, surfaces inégales, obstacles dangereux, distances, manque d'aides à la marche ou d'accompagnateurs, contentions).
- Peur de tomber.
- Manque d'équilibre.
- Troubles de la vision.
- Force musculaire insuffisante.
- Manque de connaissances.
- Diminution de l'endurance.
- Atteinte musculo-squelettique (ex : contractures).
- Trouble neuromusculaire.

1. Indiquer le niveau de dépendance en utilisant une échelle fonctionnelle normalisée.

- Obésité.
- Douleur.

Références

- Brouwer K., Nysseknabm J. et Culham E. (2004). Physical function and health status among seniors with and without fear of falling. *Gerontology*, 50,15-141.
- Lewis C.L., Moutoux M., Slaughter M. et Bailey S.P. (2004). Characteristic of individuals who fell while receiving home health services. *Physical Therapy*, 84(1), 23-32.
- Tinetti M.E. et Ginter S.F. (1988). Identify mobility dysfunction in ederly persons. *JAMA*, 259, 1190-1193.

MOBILITÉ PHYSIQUE RÉDUITE
(00085)
(1973, 1998)

Définition
Restriction de la capacité de se mouvoir de façon autonome[1] qui affecte tout le corps ou l'une ou plusieurs de ses extrémités.

Caractéristiques
- Instabilité posturale pendant les activités de la vie quotidienne.
- Diminution de la capacité de la motricité globale.
- Diminution de la capacité de la motricité fine.
- Mouvements saccadés ou non coordonnés.
- Amplitude limitée des mouvements.
- Difficulté à se tourner.
- Diminution du temps de réaction.
- Dyspnée d'effort.
- Changements dans la démarche (ex. : diminution de la vitesse de la marche et de la distance parcourue, difficulté à engager le mouvement de la marche, marche à petits pas, marche traînante, balancement latéral exagéré pendant la marche).
- Tendance à développer des comportements de substitution (ex. : intérêt accru pour les activités des autres, comportement visant à contrôler les autres, focalisation sur les activités antérieures à la maladie ou au handicap).
- Mouvement ralenti.
- Tremblement déclenché par le mouvement.

Facteurs favorisants
- Médication.
- Restriction des mouvements imposée.

1. Indiquer le niveau de dépendance en utilisant une échelle fonctionnelle normalisée.

- Inconfort.
- Manque de connaissances des bienfaits de l'activité physique.
- Indice de masse corporelle au-dessus du 75e percentile, selon l'âge.
- Troubles de la perception sensorielle.
- Troubles neuromusculaires.
- Douleur.
- Troubles musculo-squelettiques.
- Intolérance à l'activité, diminution de la force et de l'endurance.
- État dépressif ou anxiété.
- Déficit cognitif.
- Diminution de la force, du contrôle ou de la masse musculaire.
- Réticence à effectuer des mouvements.
- Mode de vie sédentaire ou inactivité ou mauvaise condition physique.
- Malnutrition sélective ou généralisée.
- Atteinte à l'intégrité des os.
- Retard du développement.
- Raideur articulaire ou contractures.
- Endurance cardio-vasculaire limitée.
- Altération du métabolisme cellulaire.
- Environnement physique inadéquat et réseau de soutien insuffisant.
- Valeurs culturelles se rapportant aux activités préconisées selon l'âge.

MOBILITÉ RÉDUITE AU LIT
(00091)
(1998, 2006, N.P. 2.1)

Définition
Restriction de la capacité de la personne alitée de changer de position de façon autonome.

Caractéristiques
- Difficulté à se tourner.
- Difficulté à passer du décubitus dorsal à la position assise, au bord du lit ou vice versa.
- Difficulté à bouger ou à changer sa position dans le lit.
- Difficulté à passer du décubitus dorsal au décubitus ventral et vice versa.
- Difficulté à passer du décubitus dorsal à la position assise, jambes allongées ou vice versa.

Facteurs favorisants
- Déficit cognitif.
- Déconditionnement.
- Manque de connaissance.
- Contraintes environnementales (exemple : taille du lit, type de lit, équipement thérapeutique, contention ou attaches).
- Manque de force musculaire.
- Troubles musculo-squelettiques.
- Troubles neuromusculaires.
- Obésité.
- Douleur.
- Médication sédative.

Références

- Brouwer, K., Nysseknabm, J., & Culham, E. (2004). Physical function and health status among seniors with and without fear of falling. *Gerontology* 50: 15–141.

- Goldstein, S. (1993). The biology of aging: Looking to defuse the time bomb. *Geriatrics* 48(9): 76–81.
- Lewis, C.L., Moutoux, M., Slaughter, M., & Bailey, S.P. (2004). Characteristics of individuals who fell while receiving home health services. *Physical Therapy* 84(1): 23–32.
- Matsouka, O., Harahousou, Y., Kabiatis, C., & Trigonis, I. (2003). Effects of a physical activity program: The study of selected physical abilities among elderly women. *Journal of Gerontological Nursing* 29(7): 50–5.
- Tinetti., M.E. & Ginter, S.F. (1988). Identifying mobility dysfunction in elderly persons. *Journal of American Medical Association* 259: 1190–3.

MOBILITÉ RÉDUITE **EN FAUTEUIL ROULANT**

(00089)

(1998, 2006, N.P. 2.1)

Définition

Restriction de la capacité de manœuvrer un fauteuil roulant de façon autonome[1] dans un environnement donné.

Caractéristiques

- Difficulté à manoeuvrer un fauteuil roulant à commande manuelle ou électrique sur une surface uniforme ou inégale.
- Difficulté à manoeuvrer un fauteuil roulant à commande manuelle ou électrique sur une pente ascendante ou descendante.
- Difficulté à manoeuvrer un fauteuil roulant pour franchir les bordures de trottoirs.

Facteurs favorisants

- Déficit cognitif.
- Déconditionnement.
- Manque de connaissances.
- État dépressif.
- Contraintes environnementales (ex. : escaliers, plans inclinés, surfaces inégales, obstacles dangereux, distances, manque d'aides techniques ou d'accompagnateurs, type de fauteuil roulant).
- Déficit visuel.
- Force musculaire insuffisante.
- Manque d'endurance.
- Atteinte musculo-squelettique (ex. : contractures).
- Trouble neuromusculaire.
- Obésité.
- Douleur.

1. Indiquer le niveau de dépendance en utilisant une échelle fonctionnelle normalisée.

Références

- Brouwer, K., Nysseknabm, J., & Culham, E. (2004). Physical function and health status among seniors with and without fear of falling. *Gerontology* 50: 15–141.
- Goldstein, S. (1993). The biology of aging: Looking to defuse the time bomb. *Geriatrics* 48(9): 76–81.
- Lewis, C.L., Moutoux, M., Slaughter, M., & Bailey, S.P. (2004). Characteristics of individuals who fell while receiving home health services. *Physical Therapy* 84(1): 23–32.
- Matsouka, O., Harahousou, Y., Kabiatis, C., & Trigonis, I. (2003). Effects of a physical activity program: The study of selected physical abilities among elderly women. *Journal of Gerontological Nursing* 29(7): 50–5.
- Tinetti., M.E. & Ginter, S.F. (1988). Identifying mobility dysfunction in elderly persons. *Journal of American Medical Association* 259: 1190–3.

MODE DE VIE SÉDENTAIRE

(00168)
(2004, N.P. 2.1)

Définition

Habitudes de vie d'une personne caractérisées par un niveau d'activité physique faible.

Caractéristiques

- Choix d'une routine quotidienne dépourvue d'exercice physique.
- Manifestations d'une mauvaise condition physique.
- Préférence pour des activités nécessitant peu d'effort physique.

Facteurs favorisants

- Connaissances insuffisantes des bénéfices de l'exercice physique sur la santé.
- Manque d'entraînement pour accomplir de l'exercice physique.
- Manque de ressources (temps, partenaire, équipements, argent).
- Manque de motivation.
- Manque d'intérêt.

Références

- Guirao-Goris J.A., Moreno P. & Martinez-Del, P. (2000). *Validación del contenido diagnóstica enfermera "sedenterismo"* [Validation du contenu de diagnostic infirmier appelé " sédentarité "]. *Enferm clínica*, 4(11), 135-140.
- Lizán Tudela L. & Reig Ferrer A. (1999). *Adaptación transcultural de una medida de la calidad de vida relacionada con la salud : la versión española de las viñetas COOP / WONCA* [Adaptation transculturelle de la mesure de lier la qualité de vie à la santé : la version espagnole de COOP / WONCA]. *Atención Primaria*, 23(2), 75-83.
- Vázquez Altuna J. (1994). *Evaluación de la efectividad de un programa de ejercicio físico en la disminución del peso graso* [Évaluation d'un programme d'exercice physique pour la perte de poids]. *Atención Primaria*, 14(4), 711-716.

RÉTABLISSEMENT POST-OPÉRATOIRE RETARDÉ

(00100)

(1998, 2006, N.P. 2.1.)

Définition

Augmentation du nombre de jours requis en postopératoire afin que les personnes commencent à accomplir seules les activités propres à entretenir la vie, la santé et le bien-être.

Caractéristiques

- Difficulté à se mouvoir.
- Signes d'interruption du processus de cicatrisation de la plaie chirurgicale (ex. : rougeur, induration, écoulement, partie du corps immobilisée).
- Fatigue.
- Perte d'appétit avec ou sans nausées.
- Perception de la nécessité de prolonger la convalescence.
- Report de la reprise du travail ou de l'emploi.
- Aide requise pour les soins personnels.
- Douleur ou malaise.

Facteurs favorisants

- Procédure chirurgicale lourde.
- Obésité.
- Douleur.
- Infection du site opératoire.
- Attentes préopératoires.
- Temps opératoire prolongé.

Références

- Bruggeman N., Turner N., Dahm D., Voll A., Hoskin T., Jacofsky D., & Haidukewych, G. (2004). Wound complications after open Achilles tendon repair: an analysis of risk factors. *Clinical Orthopedics* 427: 63–6.

- Burger J., Luijendijk R., Hop W., Halm J., Verdaasdonk E., & Jeekel, J. (2004). Long-term follow-up of a randomized controlled trial of suture versus mesh repair of incisional hernia. *Annals of Surgery* 240: 578–83.
- Callesen T. (2003). Inguinal hernia repair: Anaesthesia, pain and convalescence. *Danish Medical Bulletin* 50: 203–18.
- Chung, F. (1995). Recovery pattern and home-readiness after ambulatory surgery. *Anesthesia & Analgesia* 80: 896–902.
- Fallis, W. & Scurrah, D. (2001). Outpatient laparoscopic cholecystectomy: home visit versus telephone follow-up. *Canadian Journal of Surgery* 44(1): 39–44.
- Harrington, G., Russo, P., Spelman, D., et al. (2004). Surgical-site infection rates and risk factor analysis in coronary artery bypass graft surgery. *Infection Control and Hospital Epidemiology* 25: 472–6.
- Hollington, P., Toogood, G., & Padbury, R. (1999). A prospective randomized trial of day-stay only versus overnight-stay laparoscopic cholecystectomy. *Australia & New Zealand Journal of Surgery* 69: 841–3.
- Horvath K.J. (2003). Postoperative recovery at home after ambulatory gynecologic laparoscopic surgery. *Journal of Perianesthesia Nursing* 18: 324–34.
- Jibodh, S., Gurkan, I., & Wenz, J. (2004). In-hospital outcome and resource use in hip arthroplasty: influence of body mass. *Orthopedics* 27: 594–601.
- Kabon, B., Nagele, A., Reddy, D., et al. (2004). Obesity decreases perioperative tissue oxygenation. *Anesthesiology* 100: 274–80.
- Kleinbeck, S.V. (2000). Self-reported at-home postoperative recovery. *Research in Nursing & Health* 23: 461–72.
- Kotiniemi, L., Ryhanen, P., Valanne, J., Jokela, R., Mustonen, A., & Poukkula, E. (1997). Postoperative symptoms at home following day-case surgery in children: a multicentre survey of 551 children. *Anaesthesia* 52: 963–9.
- Kuo, C., Wang, S., Yu, W., Chang, M., Liu, C., & Chen, T. (2004). Postoperative spinal deep wound infection: a six-year review of 3230 selective procedures. *Journal of the Chinese Medical Association* 67: 398–402.
- Lehmann, H., Fleisher, L., Lam, J., Frink, B., & Bass, E. (1999). Patient preferences for early discharge after laparoscopic cholecystectomy. *Anesthesia & Analgesia* 88: 1280–85.
- Levy, B., Rosson, J., & A. Blake (2004). MRSA in patients presenting with femoral fractures. *Surgeon* 2: 171–2.
- Lofgren, M., Poromaa, I., Stjerndahl, J., & Renstrom, B. (2004). Postoperative infections and antibiotic prophylaxis for hysterectomy in Sweden: A study by the Swedish National Register for Gynecologic Surgery. *Acta Obstetrica et Gynaecologica Scandinavica* 83: 1202–7.
- Morales, CH, Villegas, MI, Villavicencio, R., et al. (2004). Intra-abdominal infection in patients with abdominal trauma. *Archives of Surgery* 9: 1278–85 (peroperative contamination leads to infection).

- Mortenson, M., Schneider, P., Khatri, V., et al. (2004). Immediate breast reconstruction after mastectomy increases wound complications: however, initiation of adjuvant chemotherapy is not delayed. *Archives of Surgery* 139: 988–91.
- Muschik, M., Luck, W., & Schlenzka, D. (2004). Implant removal for late-developing infection alter instrumented posterior spinal fusion for scoliosis: reinstrumentation reduces loss of correction. A retrospective analysis of 45 cases. *European Spine Journal* 13: 645–51.
- Nguyen, N., Nguyen, C., Stevens, C., Steward, E., & Paya, M. (2004). The efficacy of fibrin sealant in prevention of anastomotic leak after laparoscopic gastric bypass. *Journal of the Surgical Resident* 122: 218–24.
- Phillips, C., Kiyak, H., Bloomquist, D., & Turvey, T. (2004). Perceptions of recovery and satisfaction in the short term after orthognathic surgery. *Journal of Oral Maxillofacial Surgery* 62: 535–44.
- Smith, R., Bohl, J., McElearney, S., Friel, C., Barclay, M., Sawyer, R., & Foley, E. (2004). Wound infection after elective colorectal resection. *Annals of Surgery* 239: 599–605.
- Watt-Watson, J., Chung, F., Chan, V., & McGillion, M. (2004). Pain management following discharge after ambulatory same-day surgery. *Journal of Nurse Management* 12: 153–61.
- Young, J. & O'Connell, B. (2001). Recovery following laparoscopic cholecystectomy in either a 23 hour or an 8 hour facility. *Journal of Quality Clinical Practice* 21(1–2): 2–7.
- Zalon, M. (2004). Correlates of recovery among older adults after major abdominal surgery. *Nursing Research* 53: 99–106.

DIFFICULTÉ LORS D'UN **TRANSFERT**

(00090)

(1998, 2006, N.P. 2.1)

Définition

Restriction de la capacité de se mouvoir de façon autonome[1] entre deux surfaces rapprochées.

Caractéristiques

- Difficulté à se transférer d'un niveau à l'autre.
- Difficulté à se transférer du lit au fauteuil.
- Difficulté à se transférer du fauteuil au lit.
- Difficulté à s'asseoir sur les toilettes ou à se relever.
- Difficulté à s'asseoir sur la chaise percée ou à se relever.
- Difficulté à entrer ou à sortir de la baignoire.
- Difficulté à entrer ou à sortir de la douche.
- Difficulté à se transférer du fauteuil à la voiture.
- Difficulté à se transférer de la voiture au fauteuil.
- Difficulté à se transférer du fauteuil au sol.
- Difficulté à se transférer du sol au fauteuil.
- Difficulté à passer de la position debout à la position au sol.
- Difficulté à passer de la position au sol à la position debout.
- Difficulté à passer du lit à la position debout.
- Difficulté à passer de la position debout au lit.
- Difficulté à se lever d'un fauteuil.
- Difficulté à s'asseoir dans un fauteuil.

Facteurs favorisants

- Force musculaire insuffisante.
- Trouble neuromusculaire.
- Atteinte musculo-squelettique (ex. : contractures).

1. Indiquer le niveau de dépendance en utilisant une échelle fonctionnelle normalisée.

• Douleur.
• Déficit cognitif.
• Obésité.
• Contraintes environnementales (ex : hauteur du lit, espace inadapté, type de fauteuil roulant, dispositifs thérapeutiques, contentions).
• Manque de connaissances.
• Altération de l'équilibre.
• Déconditionnement.
• Déficit visuel.

Références

• Brouwer, K., Nysseknabm, J., & Culham, E. (2004). Physical function and health status among seniors with and without fear of falling. *Gerontology* 50: 15–141.
• Lewis, C.L., Moutoux, M., Slaughter, M., & Bailey, S.P. (2004). Characteristics of individuals who fell while receiving home health services. *Physical Therapy* 84(1): 23–32.
• Tinetti., M.E. & Ginter, S.F. (1988). Identifying mobility dysfunction in elderly persons. *Journal of American Medical Association* 259: 1190–3.

CHAMP ÉNERGÉTIQUE PERTURBÉ

(00050)

(1994, 2004, N.P. 2.1)

Définition

Interruption du flux énergétique entourant la personne, se traduisant par une dysharmonie du corps, de la pensée et/ou de l'esprit.

Caractéristiques

- Perception de changements dans le flux énergétique tels que :
- mouvement (onde pic, fourmillement, densité, fluidité),
- sons (ton, paroles),
- variation de température (chaleur, fraîcheur),
- modification visuelle (image, couleur),
- perturbation du champ énergétique (insuffisance, absence, pic, obstruction, renflement, engorgement, diminution).

Facteurs favorisants

- Ralentissement ou blocage du flux énergétique résultant des facteurs ci-dessous.

Facteurs physiopathologiques

- Maladies (à préciser).
- Grossesse.
- Blessures.

Facteurs liés aux traitements

- Immobilité.
- Travail et accouchement.
- Expérience périopératoire.
- Chimiothérapie.

Facteurs situationnels

- (personnel ou environnemental)
- Douleur.
- Peur.

- Anxiété.
- Deuil.

Facteurs liés au développement

- Crise ou difficultés de développement liées à l'âge (à préciser).

Références

- Macrae J. (1988). *Therapeutic Touch: a practical guide*. New York: Knoph.
- Newsham G. & Schuller-Civitella D. (2003). Large clinical study shows value of therapeutic touch program. *Holistic Nursing Practice*, 17, 189-192.
- Nurse Healers Professional Associates International. The official organization of therapeutic Touch, 3760 S. Highand Drive, Salt Lake City, Utah 84106 ; www.therapeutic-touch.org

DOMAINE 4

FATIGUE

(00093)

(1988, 1998)

Définition

Sensation accablante et prolongée d'épuisement réduisant la capacité habituelle de travail physique et mental.

Caractéristiques

- Incapacité de rétablir le niveau d'énergie même après une période de sommeil.
- Manque d'énergie ou incapacité de maintenir le niveau d'activité physique habituel.
- Besoin de repos accru.
- Lassitude.
- Incapacité de poursuivre ses activités habituelles.
- Expression verbale d'un manque d'énergie accablant et constant.
- Léthargie ou apathie.
- Perception d'un besoin d'énergie supplémentaire pour accomplir les tâches habituelles.
- Plaintes plus fréquentes de problèmes d'ordre physique.
- Difficulté à se concentrer.
- Perte d'intérêt pour l'entourage, introspection.
- Baisse de la libido.
- Baisse de rendement.
- Somnolence.
- Sentiment de culpabilité devant l'incapacité d'assumer ses responsabilités.

Facteurs favorisants

Facteurs d'ordre psychologique

- Mode de vie ennuyeux.
- Stress.
- Anxiété.

• Dépression.

Facteurs environnementaux
• Humidité.
• Sources d'éclairage.
• Bruit.
• Température.

Facteurs situationnels
• Événements entraînant des conséquences négatives.
• Emploi.

Facteurs d'ordre physique
• Manque de sommeil.
• Grossesse.
• Mauvaise condition physique.
• Maladies.
• Augmentation de l'effort physique.
• Malnutrition.
• Anémie.

INTOLÉRANCE À L'**ACTIVITÉ**

(00092)

(1982)

Définition

Manque d'énergie physique ou psychique pour poursuivre ou mener à bien les activités quotidiennes requises ou désirées.

Caractéristiques

- Expression verbale de fatigue ou de faiblesse.
- Fréquence cardiaque ou pression artérielle anormales après une activité.
- Malaise ou dyspnée à l'effort.
- Modifications électrocardiographiques indiquant des arythmies ou une ischémie.

Facteurs favorisants

- Alitement ou immobilisation.
- Faiblesse générale.
- Sédentarité.
- Déséquilibre entre l'apport et les besoins en oxygène.

RISQUE D'INTOLÉRANCE À L'**ACTIVITÉ**

(00094)
(1982)

Définition

Risque de manquer d'énergie physique ou psychologique pour poursuivre ou mener à bien les activités quotidiennes requises ou désirées.

Facteurs de risque

- Antécédents d'intolérance.
- Mauvaise forme physique.
- Problèmes circulatoires ou respiratoires.
- Inexpérience de l'activité.

RISQUE DE **CHOC**

(00205)
(2008, N.P. 2.1)

Définition

Risque d'insuffisance du flux sanguin dans les tissus pouvant mener à un dysfonctionnement cellulaire menaçant la vie.

Facteurs de risque

- Hypotension.
- Hypovolémie.
- Hypoxémie.
- Hypoxie.
- Infection.
- Septicémie.
- Syndrome de réaction inflammatoire systémique.

Références

- Bridges, E.J. & Dukes, M.S. (2005). Cardiovascular aspects of septic shock: Pathophysiology, monitoring, and treatment. *Critical Care Nurse* 25: 14–36.
- Goodrich, C. (2006). Endpoints of resuscitation. *AACN Advanced Critical Care* 17: 306–16.
- Goodrich, D. (2006). Continuous central venous oximetry monitoring. *Critical Care Nursing Clinics* 18: 203–9.
- O'Donnell, J.M. & N'acul, F., eds (2001). *Surgical intensive care medicine.* Boston: Kluwer Academic Publishers.
- Swearingen, P.L. & Hicks Keen, J., eds (2001). *Manual of critical care nursing: Nursing interventions and collaborative management*, 4th edn. St Louis: Mosby.

DÉBIT CARDIAQUE DIMINUÉ
(00029)
(1975, 1996, 2000)

Définition

Volume insuffisant de sang pompé par le cœur pour répondre aux besoins métaboliques.

Caractéristiques

Fréquence ou rythme cardiaque altéré
- Arythmies (tachycardie, bradycardie).
- Palpitations.
- Modifications de l'ECG.

Précharge altérée
- Turgescence des jugulaires.
- Fatigue.
- Œdème.
- Souffles.
- Pression veineuse centrale (PVC) augmentée ou diminuée.
- Pression capillaire pulmonaire (PCP) augmentée ou diminuée.
- Gain de poids.

Postcharge altérée
- Peau froide et moite.
- Essoufflement ou dyspnée.
- Oligurie.
- Lenteur du remplissage capillaire.
- Pouls périphériques diminués.
- Variations de la pression artérielle.
- Résistance vasculaire systémique diminuée ou augmentée.
- Résistance vasculaire pulmonaire diminuée ou augmentée.
- Changements de la coloration de la peau.

Contractilité altérée
- Râles.
- Toux.
- Orthopnée ou dyspnée paroxystique nocturne.
- Débit cardiaque < 4 l/min.
- Index cardiaque < 2,5 l/min.
- Fraction d'éjection, index systolique, index de travail systolique du ventricule gauche diminué.
- Bruits B_3 ou B_4 à l'auscultation cardiaque.

Caractéristiques d'ordre émotionnel ou comportemental
- Anxiété.
- Agitation.

Facteurs favorisants
- Fréquence ou rythme cardiaque altéré.

Débit systolique altéré
- Précharge altérée.
- Postcharge altérée.
- Contractilité altérée.

RISQUE D'**HÉMORRAGIE**

(00206)
(2008, N.P. 2.1)

Définition
Risque de diminution du volume sanguin pouvant mettre la santé en péril.

Facteurs de risque
- Anévrisme.
- Circoncision.
- Insuffisance de connaissances.
- Coagulation intravasculaire disséminée (CIVD).
- Antécédents de chutes.
- Troubles gastro-intestinaux (ex. : ulcère gastrique, polypes, varices).
- Altération des fonctions hépatiques (ex. : cirrhose, hépatite).
- Coagulopathies congénitales (ex. : thrombocytopénie).
- Complications du post-partum (ex. : atonie utérine, rétention placentaire).
- Complications de la grossesse (ex. : placenta previa, grossesse molaire, décollement placentaire).
- Traumatismes.
- Effets secondaires des traitements (ex. : chirurgie, médicaments, administration de produits sanguins pauvres en plaquettes, chimiothérapie).

Références

- Brozenec, S.A. (2007). Hepatic Problems. In F.D. Monahan, J.K. Sands, M. Neighbors, J.F. Marek, & C.J. Green, (Eds.), *Phipp's Medical-Surgical Nursing: Health and Illness Perspectives* (8th ed., pp. 1209–1212). St Louis: Mosby Elsevier.
- Callahan, L. (2004). Surgery in Pregnancy. In S. Mattson & J.E. Smith (Eds.), *Core Curriculum for Maternal-Newborn Nursing* (3rd ed., pp.727–749). St. Louis: Elsevier Saunders.

- Deitch, E.A. & Dayal, S.D. (2006). Intensive care unit management of the trauma patient. *Critical Care Medicine* 34: 2294–301.
- Erickson, J. & Field, R. (2007). Cancer. In F.D. Monahan, J.K. Sands, M. Neighbors, J.F. Marek, & C.J. Green, (Eds.), *Phipp's Medical-Surgical Nursing: Health and Illness Perspectives* (8th ed., pp. 1209–1212). St Louis: Mosby Elsevier.
- Garrigues, A.L. (2007). Hematologic problems. In: Monahan, F.D., Sands, J.K., Neighbors, M., Marek, J.F., & Green, C.J. (eds), *Phipp's medical-surgical nursing: Health and illness perspectives*, 8th edn. St Louis: Mosby Elsevier, pp. 923–8.
- Haney, S. (2004). Trauma in Pregnancy. In S. Mattson & J.E. Smith (Eds.), *Core Curriculum for Maternal-Newborn Nursing* (3rd ed., pp.703–726). St Louis: Elsevier Saunders.
- Higgins, P.G. (2004). Postpartum complications. In: Mattson, S. & Smith, J.E. (eds), *Core curriculum for maternal-newborn nursing*, 3rd edn.. St Louis: Elsevier Saunders, pp. 850–4.
- Lowdermilk, D. & Perry, S. (2006). *Maternity Nursing* (7th ed.). St. Louis: Mosby Elsevier, pp. 599–601.
- Maxwell-Thompson, C. & Reid, K. (2007). Vascular Problems. In F. Monahan, J. Sands, M. Neighbors, J. Marek, & C. Green, (Eds.), *Phipp's Medical-Surgical Nursing: Health and Illness Perspectives* (8th ed., pp. 1209–1212). St Louis: Mosby Elsevier.
- Marek, J. & Boehnlein, M. (2007). Postoperative Nursing. In: F. Monahan, J. Sands, M. Neighbors, J. Marek, & C. Green, (Eds.), *Phipp's Medical-Surgical Nursing: Health and Illness Perspectives* (8th ed., pp. 1209–1212). St Louis: Mosby Elsevier.
- Poole, J. (2004). Hemorrhagic Disorders. In: S. Mattson & J. Smith (Eds.), *Core Curriculum for Maternal-Newborn Nursing* (3rd ed., pp.630–659). St Louis: Elsevier Saunders.
- Sands, J.K. (2007). Stomach and duodenal problems. In: Monahan, F.D., Sands, J.K., Neighbors, M., Marek, J.F., & Green, C.J. (eds), *Phipp's medical-surgical nursing: Health and illness perspectives*, 8th edn. St Louis: Mosby Elsevier, pp. 1209–12.
- Warshaw, M. (2007). Male Reproductive Problems. In: F. Monahan, J. Sands, M. Neighbors, J. Marek, & C. Green, (Eds.), *Phipp's Medical-Surgical Nursing: Health and Illness Perspectives* (8th ed., pp. 1209–1212). St Louis: Mosby Elsevier.

IRRIGATION TISSULAIRE PÉRIPHÉRIQUE INEFFICACE

(00204)[1]

(2008, N.P. 2.1)

Définition

Diminution de la circulation périphérique pouvant compromettre la santé

Caractéristiques

- Absence de ou des pouls périphérique(s).
- Altération de la fonction motrice.
- Altération des caractéristiques de la peau (couleur, élasticité, pilosité, turgescence, sensibilité, température).
- Changements de pression sanguine aux extrémités.
- Claudication.
- Remplissage capillaire allongé lorsque le membre est abaissé.
- Retard de la cicatrisation d'une plaie.
- Retard de la cicatrisation périphérique retardée.
- Diminution des pouls.
- Œdème.
- Douleur aux extrémités.
- Paresthésie.
- Pâleur de la peau à l'élévation du membre.

Facteurs favorisants

- Manque de connaissance sur les facteurs qui aggravent le problème (tabac, sédentarité, obésité, diète riche en sel, traumatisme).
- Manque de connaissances sur les processus pathologiques (diabète, hyperlipidémie).
- Diabète sucré.

1. Titre antérieur : « Irrigation tissulaire inefficace (préciser : périphérique) ».

- Hypertension.
- Mode de vie sédentaire.
- Tabagisme.

Références

- Lopez Rowe, V. (2005). Peripheral arterial occlusive disease. *eMedicine*, Available at: www.emedicine.com/med/topic391.htm (accessed May 23, 2008).
- O'Donnell, J.M. & N'acul, F., eds (2001). *Surgical intensive care medicine*. Boston: Kluwer Academic Publishers.
- Silva, R.C.G., Cruz, D.A.L.M., Bortolotto, L.A., et al. (2006). Ineffective peripheral tissue perfusion: Clinical validation in patients with hypertensive cardiomyopathy. *International Journal of Nursing Terminologies and Classifications*, 17(2): 97–107.
- Stephens, E. (2005). Peripheral vascular disease. *eMedicine*. Available at: *www.emedicine*. com/emerg/topic862.htm (accessed May 23, 2008).
- Swearingen, P.L. & Hicks Keen, J. eds (2001). *Manual of critical care nursing: Nursing interventions and collaborative management*, 4th edn. St Louis: Mosby.

RISQUE DE DIMINUTION DE L'**IRRIGATION** CARDIAQUE[1]

(00200)

(2008, N.P. 2.1)

Définition

Risque de diminution de l'irrigation (coronarienne) du tissu cardiaque.

Facteurs de risque

- Contraceptifs oraux.
- Chirurgie cardiaque.
- Tamponnade cardiaque.
- Spasme des artères coronaires.
- Diabète sucré.
- Toxicomanie.
- Élévation de la protéine C-réactive.
- Antécédents familiaux de maladie coronarienne.
- Hyperlipidémie.
- Hypertension.
- Hypovolémie.
- Hypoxémie.
- Hypoxie.
- Manque de connaissance sur les facteurs de risque modifiables (tabagisme, vie sédentaire, obésité).

Références

- Alzamora, M.T., Bena-Diez, J.M., Sorribes, M., et al. (2007). Peripheral arterial disease study (PERART): Prevalence and predictive values of asymptomatic peripheral arterial occlusive disease related to cardiovascular morbidity and mortality. *BMC Public Health* 7: 348.
- Dogan, A., Ozgul, M., Oxaydin, M., Suleyman, M.A., Gedikli, O., & Altinbas, A. (2005). Effect of clopidogrel plus aspirin on tissue perfusion and coronary flow

1. Titre antérieur : « Irrigation tissulaire inefficace (préciser : cardio-pulmonaire) ».

in patients with ST-segment elevation myocardial infarction: A new reperfusion strategy. *American Heart Journal* 149: 1037–42.
- Hung, J., Knuiman, M., Divitini, M., Davis, T., & Beiby, J. (2008, January). Prevalence and risk factor correlates of elevated c-reactive protein in an adult Australian population. *The American Journal of Cardiology*, 101(2): 193–8.
- O'Donnell, J.M. & N'acul, F., eds (2001). *Surgical intensive care medicine.* Boston: Kluwer Academic Publishers.
- Sharma, S. (2006). Pulmonary embolism. *eMedicine.* Available at: www.emedicine.com/med/TOPIC1958.HTM (accessed May 23, 2007).
- Steen, H., Lehrke, S., Wiegand, U.K.H., et al. (2005). Very early cardiac magnetic resonance imaging for quantification of myocardial tissue perfusion in patients receiving tirofiban before percutaneous coronary intervention for ST-elevation myocardial infarction. *American Heart Journal*, 149: 564.
- Swearingen, P.L. & Hicks Keen, J., eds (2001). *Manual of critical care nursing: Nursing interventions and collaborative management*, 4th edn. St Louis: Mosby.

RISQUE D'ALTÉRATION DE L'**IRRIGATION** CÉRÉBRALE[1]
(00201)
(2008, N.P. 2.1)'

Définition
Risque de diminution de la circulation sanguine du tissu cérébral.

Facteurs de risque
- Temps de prothrombine partiel anormal (PTT).
- Temps de prothrombine anormal.
- Insuffisance ventriculaire gauche.
- Artériosclérose athérosclérose aortique.
- Dissection artérielle.
- Fibrillation auriculaire.
- Myxome auriculaire.
- Tumeur cérébrale.
- Sténose des carotides.
- Anévrisme cérébral.
- Coagulopathie (ex. : drépanocytose).
- Cardiomégalie.
- Coagulation intra-vasculaire disséminée.
- Embolie.
- Traumatisme crânien.
- Hypercholestérolémie.
- Hypertension.
- Endocardite infectieuse.
- Thrombose auriculaire gauche.
- Prothèse valvulaire mécanique.
- Sténose mitrale.
- Tumeur cérébrale.

1. Titre antérieur : « Irrigation tissulaire inefficace (préciser : cérébrale) ».

- Infarctus du myocarde récent.
- Trouble du rythme sinusal.
- Toxicomanie.
- Thérapie thrombolytique.
- Facteurs liés au traitement (pontage cardiaque, médicaments).

Références

- Asante-Siaw, J., Tyrrell, J., & Hoschtitzky, A. (2006). Does the use of a centrifugal pump offer any additional benefit for patients having open heart surgery? Best BETS, Record 01148. Available at: www.bestbets.org/cgi-bin/bets.pl?record=01148 (accessed May 23, 2008).
- Barnard, J., Musleh, G., & Bitta, M. (2004). In aortic arch surgery is there any benefit in using antegrade cerebral perfusion or retrograde cerebral perfusion as an adjunct to hypothermic circulatory arrest? BestBETS, Record 00690. Available at: www.bestbets. org/cgi-bin/bets.pl?record = 00690 (accessed October 23, 2006).
- O'Donnell, J.M. & N'acul, F., eds (2001). *Surgical intensive care medicine.* Boston: Kluwer Academic Publishers.
- Sharma, M., Clark, H., Armour, T., Stotts, G., Cote, R., & Hill, M.D. (2005). *Acute stroke: Evaluation and treatment.* Agency for Healthcare Research and Quality, 127. Publication number 05-E023–1.
- Swearingen, P.L. & Hicks Keen, J., eds (2001). *Manual of critical care nursing: Nursing interventions and collaborative management*, 4th edn. St Louis: Mosby.

RISQUE D'ALTÉRATION DE L'**IRRIGATION** GASTRO-INTESTINALE[1]

(00202)
(2008, N.P. 2.1)

Définition
Risque de diminution de la circulation sanguine du tissu gastro-intestinal.

Facteurs de risque
- Anévrisme aortique abdominal.
- Syndrome du compartiment abdominal.
- Temps de thrombosplatine partiel anormal.
- Temps de prothrombine anormal (PTT).
- Saignement aigu gastro-intestinal
- Hémorragie gastro-intestinale.
- Âge > 60 ans.
- Anémie.
- Coagulopathie (drépanocytose).
- Diabète sucré.
- Coagulation intra-vasculaire disséminée.
- Sexe féminin.
- Parésie gastrique (diabète sucré).
- Varices gastro-oesophagiennes.
- Pathologies gastriques (ulcère gastrique ou duodénale, ischémie du côlon, ischémie du pancréas).
- Instabilité hémodynamique.
- Troubles hépatiques.
- Infarctus du myocarde.
- Insuffisance ventriculaire gauche.
- Insuffisance rénale.
- Accident vasculaire cérébral.

1. Titre antérieur : « Irrigation tissulaire inefficace (préciser : gastro-intestinale) ».

- Traumatisme.
- Tabagisme.
- Facteurs liés au traitement (pontage cardiaque, circulation extracorporelle, médication, anesthésie, chirurgie gastrique).

Références

- McSweeney, M.E., Garwood, S., et al. (2004). Adverse gastrointestinal complications after cardiopulmonary bypass: Can outcome be predicted from preoperative risk factors? [Electronic version] *Anesthesia & Analgesia* 98: 1610–17.
- O'Donnell, J.M. & N'acul, F., eds (2001). *Surgical intensive care medicine*. Boston: Kluwer Academic Publishers.
- Scott-Conner, C.E.H. & Ballinger, B. (2005). Abdominal angina. *eMedicine*, Available at: www.emedicine.com/med/topic2.htm (accessed May 23, 2008).
- Swearingen, P.L. & Hicks Keen, J., eds (2001). *Manual of critical care nursing: Nursing interventions and collaborative management*, 4th edn. St Louis: Mosby.

RISQUE D'ALTÉRATION DE L'**IRRIGATION** RÉNALE[1]

(00203)
(2008, N.P. 2.1)

Définition
Risque de diminution de la circulation sanguine du tissu rénal pouvant compromettre la santé.

Facteurs de risque

- Syndrome du compartiment abdominal.
- Âge avancé.
- Nécrose bilatérale du cortex rénal.
- Brûlures.
- Chirurgie cardiaque.
- Circulation extracorporelle.
- Diabète sucré.
- Exposition à des toxines.
- Glomérulonéphrite chez la femme.
- Hyperlipidémie.
- Hypertension.
- Hypovolémie.
- Hypoxémie.
- Hypoxie.
- Infection (septicémie, infection locale).
- Tumeur maligne.
- Hypertension maligne.
- Acidose métabolique.
- Polytraumatismes.
- Néphrite à répétition.
- Sténose de l'artère rénale.

1. Titre antérieur : « Irrigation tissulaire inefficace (préciser : rénale) ».

- Trouble rénal (polykystique).
- Tabagisme.
- Réaction inflammatoire systémique.
- Facteurs liés au traitement (médication).
- Angéite secondaire à une embolie.

Références

- O'Donnell, J.M. & N'acul, F., eds (2001). *Surgical intensive care medicine.* Boston: Kluwer Academic Publishers.
- Spinowitz, B. & Rodriguez, (J. 2006). Renal artery stenosis. Available at: www.emedicine.com/med/topic2001.htm (accessed May 23, 2008).
- Swearingen, P.L. & Hicks Keen, J., eds (2001). *Manual of critical care nursing: Nursing interventions and collaborative management*, 4th edn. St Louis: Mosby.

MODE DE RESPIRATION INEFFICACE

(00032)

(1980, 1996, 1998)

Définition

L'inspiration et/ou l'expiration sont insuffisantes pour maintenir une ventilation adéquate.

Caractéristiques

- Diminution de la pression inspiratoire/expiratoire.
- Diminution de la ventilation par minute.
- Utilisation des muscles respiratoires accessoires.
- Battements des ailes du nez.
- Dyspnée.
- Orthopnée.
- Mouvements thoraciques altérés.
- Essoufflement.
- Adoption de la position assise, une main sur chaque genou, penché en avant.
- Prolongement de la phase expiratoire.
- Respiration avec les lèvres pincées.
- Augmentation du diamètre antéro-postérieur du thorax.
- Fréquence respiratoire :
  - nourrisson : < 25 ou > 60.
  - de 1 à 4 ans : < 20 ou > 30.
  - de 5 à 14 ans : < 14 ou > 25.
  - adulte (à partir de 14 ans) : < 11 ou > 24.
- Amplitude respiratoire :
  - adultes : volume courant (VC) 500 ml au repos.
  - nourrisson : volume courant 6 à 8 ml/kg.
- Rapport inspiration/expiration modifié.
- Diminution de la capacité vitale (CV).

Facteurs favorisants
- Hyperventilation.
- Syndrome d'hypoventilation.
- Déformation osseuse.
- Douleur.
- Déformation de la cage thoracique.
- Anxiété.
- Fatigue, baisse d'énergie.
- Altération neuromusculaire.
- Altération musculo-squelettique.
- Déficit cognitif ou troubles de la perception.
- Obésité.
- Lésion de la moelle épinière.
- Position du corps.
- Absence de maturité neurologique.
- Muscles respiratoires affaiblis.

RESPIRATION SPONTANÉE ALTÉRÉE
(00033)
(1992)

Définition
Diminution des réserves énergétiques rendant la personne incapable de maintenir une respiration suffisante pour assurer ses besoins vitaux.

Caractéristiques
- Dyspnée.
- Accélération du métabolisme.
- Augmentation de l'agitation.
- Appréhension.
- Intensification de l'usage des muscles respiratoires accessoires.
- Diminution du volume courant.
- Augmentation de la fréquence cardiaque.
- Diminution de PO_2.
- Augmentation de PCO_2.
- Diminution de la collaboration.
- Diminution de SaO_2.

Facteurs favorisants
- Facteurs métaboliques.
- Fatigue des muscles respiratoires.

INTOLÉRANCE AU **SEVRAGE DE LA VENTILATION ASSISTÉE**

(00034)
(1992)

Définition

Incapacité de s'adapter à une diminution de la ventilation mécanique, ce qui interrompt et prolonge le processus de sevrage.

Caractéristiques

Intolérance légère

- Agitation.
- Légère augmentation de la fréquence respiratoire (par rapport aux valeurs initiales).
- Demande d'un supplément d'oxygène.
- Sensation de gêne respiratoire.
- Fatigue.
- Sensation de chaleur.
- Peur que l'appareil ne soit déréglé.
- Attention concentrée sur la respiration.

Intolérance moyenne

- Augmentation de moins de 20 mmHg de la pression artérielle (par rapport aux valeurs initiales).
- Augmentation de moins de 20 battements/min de la fréquence cardiaque (par rapport aux valeurs initiales).
- Augmentation de moins de 5 respirations/min de la fréquence respiratoire (par rapport aux valeurs habituelles).
- Hypervigilance.
- Incapacité de suivre les directives.
- Incapacité de coopérer.
- Appréhension.
- Transpiration abondante.

DOMAINE 4

- Regard apeuré.
- Réduction de l'air inspiré audible à l'auscultation.
- Changement de la couleur de la peau : pâleur, légère cyanose.
- Légère utilisation des muscles accessoires de la respiration.

Intolérance grave
- Agitation.
- Détérioration des valeurs des gaz du sang artériel (par rapport aux valeurs initiales).
- Augmentation de plus de 20 mmHg de la pression artérielle (par rapport aux valeurs initiales).
- Augmentation de plus de 20 battements/min de la fréquence cardiaque (par rapport aux valeurs initiales).
- Augmentation importante de la fréquence respiratoire (par rapport aux valeurs initiales).
- Transpiration profuse.
- Utilisation maximale des muscles accessoires de la respiration.
- Respiration superficielle et haletante.
- Respiration abdominale paradoxale.
- Respiration non synchrone avec le respirateur.
- Diminution de l'état de conscience.
- Bruits respiratoires adventices, encombrement des voies respiratoires audible à l'auscultation.
- Cyanose.

Facteurs favorisants

Facteurs physiques
- Dégagement inefficace des voies respiratoires.
- Perturbation des habitudes de sommeil.
- Alimentation inadéquate.
- Malaise ou douleur non soulagée.

Facteurs psychologiques
- Manque de connaissances sur le processus de sevrage ou sa participation à ce processus.
- Impression d'être incapable de se passer du respirateur.
- Diminution de la motivation.
- Diminution de l'estime de soi.

- Anxiété modérée ou grave.
- Peur.
- Perte d'espoir.
- Sentiment d'impuissance.
- Manque de confiance envers l'infirmier(e).

Facteurs situationnels

- Fluctuations passagères et non maîtrisées des besoins énergétiques.
- Diminution intempestive de la ventilation mécanique.
- Soutien social inadéquat.
- Milieu non propice au sevrage (environnement bruyant et actif, événements perturbateurs dans la chambre, ratio patients-infirmiers insuffisant, absence prolongée de l'infirmier(e), personnel infirmier peu familier au patient).
- Antécédents de dépendance à la ventilation mécanique de plus de quatre jours à une semaine.
- Plusieurs échecs antérieurs aux tentatives de sevrage.

DÉFICIT DE **SOINS PERSONNELS :** S'ALIMENTER

(00102)

(1980, 1998)

Définition

Incapacité (partielle ou totale) d'accomplir les activités liées à l'alimentation[1].

Caractéristiques

- Incapacité d'avaler les aliments.
- Incapacité de préparer les aliments pour la consommation.
- Incapacité de se servir des ustensiles.
- Incapacité de mastiquer.
- Incapacité d'utiliser les aides techniques.
- Incapacité de prendre les aliments avec les ustensiles.
- Incapacité d'ouvrir les contenants.
- Incapacité de remuer les aliments dans la bouche.
- Incapacité de manger en toute sécurité.
- Incapacité de porter les aliments à la bouche.
- Incapacité de terminer un repas.
- Incapacité de manger d'une manière socialement acceptable.
- Incapacité de prendre un verre ou une tasse.
- Incapacité de manger suffisamment.

Facteurs favorisants

- Faiblesse ou lassitude.
- Anxiété grave.
- Troubles neuromusculaires.
- Douleur.
- Troubles de perception ou déficit cognitif.

1. Indiquer le niveau de dépendance en utilisant une échelle fonctionnelle normalisée.

- Inconfort.
- Barrières environnementales.
- Baisse ou manque de motivation.
- Troubles musculo-squelettiques.

 en Auto-Soins

DÉFICIT DE **SOINS PERSONNELS** : SE LAVER/EFFECTUER SES SOINS D'HYGIÈNE

(00108)

(1980, 1998)

Définition

Difficulté à se laver et à effectuer ses soins d'hygiène sans aide[1].

Caractéristiques

- Incapacité de prendre le nécessaire pour le bain.
- Incapacité de se laver complètement ou en partie.
- Incapacité de se procurer de l'eau ou de se rendre vers un point d'eau.
- Incapacité de régler la température ou le débit de l'eau.
- Incapacité d'entrer et de sortir de la salle de bain.
- Incapacité de se sécher le corps.

Facteurs favorisants

- Diminution ou absence de motivation.
- Faiblesse et fatigue.
- Anxiété grave.
- Mauvaise perception du schéma corporel et de son rapport avec l'espace.
- Troubles de perception ou déficit cognitif.
- Douleurs.
- Troubles neuromusculaires.
- Troubles musculo-squelettiques.
- Barrières environnementales.

1. Indiquer le niveau de dépendance en utilisant une échelle fonctionnelle normalisée.

DÉFICIT DE **SOINS PERSONNELS** : SE VÊTIR ET/OU SOIGNER SON APPARENCE (00109) (1980, 1998)

Définition

Difficulté à se vêtir et à soigner son apparence[1].

Caractéristiques

- Incapacité de choisir ses vêtements.
- Incapacité d'utiliser les aides techniques.
- Incapacité d'utiliser une fermeture éclair.
- Incapacité d'enlever ses vêtements.
- Incapacité d'enfiler ses chaussettes.
- Incapacité de mettre les vêtements de la partie supérieure du corps.
- Difficulté à mettre ou enlever les vêtements nécessaires.
- Difficulté à attacher ses vêtements.
- Difficulté à prendre ou ranger des vêtements et accessoires.
- Incapacité de maintenir une apparence satisfaisante.
- Incapacité de mettre les vêtements de la partie inférieure du corps.
- Incapacité de ramasser ses vêtements.
- Incapacité de mettre ses chaussures.

Facteurs favorisants

- Diminution ou absence de motivation.
- Douleur.
- Anxiété grave.
- Troubles de perception ou déficit cognitif.
- Troubles neuromusculaires.

1. Indiquer le niveau de dépendance en utilisant une échelle fonctionnelle normalisée.

- Troubles musculo-squelettiques.
- Malaise.
- Obstacles liés à l'environnement.
- Faiblesse ou fatigue.

DÉFICIT DE **SOINS PERSONNELS** : UTILISER LES TOILETTES

(00110)
(1980, 1998)

Définition
Difficulté à utiliser les toilettes sans aide[1].

Caractéristiques
- Incapacité de détacher, d'attacher, de baisser ou relever ses vêtements.
- Incapacité de procéder aux mesures d'hygiène nécessaires après être allé aux toilettes.
- Incapacité de s'asseoir sur les toilettes ou la chaise percée ou de s'en relever.
- Incapacité de se rendre aux toilettes ou à la chaise percée.
- Incapacité de tirer la chasse d'eau ou de vider le seau de la chaise percée.

Facteurs favorisants
- Obstacles liés à l'environnement.
- Faiblesse ou fatigue.
- Diminution ou absence de motivation.
- Anxiété grave.
- Handicap moteur.
- Difficulté à effectuer des transferts.
- Troubles musculo-squelettiques.
- Troubles neuromusculaires.
- Douleur.
- Troubles de perception ou déficit cognitif.

1. Indiquer le niveau de dépendance en utilisant une échelle fonctionnelle normalisée.

MOTIVATION À AMÉLIORER SES **SOINS PERSONNELS**

(00182)

(2006, N.P. 2.1)

Définition

Ensemble d'activités accompli pour soi-même qui permet d'atteindre des objectifs liés à la santé et qui peut être renforcé.

Caractéristiques

- Expression du désir d'accroître son autonomie dans le maintien de sa vie.
- Expression du désir d'accroître son autonomie dans le maintien de sa santé.
- Expression du désir d'accroître son autonomie dans le maintien de son développement humain.
- Expression du désir d'accroître son autonomie dans le maintien de son bien-être.
- Expression du désir d'accroître ses connaissances quant aux stratégies en matière de soins personnels.
- Expression du désir d'accroître sa responsabilité envers ses soins personnels.
- Expression du désir d'améliorer ses soins personnels.

Références

- Artinian, N.T., Magnan, M., Sloan, M., & Lange, M.P. (2002). Self care behaviors among patients with heart failure. *Heart & Lung* 31:161–72.
- Backscheider, J.E. (1974). Self care requirements, self care capabilities and nursing systems in the diabetic nurse management clinic. *American Journal of Public Health* 64: 1138–46.
- Becker, G., Gates, R. J., & E. Newsom (2004). Self-care among chronically ill African Americans: Culture, health disparities, and health insurance status. American Journal of Public Health 94: 2066–73.
- Biggs, A.J. (1990). Family caregiver versus nursing assessments of elderly self-care abilities. *Journal of Gerontological Nursing* 16(8): 11–16.

- Conn, V. (1991). Self care actions taken by older adults for influenza and colds. Nursing Research 40: 176–81.
- Dashiff, C., Bartolucci, A., Wallander, J., & Abdullatif, H. (2005). The relationship of family structure, maternal employment, and family conflict with self-care adherence of adolescents with Type 1 diabetes. *Families, Systems, & Health* 23(1): 66–79.
- Harris, J.L. & Williams, L.K. (1991). Universal self-care requisites as identified by homeless elderly men. *Journal of Gerontological Nursing* 17(6): 39–43.
- Hartweg, D.L. (1993). Self-care actions of healthy middle-aged women to promote wellbeing. *Nursing Research* 42: 221–7.
- Moore, J.B. & Beckwitt, A.E. (2004). Children with cancer and their parents: Self care and dependent care practices. *Issues in Comprehensive Pediatric Nursing* 27: 1–17.
- Oliver, M. (2005). Reaching positive outcomes by assessing and teaching patient self efficacy. *Home Healthcare Nurse* 23: 559–62.
- Orem, D.E. (2001). *Nursing: Concepts and practice*, 6th edn. St Louis: Mosby.
- Richardson, A. & Ream, E.K. (1997). Self-care behaviours initiated by chemotherapy patients in response to fatigue. *International Journal of Nursing Studies* 34(1): 35–43.
- Smits, M.W. & Kee, C.C. (1992). Correlates of self-care among the independent elderly: Self care affects well-being. *Journal of Gerontological Nursing* 18(9): 13–18.
- Weston-Eborn, R. (2004). Home care and the adult learner. *Home Healthcare Nurse* 22: 522–3.

Classe 1 : attention

NÉGLIGENCE DE L'HÉMICORPS

(00123)
(1986, 2006, N.P. 2.1)

Définition

Altération de la réaction sensorielle et motrice, de la représentation mentale et de la perception spatiale du corps et de son environnement immédiat qui se caractérise par l'inattention portée à un côté et une attention exagérée portée au côté opposé. La négligence de l'hémicorps gauche est plus sévère et persistante que la négligence de l'hémicorps droit.

Caractéristiques

- Non-reconnaissance de la position du membre du côté négligé.
- Difficulté à se rappeler certains détails de lieux connus qui se trouvent du côté négligé lorsqu'on le lui demande.
- Déplacement des sons du côté non négligé.
- Déformation du dessin sur la moitié de la feuille correspondant au côté négligé.
- Incapacité d'interrompre les traits de crayon sur la moitié de la feuille correspondant au côté négligé.
- Incapacité de manger les aliments situés dans la partie de l'assiette correspondant au côté négligé.
- Incapacité de mettre ses vêtements du côté négligé.
- Incapacité de prendre soin de son apparence du côté négligé.
- Incapacité de bouger les yeux dans l'espace correspondant au côté négligé, même si la personne reconnaît la provenance du stimulus.
- Incapacité de bouger la tête dans l'espace correspondant au côté négligé, même si la personne reconnaît la provenance du stimulus.

- Incapacité de bouger les membres dans l'espace correspondant au côté négligé, même si la personne reconnaît la provenance du stimulus.
- Incapacité de bouger le tronc dans l'espace correspondant au côté négligé même si la personne reconnaît la provenance du stimulus.
- Incapacité de reconnaître la présence des gens qui l'approchent du côté négligé.
- Précautions inadéquates du côté négligé.
- Déviation marquée des yeux[1] vers le côté non négligé en réponse à des stimuli ou à des activités provenant de ce côté.
- Déviation marquée de la tête[1] vers le côté non négligé en réponse à des stimuli ou à des activités provenant de ce côté.
- Déviation marquée du tronc[1] vers le côté non négligé en réponse à des stimuli ou à des activités provenant de ce côté.
- Absence de dessin sur la moitié de la feuille correspondant au côté négligé.
- Persévération[2] de gestes du côté non négligé.
- À la lecture, les mots du texte original sont remplacés par d'autres mots de longueur similaire en leur substituant des lettres.
- Transfert de la perception de la douleur vers le côté non négligé.
- À l'écriture, utilisation exclusive de la moitié verticale de la page du côté non négligé.

Facteurs favorisants

- Lésion cérébrale consécutive à des problèmes vasculaires cérébraux.
- Lésion cérébrale consécutive à une maladie neurologique.
- Lésion cérébrale consécutive à un traumatisme crânien.
- Lésion cérébrale consécutive à une tumeur.
- Hémiplégie gauche résultant d'un AVC dans l'hémisphère droit.
- Hémianopsie.

---

1. Comme si la personne était attirée de façon magnétique vers les stimuli et les activités provenant de ce côté.
2. Persévération : difficulté provoquée par certains types de dommages cérébraux, caractérisée par l'impossibilité d'arrêter une tâche de façon adaptée. (NdT)

Références

- Bartolomeo, P. & Chokron, S. (1999). Left unilateral neglect or right hyperattention? *Neurology* 53(9).
- Bartolomeo, P. & Chokron, S. (2002). Orienting of neglect in left unilateral neglect. *Neuroscience and Behavioral Reviews* 26: 217–34.
- Halligan, P.W. & Marshall J.C. (1993). The history and clinical presentation of neglect. In: Robertson, I.H. & Marshall, J.C. (eds), *Unilateral Neglect: Clinical and experimental studies*. Hove: Lawrence Erlbaum associates Ltd, pp. 3–19.
- Rizzolati, G. & Berti, A. (1993). Neural mechanisms of spatial neglect. In: Robertson, I.H. & Marshall, J.C. (eds), *Unilateral neglect: Clinical and experimental studies.* Hove: Lawrence Erlbaum associates Ltd, pp. 87–102.
- Rusconi, M.L., Maravita, A., Bottini, G., & Vallar, G (2002). Is the intact side really intact? Perseverative responses in patients with unilateral neglect: a productive manifestation. *Neuropsychologia* 40: 594–604.
- Stone, SP. Halligan, P.W, Marshall, J.C., & Greenwood, R.J. (1998). Unilateral neglect a common but heterogeneous syndrome. *Neurology* 50: 1902–5.
- Swan, L. (2001). Unilateral spatial neglect. Physical Therapy 81: 1572–80.
- Weitzel, E.A. (2001). Unilateral neglect. In: Maas, M., Buckwalter, K., Hardy, M., Tripp-Reimer, T., Titler, M., & Specht, J. (eds), *Nursing care of older adults: Diagnosis, outcomes, and interventions.* St Louis: Mosby, pp. 492–502.

SYNDROME D'**INTERPRÉTATION ERRONÉE DE L'ENVIRONNEMENT**

(00127)
(1994)

Définition

Désorientation face aux personnes, aux lieux, au temps et aux circonstances depuis plus de trois à six mois, nécessitant l'application de mesures de protection.

Caractéristiques

- Désorientation constante dans des endroits tant familiers que nouveaux.
- État confusionnel chronique.
- Perte de travail ou de la capacité d'effectuer son rôle social en raison d'une mémoire défaillante.
- Incapacité de suivre des indications ou des instructions simples.
- Incapacité de raisonner.
- Incapacité de se concentrer.
- Lenteur à répondre aux questions.

Facteurs favorisants

- Démence (maladie d'Alzheimer, démence multifocale, maladie de Pick, démence liée au sida).
- Maladie de Parkinson.
- Maladie de Huntington.
- Dépression.
- Alcoolisme.

ERRANCE

(00154)
(2000)

Définition
Déplacements sans but ou répétitifs, selon un parcours compliqué, souvent incompatible avec les délimitations du périmètre de circulation ou avec les obstacles, et comportant des dangers pour la personne.

Caractéristiques

- Déplacements fréquents ou incessants d'un endroit à l'autre, avec retours fréquents aux mêmes lieux.
- Déplacements continuels dans le but de retrouver des personnes « absentes » ou des lieux inaccessibles.
- Déplacements aléatoires.
- Déambulations dans des endroits non autorisés ou privés.
- Déplacement ayant pour résultat le départ non intentionnel d'un lieu.
- Déambulations pendant de longues périodes sans destination apparente.
- Déambulation agitée ou d'un pas rythmé.
- Incapacité de localiser des points de repère dans un endroit familier.
- Déplacements qui ne peuvent être facilement arrêtés ou réorientés.
- Déambulation derrière le soignant ou dans son sillage.
- Empiétement sur la propriété d'autrui.
- Hyperactivité.
- Comportements de personnes qui scrutent, qui cherchent, qui sont en quête de quelque chose.
- Périodes de déambulation alternant avec des périodes d'inactivité, assis, debout ou couché.
- Tendance à se perdre.

Facteurs favorisants

- Atteintes cognitives, particulièrement déficits de la mémoire pour les faits récents et anciens, désorientation, troubles visuoperceptifs et constructifs (agnosie, apraxie), troubles du langage (principalement de type expressif).
- Atrophie corticale.
- Antécédents (ex. : personnalité sociable et extravertie).
- Séparation de personnes et de lieux familiers.
- Sédation.
- État émotionnel, particulièrement frustration, anxiété, ennui ou dépression (agitation).
- Environnement social ou physique trop ou peu stimulant.
- État ou besoin physiologique (ex. : la faim, la soif, la douleur, l'envie d'uriner, la constipation).
- Moment de la journée.

TROUBLE DE LA **PERCEPTION SENSORIELLE** (PRÉCISER : VISUELLE, AUDITIVE, KINESTHÉSIQUE, GUSTATIVE, TACTILE, OLFACTIVE)[1]

(00122)
(1978, 1980, 1998)

Définition
Réaction diminuée, exagérée, déformée ou perturbée à un changement dans la quantité ou le schéma des stimuli que reçoivent les sens.

Caractéristiques
- Difficulté à se concentrer.
- Distorsions auditives.
- Modification des réactions habituelles aux stimuli.
- Agitation.
- Changement dans l'acuité sensorielle (signalé ou mesuré).
- Irritabilité.
- Désorientation spatio-temporelle ou incapacité de reconnaître les personnes.
- Perturbation de l'aptitude à résoudre les problèmes.
- Changement de comportement.
- Altération des modes de communication.
- Hallucinations.
- Distorsion visuelle.

Facteurs favorisants
- Perception sensorielle altérée.
- Excès de stimuli externes.

1. Ce diagnostic sera retiré de l'édition 2012–2014 de la Taxinomie NANDA-I, à moins qu'un travail supplémentaire ne soit accompli afin de le faire parvenir à un niveau de preuve supérieur ou égal à 2.1.

- Stress psychologique.
- Altération de la réception, de la transmission et/ou de l'intégration sensorielles.
- Stimuli externes insuffisants.
- Déséquilibres biochimiques pour les distorsions sensorielles (ex. : illusions, hallucinations).
- Déséquilibre électrolytique.

PLANIFICATION INEFFICACE D'UNE **ACTIVITÉ**
(00199)
(2008, N.P. 2.2)

Définition
Inaptitude à préparer un ensemble d'actions selon un échéancier et sous certaines conditions.

Caractéristiques
- Verbalisation de peurs devant une tâche à réaliser.
- Verbalisation d'inquiétudes devant une tâche à réaliser.
- Anxiété excessive devant une tâche à réaliser.
- Conduite d'échec.
- Absence de plan précis.
- Manque de ressources.
- Manque d'organisation séquentielle.
- Procrastination.
- Non-atteinte des objectifs fixés concernant l'activité choisie.

Facteurs favorisants
- Diminution de la capacité de traiter l'information.
- Comportement défensif de fuite devant une solution proposée.
- Hédonisme.
- Manque de soutien de sa famille.
- Manque de soutien de ses amis.
- Perception irréaliste des événements.
- Perception irréaliste des compétences personnelles.

Références

- American Psychiatric Association (2004). *Mini DSM IV-TR*. Masson: Paris, p. 384.
- Auger, L. (2006). *Vivre avec sa tête ou avec son cœur*. Centre la Pensée Réaliste, republication par Pierre Bovo, p. 156.
- Auger, L. (2001). *Savoir vivre*. Québec: Les éditions Un monde différent ltée, p. 208.
- Auger, L. (1992). *Prendre soin de soi, guide pratique de micro-thérapie*. Montréal: CIM, p. 237.

- Auger, L. (1980). *S'aider soi-même davantage.* Québec: Les Éditions De l'Homme, p. 133.
- Auger, L. (1972–2006). *Vivre avec sa tête où avec son cœur.* Montréal: Micheline Côté-Auger ed., p. 156.
- Barth, B-M. (1985). Jérôme Bruner et l'innovation pédagogique. *Communication et Langages* 66: 45–58.
- Beck, A.T., et al. (1979). Cognitive therapy of depression. New York: Guilford Press.
- Corbière, M., Laisné, F, & et Mercier, C. (2001). Élaboration du questionnaire: obstacles à l'insertion au travail et sentiment d'efficacité pour les surmonter. Manuscrit inédit, Centre de recherche Femand-Seguin, Unité 218, Hôpital Louis-H. Lafontaine, Montréal.
- Debray, Q., Kindynis, S., Leclère, M., & Seigneurie, A. (2005). *Protocoles de traitement des personnalités pathologiques, Approche cognitivo-comportementale.* Paris: Masson, p. 224.
- Ellis, A. (1962). *Reason and emotion in psychotherapy.* New York: Secausus, Lyle Stuart.
- Ellis, A. & Harper, R. (1992). *L'approche émotivo-rationnelle. Une nouvelle façon de vivre.* Québec: Les Éditions De l'Homme, p. 373.
- Filion, F. (1989), *J'améliore mes plans d'action.* Québec: CAER Ed, 98 PP.
- Greenberg, D. & Padesky, C. (2004). *Dépression et anxiété: comprendre et surmonter par l'approche cognitive.* Québec: Décarie Éditeur, p. 264.
- Ladouceur, R., Marchand, A., & Boivert, J.-M. (1999). *Les troubles anxieux, Approche cognitive et comportementale.* Gaétan Morin & Paris: Masson, p. 213.
- Lalonde, P., Aubut, J., & Grunberg, F., eds (2001). *Psychiatrie clinique, Une approche bio-psyco-sociale.* Québec: Tome II, p. 2091.
- Lecomte, T. & Leclerc, C. (2004). *Manuel de réadaptation psychiatrique.* Québec: Presses de l'Université du Québec, p. 461.
- Monastès, J.L. & Boyer, C. (2006). *Les thérapies comportementales et cognitives. Se libérer des troubles psy.* Milan: Les Essentiels Milan, p. 63.
- Morin, C., Briand, C., & Lalonde, P. (1999). De la symptomatologie à la résolution de problèmes: approche intégrée pour les personnes atteintes de schizophrénie. In: *Santé Mentale au Québec, Dossier Schizophrénie, délires et thérapie cognitive*, Vol XXIV, No 1, p. 277.
- Riberio, K.L. (1999). The labyrinth of community mental health: In search of meaningful occupation. *Psychiatric Rehabilitation Journal* (23): 2.
- Seyle, H. (1959), *The stress of life.* New York: McGraw-Hill.
- Townsend, M-C. (2004). *Soins infirmiers, Psychiatrie et santé mentale.* Québec: ERPI, p. 692.
- Wilson, R. & Branch, R. (2004). *Les thérapies comportementales et cognitives pour les nuls.* Paris: First, p. 334.

CONFUSION AIGUË

(00128)
(1994, 2006, N.P. 2.1)

Définition

Perturbation transitoire touchant la conscience, l'attention, la cognition et la perception qui se développe sur une courte période de temps.

Caractéristiques

- Préoccupation concernant la surcharge de travail des soignants ou aidants naturels.
- Fluctuation de la cognition.
- Fluctuation du niveau de conscience.
- Fluctuation de l'activité psychomotrice.
- Hallucinations.
- Agitation accrue.
- Nervosité accrue.
- Manque de motivation pour mener à terme une action voulue.
- Manque de motivation pour amorcer une action voulue.
- Perceptions erronées.

Facteurs favorisants

- Abus d'alcool
- Démence
- Délire
- Fluctuation du cycle veille sommeil
- Plus de 60 ans d'âge
- Usage de substance toxique

Références

- Agostini, J.V., Leo-Summers, L.S., & Inouye, S.K. (2001). Cognitive and other adverse effects of diphenhydramine use in hospitalized older patients. *Archives of Internal Medicine* 161: 2091–7.
- Alciati, A., Scaramelli, B., Fusi, A., Butteri, E., Cattameo, M.L., & Mellado, C. (1999). Three cases of delirium after "ecstasy" ingestion. *Journal of Psychoactive Drugs* 31: 167–70.

- Aldemir, M., Ozen, S., Kara, I.H., Sir, A., & Bac, B. (2001). Predisposing factors for delirium in the surgical intensive care unit. *Critical Care (London)* 5: 265–70.
- Bowman, A.M. (1997). Sleep satisfaction, perceived pain and acute confusion in elderly clients undergoing orthopaedic procedures. *Journal of Advanced Nursing* 26: 550–64.
- Brauer, C., Morrison, R.S., Silberzweig, S.B., & Sui, A.L. (2000). The cause of delirium in patients with hip fracture. *Archives of Internal Medicine* 160: 1856–60.
- Coyle, N., Breitbart, W., Weaver, S., & Portenoy, R. (1994). Delirium as a contributing factor to "crescendo" pain: three case reports. *Journal of Pain and Symptom Management* 9(1): 44–7.
- Edlund, A., Lundstrom, M., Brannstrom, B., Bucht, G., & Gustafson, Y. (2001). Delirium before and after operation for femoral neck fracture. *Journal of the American Geriatrics Society* 49: 1335–40.
- Elie, M., Cole, M.G., Primeau, F. J., & Bellavance, F. (1998). Delirium risks factors in elderly hospitalized patients. *Journal of General Internal Medicine* 13: 204–12.
- Erkinjuntti, T., Wikstrom, J. Palo, J., & Autio, L. (1986). Dementia among medical inpatients: Evaluation of 2000 Consecutive admissions. *Archives of Internal Medicine* 146: 1923–6.
- Fisher, B.W. & Flowerdew, G. (1995). A simple model for predicting postoperative delirium in older patients undergoing elective orthopedic surgery. *Journal of the American Geriatric Society* 43: 175–8.
- Foreman, M. (1989). Confusion in the hospitalized elderly: Incidence, onset, and associated factors. *Research in Nursing & Health* 12: 21–9.
- Francis, J., Martin, D., & Kapoor, W. (1990). A prospective study of delirium in hospitalized elderly. *Journal of the American Medical Association* 263: 1097–101.
- Grandberg, A.I., Malmros, C.W., Bergborn, I.L., & Lundberg, D.B. (2002) Intensive care syndrome/delirium is associated with anemia, drug therapy and duration of ventilation treatment. *Acta Anaesthesiologica Scandinavica* 46: 726–31.
- Gustafson, Y., Berggren, D., Brannstrom, B., et al. (1988). Acute confusional state in elderly patients treated for femoral neck fracture. *Journal of the American Geriatric Association* 36: 525–30.
- Han, L., McCusher, J., Cole, M. Abrahamowiz, M., Primeau, F., & Elie, M. (2001). Use of medications with anticholinergic effect predicts clinical severity of delirium symptoms in older medical inpatients. *Archives of Internal Medicine* 161: 1099–105.
- Haynes, C. (1999). Emergence delirium: a literature review. *British Journal of Theatre Nursing* 9: 502–10.

- Inouye, S.K. & Charpentier, P.A. (1996). Precipitating factors for delirium in hospitalized elderly persons: Predictive model and interrelationship with baseline vulnerability. *Journal of the American Medical Association* 275: 852–7.
- Jitapunkul, S., Pillay, I., & Ebrahim, S. (1992). Delirium in newly admitted elderly patients: A prospective study. *Quarterly Journal of Medicine NS* 83(300): 307–14.
- Kelly, M. (1997). The best is yet to be. Postoperative delirium in the elderly. *Today's Surgical Nurse* 19(5): 10–12.
- Koponen, H., Stenback, U., Mattila, E., Soininen, H., Reinikainen, K., & Riekkinen, P. (1989). Delirium among elderly persons admitted to a psychiatric hospital: clinical course during the acute state and one-year follow-up. *Acta Psychiatrica Scandinavica* 79: 579–85.
- Korevaar, J.C., van Munster, B.C., & de Rooij, S.E. (2005). Risk factors for delirium in acutely admitted elderly patients: a prospective cohort study. *BMC Geriatric* 5(1): 6.
- Lawlor, P.G., Gagnon, B., Mancini, I.L., et al. (2000). Occurrence, causes, and outcome of delirium in patients with advanced cancer. *Archives of Internal Medicine* 160: 786–94.
- Levkoff, S.E, Safran, C., Cleary, P.D., Gallop, J., & Phillips, R.S. (1988). Identification of factors associated with the diagnosis of delirium in elderly hospitalized patients. *Journal of the American Geriatrics Society* 36: 1099–104.
- Lipov, E.G. (1991). Emergence delirium in the PACU. *Critical Care Nursing Clinics of North America* 3: 145–9.
- Lynch, E.P., Lazor, M.A., Gellis, J.E., Orav, J., Goldman, L., & Marcantonioa, E.R. (1998). The impact of postoperative pain on the development of post operative delirium. *Anesthesia & Analgesia* 86: 781–5.
- McCuster, J., Cole, M., Abrahamowica, M., Han, L., Podoba, J., & Ramman-Haddad, L. (2001). Environmental risk factors for delirium in hospitalized older people. *Journal of the American Geriatrics Society* 49: 1327–34.
- Marcantonio, E.R., Simon, S.E., Bergmann, M.A., Jones, R.N., Murphy, K.M., & Morris, J.N. (2003). Delirium symptoms in post-acute care: Prevalent, persistent, and associated with poor functional recovery. *Journal of the American Geriatrics Society* 51: 4–9.
- Marcantonio, E.R., Goldman, L., Mangione, C.M., et al. (1994). A clinical prediction rule for delirium after elective noncardiac surgery. *Journal of the American Medical Association* 271: 134–9.
- Massie, M.J. & Holland, J.C. (1992). The cancer patient with pain: psychiatric complications and their management. *Journal of Pain and Symptom Management* 7: 99–109.

- Mentes, J., Culp, J., Maas, M., & Rantz, M. (1999). Acute confusion indicators: risk factors and prevalence using MDS data. *Research in Nursing & Health* 22: 95–105.
- Morita, T., Tei, Y. Tsunoda, J., Inouye, S., & Chihara, S. (2001). Underlying pathologies and their associations with clinical features in terminal delirium of cancer patients. *Journal of Pain and Symptom Management* 22: 997–1006.
- Morrison, R.S., Magaziner, J., Gilbert, M., et al. (2003). Relationship between pain and opioid analgesics on the development of delirium following hip fracture. *Journal of Gerontology Series A – A Biological Sciences & Medical Sciences* 58: 76–81.
- Nishikawa, K., Nakayama, M., Omote, K., & Namiki, A. (2004). Recovery characteristics and post operative delirium after long-duration laparoscope-assisted surgery in elderly patients: propofol-based vs. sevofl urane-based anesthesia. *Acta Anaesthesiologica Scandinavica* 48: 162–8.
- O'Brien, D. (2002). Acute postoperative delirium: definitions, incidence, recognition, and interventions. *Journal of Peri-Anesthesia Nursing* 17: 384–92.
- Pompei, P., Foreman, M., Rudberg, M., Inouye, S., Braund, V., & Cassel, C. (1994). Delirium in hospitalized older persons: Outcomes and predictors. *Journal of the American Geriatrics Society* 42: 809–15.
- Pratico, C., Quattrone, D., Lucanto, T., et al. (2005). Drugs of anesthesia acting on central cholinergic system may cause post operative cognitive dysfunction and delirium. *Medical Hypotheses* 65: 972–82.
- Rockwood, K. (1989). Acute confusion in elderly medical patients. *Journal of the American Geriatrics Society* 37: 150–4.
- Rolfson, D.B., McElhaney, J.E., Rockwood, K., et al. (1999). Incidence and risk factors for delirium and other adverse outcomes in older adults after coronary artery bypass graft surgery. *Canadian Journal of Cardiology* 15: 771–6.
- Ross, D.L. (1998). Factors associated with excited delirium, deaths in police custody. *Modern Pathology* 11: 1127–37.
- Ruttenber, A.J., McAnally, H.B., & Wetli, C.V. (1999). Cocaine-associated rhabdomyolysis and excited delirium: different stages of the same syndrome. *American Journal of Forensic Medicine & Pathology* 20: 120–7.
- Ruttenber, A.J., Lawler-Heavner, J., Yin, M., Wetli, C.V., Hearn, W.L. & Mash, D.C. (1997). Fatal excited delirium following cocaine use: epidemiological findings provide new evidence for mechanisms of cocaine toxicity. *Journal of Forensic Sciences* 42: 25–31.
- Schor, J.D., Levkoff, S.E., Lipsitz, L.A., et al. (1992). Risk factors for delirium in hospitalized elderly. *Journal of the American Medical Association* 267: 827–31.
- Schururmans, M.J., Duursma, S.A., Shortridge-Baggett, L.M., Clevers, G., & Pel-Little, R. (2003). Elderly patients with hip fracture: the risk for delirium. *Applied Nursing Research* 16(2): 75–84.

- Seaman, J.S., Schillerstrom, J., Carroll, D., & Brown, T.M. (2006). Impaired oxidative metabolism precipitates delirium: a study of 101 ICU patients. *Psychosomatics* 47(1): 56–61.
- Seymour, D.G., Henschke, P.J, Cape, R.D., & Campbell, A.J. (1980). Acute confusional states and dementia in the elderly: The role of dehydration/volume depletion, physical illness and age. *Age and Ageing* 9: 137–46.
- Seymour, D.G. & Vaz, F.G. (1989). A prospective study of elderly general surgical patients: II. Post operative complications. *Age and Ageing* 18: 316–326.
- Williams, M., Holloway, J., Winn, M., et al. (1979). Nursing activities and acute confusional states in elderly hip-fractured patients. *Nursing Research* 28(1): 25–35.
- Williams-Russo, P., Urquhart, B.L., Sharrock, N.E., & Charlson, M.E. (1992). Postoperative delirium: Prognosis in elderly orthopedic patients. *Journal of the American Geriatrics Society* 40: 759–67.
- Wilson, L.M. (1972). Intensive care delirium. *Archives of Internal Medicine* 130: 225–6.

RISQUE DE **CONFUSION** AIGUË
(00173)
(2006, N.P. 2.2)

Définition
Risque de perturbations transitoires de la conscience, de l'attention, de la cognition et de la perception qui se développent sur une courte période de temps.

Facteurs de risque
- Usage d'alcool.
- Réduction de la mobilité.
- Relâchement des mesures de contention.
- Démence.
- Fluctuation du cycle veille-sommeil.
- Antécédent d'accident vasculaire cérébral.
- Infection.
- Altération de la cognition.
- Sexe masculin.
- Traitements/drogues :
  - Anesthésie,
  - Anticholinergiques,
  - Diphénhydramine,
  - Opiacés,
  - Drogues psychotropes,
  - Multiples traitements.
- Désordres métaboliques :
  - Azotémie,
  - Diminution de l'hémoglobine,
  - Déshydratation,
  - Déséquilibre électrolytique,
  - Augmentation du ratio BUN/créatinine,
  - Malnutrition.

- Plus de 60 ans d'âge.
- Douleur.
- Privation sensorielle.
- Abus de substances toxiques.
- Rétention urinaire.

DOMAINE 5

Références

- Agostini, J.V., Leo-Summers, L.S., & Inouye, S.K. (2001). Cognitive and other adverse effects of diphenhydramine use in hospitalized older patients. *Archives of Internal Medicine* 161: 2091–7.
- Alciati, A., Scaramelli, B., Fusi, A., Butteri, E., Cattameo, M.L., & Mellado, C. (1999). Three cases of delirium after "ecstasy" ingestion. *Journal of Psychoactive Drugs* 31: 167–70.
- Aldemir, M., Ozen, S., Kara, I.H., Sir, A., & Bac, B. (2001). Predisposing factors for delirium in the surgical intensive care unit. *Critical Care (London)* 5: 265–70.
- Bowman, A.M. (1997). Sleep satisfaction, perceived pain and acute confusion in elderly clients undergoing orthopaedic procedures. *Journal of Advanced Nursing* 26: 550–64.
- Brauer, C., Morrison, R.S., Silberzweig, S.B., & Sui, A.L. (2000). The cause of delirium in patients with hip fracture. *Archives of Internal Medicine* 160: 1856–60.
- Coyle, N., Breitbart, W., Weaver, S., & Portenoy, R. (1994). Delirium as a contributing factor to "crescendo" pain: three case reports. *Journal of Pain and Symptom Management* 9(1): 44–7.
- Edlund, A., Lundstrom, M., Brannstrom, B., Bucht, G., & Gustafson, Y. (2001). Delirium before and after operation for femoral neck fracture. *Journal of the American Geriatrics Society* 49: 1335–40.
- Elie, M., Cole, M.G., Primeau, F. J., & Bellavance, F. (1998). Delirium risks factors in elderly hospitalized patients. *Journal of General Internal Medicine* 13: 204–12.
- Erkinjuntti, T., Wikstrom, J. Palo, J., & Autio, L. (1986). Dementia among medical inpatients: Evaluation of 2000 Consecutive admissions. *Archives of Internal Medicine* 146: 1923–6.
- Fisher, B.W. & Flowerdew, G. (1995). A simple model for predicting postoperative delirium in older patients undergoing elective orthopedic surgery. *Journal of the American Geriatric Society* 43: 175–8.
- Foreman, M. (1989). Confusion in the hospitalized elderly: Incidence, onset, and associated factors. *Research in Nursing & Health* 12: 21–9.
- Francis, J., Martin, D., & Kapoor, W. (1990). A prospective study of delirium in hospitalized elderly. *Journal of the American Medical Association* 263: 1097–101.

- Grandberg, A.I., Malmros, C.W., Bergborn, I.L., & Lundberg, D.B. (2002) Intensive care syndrome/delirium is associated with anemia, drug therapy and duration of ventilation treatment. *Acta Anaesthesiologica Scandinavica* 46: 726–31.
- Gustafson, Y., Berggren, D., Brannstrom, B., et al. (1988). Acute confusional state in elderly patients treated for femoral neck fracture. *Journal of the American Geriatric Association* 36: 525–30.
- Han, L., McCusher, J., Cole, M. Abrahamowiz, M., Primeau, F., & Elie, M. (2001). Use of medications with anticholinergic effect predicts clinical severity of delirium symptoms in older medical inpatients. *Archives of Internal Medicine* 161: 1099–105.
- Haynes, C. (1999). Emergence delirium: a literature review. *British Journal of Theatre Nursing* 9: 502–10.
- Inouye, S.K. & Charpentier, P.A. (1996). Precipitating factors for delirium in hospitalized elderly persons: Predictive model and interrelationship with baseline vulnerability. *Journal of the American Medical Association* 275: 852–7.
- Jitapunkul, S., Pillay, I., & Ebrahim, S. (1992). Delirium in newly admitted elderly patients: A prospective study. *Quarterly Journal of Medicine NS* 83(300): 307–14.
- Kelly, M. (1997). The best is yet to be. Postoperative delirium in the elderly. *Today's Surgical Nurse* 19(5): 10–12.
- Koponen, H., Stenback, U., Mattila, E., Soininen, H., Reinikainen, K., & Riekkinen, P. (1989). Delirium among elderly persons admitted to a psychiatric hospital: clinical course during the acute state and one-year follow-up. *Acta Psychiatrica Scandinavica* 79: 579–85.
- Korevaar, J.C., van Munster, B.C., & de Rooij, S.E. (2005). Risk factors for delirium in acutely admitted elderly patients: a prospective cohort study. *BMC Geriatric* 5(1): 6.
- Lawlor, P.G., Gagnon, B., Mancini, I.L., et al. (2000). Occurrence, causes, and outcome of delirium in patients with advanced cancer. *Archives of Internal Medicine* 160: 786–94.
- Levkoff, S.E, Safran, C., Cleary, P.D., Gallop, J., & Phillips, R.S. (1988). Identification of factors associated with the diagnosis of delirium in elderly hospitalized patients. *Journal of the American Geriatrics Society* 36: 1099–104.
- Lipov, E.G. (1991). Emergence delirium in the PACU. *Critical Care Nursing Clinics of North America* 3: 145–9.
- Lynch, E.P., Lazor, M.A., Gellis, J.E., Orav, J., Goldman, L., & Marcantonioa, E.R. (1998). The impact of postoperative pain on the development of post operative delirium. *Anesthesia & Analgesia* 86: 781–5.

- McCuster, J., Cole, M., Abrahamowica, M., Han, L., Podoba, J., & Ramman-Haddad, L. (2001). Environmental risk factors for delirium in hospitalized older people. *Journal of the American Geriatrics Society* 49: 1327–34.
- Marcantonio, E.R., Simon, S.E., Bergmann, M.A., Jones, R.N., Murphy, K.M., & Morris, J.N. (2003). Delirium symptoms in post-acute care: Prevalent, persistent, and associated with poor functional recovery. *Journal of the American Geriatrics Society* 51: 4–9.
- Marcantonio, E.R., Goldman, L., Mangione, C.M., et al. (1994). A clinical prediction rule for delirium after elective noncardiac surgery. *Journal of the American Medical Association* 271: 134–9.
- Massie, M.J. & Holland, J.C. (1992). The cancer patient with pain: psychiatric complications and their management. *Journal of Pain and Symptom Management* 7: 99–109.
- Mentes, J., Culp, J., Maas, M., & Rantz, M. (1999). Acute confusion indicators: risk factors and prevalence using MDS data. *Research in Nursing & Health* 22: 95–105.
- Morita, T., Tei, Y. Tsunoda, J., Inouye, S., & Chihara, S. (2001). Underlying pathologies and their associations with clinical features in terminal delirium of cancer patients. *Journal of Pain and Symptom Management* 22: 997–1006.
- Morrison, R.S., Magaziner, J., Gilbert, M., et al. (2003). Relationship between pain and opioid analgesics on the development of delirium following hip fracture. *Journal of Gerontology Series A – A Biological Sciences & Medical Sciences* 58: 76–81.
- Nishikawa, K., Nakayama, M., Omote, K., & Namiki, A. (2004). Recovery characteristics and post operative delirium after long-duration laparoscope-assisted surgery in elderly patients: propofol-based vs. sevofl urane-based anesthesia. *Acta Anaesthesiologica Scandinavica* 48: 162–8.
- O'Brien, D. (2002). Acute postoperative delirium: definitions, incidence, recognition, and interventions. *Journal of Peri-Anesthesia Nursing* 17: 384–92.
- Pompei, P., Foreman, M., Rudberg, M., Inouye, S., Braund, V., & Cassel, C. (1994). Delirium in hospitalized older persons: Outcomes and predictors. *Journal of the American Geriatrics Society* 42: 809–15.
- Pratico, C., Quattrone, D., Lucanto, T., et al. (2005). Drugs of anesthesia acting on central cholinergic system may cause post operative cognitive dysfunction and delirium. *Medical Hypotheses* 65: 972–82.
- Rockwood, K. (1989). Acute confusion in elderly medical patients. *Journal of the American Geriatrics Society* 37: 150–4.
- Rolfson, D.B., McElhaney, J.E., Rockwood, K., et al. (1999). Incidence and risk factors for delirium and other adverse outcomes in older adults after coronary artery bypass graft surgery. *Canadian Journal of Cardiology* 15: 771–6.

- Ross, D.L. (1998). Factors associated with excited delirium, deaths in police custody. *Modern Pathology* 11: 1127–37.
- Ruttenber, A.J., McAnally, H.B., & Wetli, C.V. (1999). Cocaine-associated rhabdomyolysis and excited delirium: different stages of the same syndrome. *American Journal of Forensic Medicine & Pathology* 20: 120–7.
- Ruttenber, A.J., Lawler-Heavner, J., Yin, M., Wetli, C.V., Hearn, W.L. & Mash, D.C. (1997). Fatal excited delirium following cocaine use: epidemiological findings provide new evidence for mechanisms of cocaine toxicity. *Journal of Forensic Sciences* 42: 25–31.
- Schor, J.D., Levkoff, S.E., Lipsitz, L.A., et al. (1992). Risk factors for delirium in hospitalized elderly. *Journal of the American Medical Association* 267: 827–31.
- Schururmans, M.J., Duursma, S.A., Shortridge-Baggett, L.M., Clevers, G., & Pel-Little, R. (2003). Elderly patients with hip fracture: the risk for delirium. *Applied Nursing Research* 16(2): 75–84.
- Seaman, J.S., Schillerstrom, J., Carroll, D., & Brown, T.M. (2006). Impaired oxidative metabolism precipitates delirium: a study of 101 ICU patients. *Psychosomatics* 47(1): 56–61.
- Seymour, D.G., Henschke, P.J, Cape, R.D., & Campbell, A.J. (1980). Acute confusional states and dementia in the elderly: The role of dehydration/volume depletion, physical illness and age. *Age and Ageing* 9: 137–46.
- Seymour, D.G. & Vaz, F.G. (1989). A prospective study of elderly general surgical patients: II. Post operative complications. *Age and Ageing* 18: 316–326.
- Williams, M., Holloway, J., Winn, M., et al. (1979). Nursing activities and acute confusional states in elderly hip-fractured patients. *Nursing Research* 28(1): 25–35.
- Williams-Russo, P., Urquhart, B.L., Sharrock, N.E., & Charlson, M.E. (1992). Postoperative delirium: Prognosis in elderly orthopedic patients. *Journal of the American Geriatrics Society* 40: 759–67.
- Wilson, L.M. (1972). Intensive care delirium. *Archives of Internal Medicine* 130: 225–6.

CONFUSION CHRONIQUE
(00129)
(1994)

Définition
Détérioration irréversible, de longue date et/ou progressive, de la capacité d'interpréter les stimuli du milieu et des processus intellectuels, et qui se manifeste par des troubles de la mémoire, de l'orientation et du comportement.

Caractéristiques
- Difficulté à interpréter les stimuli et à y réagir.
- Signes cliniques de détérioration organique.
- Détérioration cognitive progressive ou de longue date.
- Altération de la personnalité.
- Troubles de la mémoire (récente, ancienne).
- Socialisation perturbée.
- Niveau de conscience inchangé.

Facteurs favorisants
- Démence constitutive à des infarctus multiples.
- Psychose de Korsakoff.
- Traumatisme crânien.
- Maladie d'Alzheimer.
- Accident vasculaire cérébral.

CONNAISSANCES INSUFFISANTES (PRÉCISER)

(00126)
(1980)

Définition
Situation d'une personne qui manque d'informations ou se montre incapable d'expliquer ses connaissances sur un sujet donné.

Caractéristiques
- Verbalisation du problème.
- Incapacité de suivre correctement les directives reçues.
- Échec à un test.
- Comportement inopportun ou démesuré (hystérie, agressivité, agitation, apathie).

Facteurs favorisants
- Manque d'expérience face à une situation.
- Manque de mémoire.
- Fausse interprétation de l'information.
- Déficit cognitif.
- Manque d'intérêt à apprendre.
- Difficulté d'accès aux sources d'information.

MOTIVATION À AMÉLIORER SES **CONNAISSANCES** (PRÉCISER)
(00161)
(2002, N.P. 2.1)

Définition
Présence ou acquisition d'informations relatives à un sujet déterminé, suffisante pour atteindre les objectifs de santé, et qui peut être renforcée.

Caractéristiques
- Expression d'intérêt à apprendre.
- Démonstration de sa compréhension du sujet.
- Comportement congruent aux connaissances de la personne.
- Description d'expériences antérieures se rapportant au sujet.

Références

- Crosby R.-A. et Yarber W.-L. (2001). Perceived versus actual knowledge about correct condom use among U.S. Adolescents: Results from a national Study. *Journal of Adolescent Health, 28 (5)*, 415-420.
- Meischke H., Kuniyuki A.,Yasui Y., Bowen D.-J., Anderson R. et Urban N. (2002). Information women receive about heart attacks and how it affects their knowledge, beliefs and intentions to act in a cardiac emergency. *Health Care for Woman International, 23*, 149-162.
- Taylor K.-L., Turner R.-O., Davis J.-L., Johnson L.,Schwartz M.-D., Kerner J. et Leak C. (2001). Improving knowledge of the prostate cancer screeening dilemma among African American men. An academic-community partnership in Washington D.C. *Public Health Reports, 116 (6)*, 590-598.

MOTIVATION À AMÉLIORER SA **PRISE DE DÉCISION**

(00184)
(2006, N.P. 2.1)

Définition

Ensemble de processus décisionnels permettant l'atteinte des objectifs de santé à court et à long terme, et pouvant être renforcé.

Caractéristiques

- Verbalisation du désir d'améliorer la prise de décision.
- Verbalisation du désir de prendre des décisions plus conformes à ses valeurs et à ses objectifs personnels.
- Verbalisation du désir de prendre des décisions plus conformes aux valeurs et aux objectifs socioculturels.
- Verbalisation du désir de parfaire l'analyse des avantages et des désavantages des décisions à prendre.
- Verbalisation du désir de clarifier les différentes options envisagées dans la prise de décision.
- Verbalisation du désir de clarifier la signification de ses choix.
- Verbalisation du désir d'utiliser des données probantes pour faciliter la prise de décision.

Références

- Evans, R., Elwyn, G., & Edwards, A. (2004). Making interactive decision support for patients a reality. *Informatics in Primary Care* 12: 109–13.
- Harkness, J. (2005). Patient involvement: A vital principle for patient-centered health care. *World Hospitals and Health Services: The Official Journal of the International Hospital Federation* 41(2): 12–16.
- O'Connor, A.M., Tugwell, P., Wells, G.A., et al. (1998). A decision aid for women considering hormone therapy after menopause: Decision support framework and evaluation. *Patient Education and Counseling* 33: 267–79.

- O'Connor, A.M., Drake, E.R., Wells, G.A., Tugwell, P., Laupacis, A., & Elmslie, T. (2003). *A survey of the decision-making need of Canadians faced with complex health decisions*. Health Expectations 6: 97–109.
- Paterson, B.L., Russell, C., & Thorne, (S. 2001). Critical analysis of everyday self-care decision making in chronic illness. *Journal of Advanced Nursing* 35: 335–41.
- Pender, N.J., Murdaugh, C.L., & Parsons, M.A. (2006). *Health promotion in nursing Practice*, 5th edn. Upper Saddle River, NJ: Pearson Prentice-Hall.
- Roelands, M., Van Oost, P., Stevens, V., Depoorter, A., & Buysse, A. (2004). Clinical practice guidelines to improve shared decision-making about assistive device use in home care: A pilot interventions study. *Patient Education and Counseling* 55: 252–64.
- Ross, M.M., Carswell, A., Hing, M., Hollingworth, G., & Dalziel, W.B. (2001). Seniors decision making about pain management. *Journal of Advanced Nursing* 35: 442–51.
- Rothert, M.L., Holmes-Rovner, M., Rovner, D., et al. (1997). An educational intervention as decision support for menopausal women. *Research in Nursing & Health* 20: 377–87.
- Tunis, S.R. (2005). Perspective: A clinical research strategy to support shared decision making. *Health Affairs* 24(1): 180–4.

TROUBLES DE LA **MÉMOIRE**

(00131)

(1994)

Définition

Oubli de bribes d'informations ou d'aptitudes acquises. Les troubles de la mémoire peuvent avoir des causes physiopathologiques ou situationnelles et être temporaires ou permanents.

Caractéristiques

- Oublis observés par autrui ou signalés par la personne elle-même.
- Incapacité de déterminer si un geste a été fait.
- Incapacité d'apprendre ou de mémoriser de nouvelles habiletés ou informations.
- Incapacité d'appliquer les habiletés acquises.
- Incapacité de se rappeler des informations factuelles.
- Incapacité de se rappeler des événements récents ou lointains.
- Oubli de faire un geste au moment habituel.

Facteurs favorisants

- Hypoxie aiguë ou chronique.
- Anémie.
- Diminution du débit cardiaque.
- Déséquilibre hydroélectrolytique.
- Perturbations neurologiques.
- Surabondance de stimuli environnementaux.

COMMUNICATION VERBALE ALTÉRÉE
(00051)
(1973, 1998)

Définition
Difficulté, retard ou inaptitude à recevoir, à traiter, à transmettre et à utiliser un système de symboles.

Caractéristiques
- Refus délibéré de s'exprimer.
- Désorientation spatio-temporelle et incapacité de reconnaître les personnes.
- Difficulté de parler la langue dominante.
- Incapacité de parler.
- Difficulté à parler ou à verbaliser.
- Verbalisation inadéquate.
- Difficulté à former des mots ou des phrases (ex. : aphonie, dyslalie, dysarthrie).
- Difficulté à exprimer ses pensées verbalement (ex. : aphasie, dysphasie, apraxie, dyslexie).
- Bégaiement.
- Troubles de l'élocution.
- Dyspnée.
- Absence de contact visuel ou déficit d'attention sélective.
- Difficulté à comprendre et maintenir le mode de communication usuel.
- Déficit visuel partiel ou total.
- Incapacité ou difficulté à utiliser les modes d'expression corporelle ou faciale.

Facteurs favorisants
- Diminution de la circulation cérébrale.
- Différences culturelles.

- Obstacles psychologiques (ex. : psychose, manque de stimuli).
- Obstacles physiques (ex. : trachéotomie, intubation).
- Anomalie physique (ex. : fente palatine, altération du système neuromusculaire, de la vision, du système auditif ou de l'appareil phonatoire).
- Tumeur cérébrale.
- Retard du développement.
- Effets secondaires des médicaments.
- Barrières environnementales.
- Absence de personnes importantes affectivement.
- Altération des perceptions.
- Manque d'information.
- Stress.
- Altération de l'estime de soi ou du concept de soi.
- Problèmes physiologiques.
- Altération du système nerveux central.
- Affaiblissement du système musculo-squelettique.
- Problèmes émotionnels.

MOTIVATION À AMÉLIORER SA **COMMUNICATION**

(00157)

(2002, N.P. 2.1)

Définition

Mode d'échanges d'informations et d'idées avec les autres permettant de satisfaire ses propres besoins et d'atteindre ses objectifs de vie et qui peut être renforcé.

Caractéristiques

- Volonté d'améliorer la communication.
- Capacité de parler et d'écrire dans une langue.
- Formulation de mots, de phrases et d'un langage.
- Expression des pensées et des sentiments.
- Utilisation et interprétation appropriées des signaux non verbaux.
- Expression de satisfaction d'être capable de partager des informations et des idées avec les autres.

Références

- † Forchuck C., Westwell J., Martin M., Bamber-Azzapardi W., Kosterewa-Tolman D. et Hux M. (2000). The developing nurse-client relationship: Nurses' perspectives. *Journal of the American Psychiatric Nurses Association*, *6*, 3-10.
- † Gilbert D.-A. (1998). Relational message themes in nurses' listening behavior during brief patient-nurse interactions. *Scholarly Inquiry for Nursing Practice*, *12*, 5-21.
- † Riegel B., Moser D., Daugherty J., Sornborger K. et Saarmann L. (2002). Can we talk? Developing a social support nursing intervention for couples. *Clinical Nurse Specialist: The Journal of Advenced Nursing Practice*, *16*, 211-218.

Classe 1 : conception de soi

MOTIVATION À AMÉLIORER LE **CONCEPT DE SOI**

(00167)
(2002, N.P. 2.1)

Définition

Ensemble de perceptions ou d'idées concernant le « soi » qui permet le bien-être et qui peut être renforcé.

Caractéristiques

- Expression du désir d'améliorer le concept de soi.
- Expression de satisfaction relative au concept de soi, au sentiment de sa valeur personnelle, à l'exercice de son rôle, à son image corporelle, à l'identité personnelle.
- Actions congruentes aux sentiments et aux pensées exprimés.
- Expression de confiance en ses capacités.
- Acceptation des forces et des limites personnelles.

Références

- Carnevale F.-A. (1999). Toward a cultural conception of the self. *Journal of Psychosocial Nursing Mental Health Service, 37 (8)*, 26-31.
- Cole D.-A., Maxwell S.-E., Martin J.-M.,Peeke L.-G., Soroczynski A.-D., Tran J.-M., Hoffman K.-B., Ruiz M.-D., Jacquez F. et Maschman T. (2001). The development of multiple domains of child and adolescent self-concept: A cohort sequential longitudinal design. *Child Development, 72 (6)*, 1723-1746.
- Walter R., Davis K. et Glass N. (1999). Discovery of self: exploring, interconnecting and integrating self (concept) and nursing. *Collegian, 6 (2)*, 12-15.

---

* *Voir aussi* Motivation à améliorer son bien-être (Domaine 10, p. 367)

RISQUE D'ATTEINTE À LA **DIGNITÉ HUMAINE**

(00174)
(2006, N.P. 2.1)

Définition
Risque de ressentir une perte de respect et d'honneur.

Facteurs de risque
- Incompatibilité culturelle.
- Divulgation d'une information confidentielle.
- Exposition du corps.
- Participation insatisfaisante au processus de décision.
- Perte de contrôle des fonctions corporelles.
- Sentiment qu'un traitement est déshumanisant.
- Sentiment d'humiliation.
- Sentiment d'intrusion par les cliniciens.
- Sentiment d'invasion de son intimité.
- Stigmatisation.
- Utilisation de termes médicaux vagues.

Références

- Shottom L. et Seedhouse D. (1998). Practical dignity in caring. *Nursing Ethics*, 5, 246-255.
- Mairis E. (1994). Concept clarification of professional practice-dignity. *Journal of Advanvced Nursing*, 19, 924-931.
- Walsh K. et Kowanko I. (2002). Nurse's and patients' perceptions of dignity. *International Journal of Nursing Practice*, 8, 143-151.

PERTE D'**ESPOIR**

(00124)
(1986)

Définition
État subjectif dans lequel une personne voit peu ou pas de solutions ou de choix personnels valables et est incapable de mobiliser ses forces pour son propre compte.

Caractéristiques
- Passivité.
- Diminution de l'expression verbale.
- Diminution de l'intensité affective.
- Indices verbaux (sur un mode dépressif, « Je ne peux pas », soupirs).
- Manque d'initiative.
- Baisse de la réaction aux stimuli.
- Indifférence manifeste, se détourne de la personne qui parle.
- Yeux fermés.
- Haussement des épaules quand on lui parle.
- Perte d'appétit.
- Augmentation ou diminution du sommeil.
- Manque de collaboration aux soins, se laisse soigner passivement.

Facteurs favorisants
- Restriction prolongée d'activité créant l'isolement.
- Affaiblissement ou dégradation de la condition physique.
- Stress prolongé.
- Abandon.
- Perte de la foi en des valeurs transcendantes ou en Dieu.

IDENTITÉ PERSONNELLE PERTURBÉE

(00121)

(1978, 2008, N.P. 2.1)

Définition

Incapacité de se percevoir comme un être intégré et entier.

Caractéristiques

- Traits contradictoires de personnalité.
- Description fausse de soi (par rapport à ce qui est observable).
- Image corporelle perturbée.
- Relations sociales perturbées.
- Sentiments de vide.
- Sentiments d'étrangeté.
- Sentiments instables à propos de soi.
- Confusion de genre.
- Stratégies d'adaptation inefficaces.
- Exercice inefficace du rôle.
- Incapacité de faire la distinction entre les stimuli internes et externes.
- Incertitude sur les buts à atteindre.
- Incertitude quant aux valeurs culturelles (ex. : croyances, religion et questions morales).
- Incertitude quant aux valeurs idéologiques (ex. : croyances, religion et questions morales).

Facteurs favorisants

- Endoctrinement dans une secte.
- Discontinuité culturelle.
- Discrimination ou préjudice.
- Dysfonctionnement familial.
- Ingestion de produits toxiques.
- Inhalation de produits toxiques.

- Faible estime de soi.
- État maniaque.
- Trouble de la personnalité multiple.
- Syndrome cérébral organique.
- Troubles psychiatriques (ex. : psychoses, dépression, troubles dissociatifs).
- Crises situationnelles.
- Changement de rôle social.
- Étapes de développement/de croissance.
- Utilisation de drogues psychoactives.

Références

- Bender, D. & Skodol, A. (2007). Borderline Personality as a self-other Representational Disturbance. *J Personal Disord*, 21(5): 500–17.
- Bergh, S. & Erling, A. (2006). Adolescent identity formation: a Swedish study of identity status using the EOM-EIS-II. *Adolescence* 6: 22
- Erikson, E.H. (1982). *Identitet: ungdom og kriser* [*Identity: youth and crisis*, (1968)].
- Denmark: Hans Reitzel.
- Evang, A. (2003). *Utvikling, personlighet og borderline* [*Development, personality and borderline*]. Norway: Cappelen Akademisk Forlag.
- Fuchs, T. (2007). Fragmented selves: temporality and identity in borderline personality disorder. *Psychopathology*, 40(6): 379–88, Epbu 2007 July 25. Last accessed June 24, 2008.
- Mitchell A. (1985). The borderline diagnosis and integration of self. *American Journal of Psychoanalysis* 45: 234–50.
- Stuart, G.W & Laraia, M.T. (2001). *Principles and practice of psychiatric nursing*. St Louis: Mosby.

MOTIVATION À AMÉLIORER SON **POUVOIR D'ACTION**[1]

(00187)

(2006, N.P. 2.1)

Définition

Façon de participer délibérément aux changements qui procure un bien-être et qui peut être renforcé.

Caractéristiques

- Expression de son empressement à prendre davantage conscience des changements possibles à faire.
- Expression de son empressement d'agir en toute liberté de manière à entreprendre des actions favorisant le changement.
- Expression de son empressement à identifier l'ensemble des choix qui peuvent être faits pour permettre le changement.
- Expression de son empressement à s'engager davantage pour générer le changement.
- Expression de son empressement à développer ses connaissances pour participer au changement.
- Expression de son empressement à participer davantage aux choix liés à la santé et à la vie quotidienne.
- Expression de son empressement à développer son pouvoir d'action.

Références

- Anderson, R.M. & Funnell, M.M. (2005). Patient empowerment: Reflections on the challenge of fostering the adoption of a new paradigm. *Patient Education and Counseling* 57: 153–7.

1. Bien que *Pouvoir* (une réponse) et *Appropriation de son pouvoir* (*empowerment*) (une approche de type intervention) soient des concepts différents, la littérature s'appuie sur ces deux concepts pour définir les caractéristiques de ce diagnostic.

- Barrett, E.A.M. (1990). A measure of power as knowing participation in change. In Strickland, O. & Waltz, C. (eds), *Measurement of nursing outcomes:* Volume 4, *Measuring client self-care and coping skills* (pp. 159–180). New York: Springer.
- Caroselli, C. & Barrett, E.A.M. (1998). A review of the power as knowing participation in change literature. *Nursing Science Quarterly* 11(1): 9–16.
- Cowling, W.R. (2004). Pattern, participation, praxis, and power in unitary appreciative inquiry. *Nursing Science Quarterly* 27: 202–14.
- Funnell, M.M. (2004). Patient empowerment. *Critical Care Nursing Quarterly* 27: 201–4.
- Guinn, M.J. (2004). A daughter's journey promoting geriatric self-care: Promoting positive health care interactions. *Geriatric Nursing* 25: 267–71.
- Harkness, J. (2005). Patient involvement: A vital principle for patient-centered health care. *World Hospitals & Health Services* 41(2): 12–16, 40–3.
- Hashimoto, H. & Fukuhara, S. (2003). The influence of locus of control on preferences for information and decision making. *Patent Education and Counseling* 55: 236–40.
- Jeng, C., Yang, S., Chang, P., & Tsao, L. (2004). Menopausal women: Perceiving continuous power through the experience of regular exercise. *Journal of Clinical Nursing* 13: 447–54.
- Mok, E. (2001). Empowerment of cancer patients: From a Chinese perspective. *Nursing Ethics* 8(1): 69–76.
- Pender, N.J., Murdaugh, C.L., & Parsons, M.A. (2006). *Health promotion in nursing practice*, 5th edn. Stamford, CT: Appleton & Lange.
- Pibernik-Okanovic, M., Prasek, M., Poljicanin-Filipovic, T., Pavlic-Renar, I., & Metelko, Z. (2003). Effects of an empowerment-based psychosocial intervention on quality of life and metabolic control in type 2 diabetic patients. *Patient Education and Counseling* 52: 193–9.
- Shearer, N.B.C. & Reed, P.G. (2004). Empowerment: reformulation of a non-Rogerian concept. *Nursing Science Quarterly* 17: 253–9.
- Wright, B.W. (2004). Trust and power in adults: An investigation using Rogers' science of unitary human beings. *Nursing Science Quarterly* 17: 139–46.

RISQUE DE **SENTIMENT DE SOLITUDE**

(00054)

(1994, 2006, N.P. 2.1)

Définition

Risque d'éprouver un sentiment de mal-être associé au désir ou au besoin de plus de contacts avec les autres.

Facteurs de risque

- Carence affective.
- Isolement physique.
- Inhibition.
- Isolement social.

Références

- Leiderman, P.H. (1969). Loneliness: A psychodynamic interpretation. In: Scheidman, E.S. & Ortega, M.J. (eds), *Aspects of depression: International psychiatry clinics*, Vol. 6. Boston: Little, Brown, pp. 155, 174.
- Lien-Gieschen, T. (1993). Validation of social isolation related to maturational age: Elderly. *Nursing Diagnosis* 4(1): 37–44.
- Warren, B.J. (1993). Explaining social isolation through concept analysis. *Archives of Psychiatric Nursing* 7: 270–6.

SENTIMENT D'IMPUISSANCE

(00125)

(1982)

Définition

Impression que ses propres actes seront sans effet. Sentiment d'être désarmé devant une situation courante ou un événement immédiat.

Caractéristiques

Gravité sévère

- Propos indiquant le fait de ne pouvoir ni contrôler ni influencer la situation, son issue ou les soins personnels.
- Dépression face à la détérioration physique qui progresse en dépit de l'observance des traitements.
- Apathie.

Gravité moyenne

- Non-participation aux soins ou à la prise de décision lorsque l'occasion se présente.
- Expression d'insatisfaction et de frustration face à l'incapacité d'accomplir les mêmes tâches et/ou activités qu'auparavant.
- Indifférence face à ses progrès.
- Expression de doutes quant à sa capacité de bien exercer son rôle.
- Réticence à exprimer ses véritables sentiments.
- Peur d'éloigner le personnel soignant.
- Passivité.
- Incapacité de s'informer sur ses soins.
- Dépendance envers autrui pouvant se traduire par de l'irritabilité, du ressentiment, de la colère, et un sentiment de culpabilité.
- Manque de persistance face à ses soins personnels (laisse facilement cette tâche à d'autres).

Faible gravité
- Expressions d'incertitude face aux fluctuations de son niveau d'énergie.
- Passivité.

Facteurs favorisants
- Milieu de soins.
- Interactions interpersonnelles.
- Régime imposé par la maladie.
- Manque d'initiative.

RISQUE DE **SENTIMENT D'IMPUISSANCE**
(00152)
(2000)

Définition
Risque de ressentir la perte de contrôle d'une situation ou l'incapacité à en influencer l'évolution de façon significative.

Facteurs de risque

Facteurs physiologiques
- Maladie chronique ou aiguë.
- Traumatisme grave ou maladie dégénérative (ex. : traumatisme de la moelle épinière, sclérose en plaques).
- Vieillissement (ex. : diminution des forces physiques, diminution de la mobilité).
- Agonie.

Facteurs psychosociaux
- Méconnaissance de la maladie ou du système de soins de santé.
- Dépendance accompagnée de stratégies d'adaptation inadéquates.
- Perte de l'intégralité (ex. : essence même du sentiment de pouvoir).
- Diminution de l'estime de soi.
- Perturbation de l'image corporelle.

DIMINUTION CHRONIQUE DE L'**ESTIME DE SOI**
(00119)
(1988, 1996, 2008, N.P. 2.1)

Définition
Dévalorisation de longue date et entretien de sentiments négatifs vis-à-vis de soi-même ou de ses capacités.

Caractéristiques
- Dépendance à l'égard des opinions d'autrui.
- Sentiment d'être incapable de faire face aux événements.
- Amplification des remarques négatives à son égard.
- Besoin exagéré d'être rassuré.
- Expression de honte.
- Expression de culpabilité.
- Rejet des remarques positives à son égard.
- Échecs fréquents dans sa vie.
- Peur d'essayer de nouvelles choses.
- Peur d'entreprendre de nouvelles situations.
- Indécision.
- Manque d'affirmation de soi.
- Conformisme exagéré.
- Regard fuyant.
- Passivité.

Facteurs favorisants
- Inadaptation à des pertes.
- Manque d'affection.
- Manque d'approbation.
- Manque d'appartenance à un groupe.
- Perception d'écart entre les normes culturelles et soi-même.
- Perception d'écart entre les normes spirituelles et soi-même.
- Perception d'un manque d'appartenance.

- Perception d'un manque de respect de la part d'autrui.
- Troubles psychiatriques.
- Échecs répétés.
- Répétition de renforcements négatifs.
- Événement traumatisant.
- Situation traumatisante.

DOMAINE 6

Références

- Bredeholf, D. (1990). An evaluation study of the self-esteem: a family affair program with risk abuse parents. *Trans Anal J*, 20(2): 111–117.
- Brown, J., Dutton, K., Brown J., Dutton, K. The thrill of victory, the complexity of defeat: self-esteem and people's emotional reactions to success and failure. *J Pers Soc Psychol*, 68(4): 712–22.
- Buckner J., Beardslee W., Bassuk E., & Ray, S. (2004). Exposure to violence and low-income children's mental health: direct, moderated, and mediated relations. *Am J Orthopsychiatry* 74: 413–23.
- Buckner J., Mezzacappa, E., & Beardslee, W. (2003). Characteristics of resilient youths living in poverty: the role of self-regulatory processes. *Dev Psychopathol* 15(1): 139–62.
- Byers, P., Raven, L., Hill, J., & Robyak, J. (1990). Enhancing self-esteem of inpatient alcoholics. *Iss Ment Health Nurs* 11: 337–46.
- Caron-Trabut, P. (2000). Les abus sexuels chez les enfants en bas âge. *L'Infirmière du Québec* Sept–Oct: 27–32.
- Consoli, S. (2003). Depression and associated organic pathologies, a still underestimated comorbidity. *Presse Med* 32(1): 10–21.
- Crowe, M. (2004). Never good enough – part 2: clinical implications. *J Psychiatr Ment Health Nurs* 11: 335–40.
- Dumas, D. & Pelletier, L. (1997). La perception de soi: La clé de voûte des interventions de l'infirmière auprès de l'enfant hyperactive. *L'Infirmière du Québec* March–Apr: 28–36.
- Fitts, W. (1972). *The self-concept and psychopathology.* Nashville, TN: Counselor Recordings and Tests.
- Gary, F., Baker, M., & Grandbois, D. (2005). Perspectives on suicide prevention among American Indian and Alaska native children and adolescents: a call for help. *Online J Issues Nurs*, 10(2): 6.
- Hall, P. & Tarrier, N. (2003). The cognitive-behavioural treatment of low self-esteem in psychotic patients: a pilot study. *Behav Res Ther* 41: 317–32.
- Heap, J. (2004). Enuresis in children and young people: a public health nurse approach in New Zealand. *J Child Health Care* 8(2): 92–101 (review).
- Leblanc, L. & Ouellet, N. (2004). Dépistage de la violence conjugale: le rôle de l'infirmière. *Perspectives infirmière* May–June: 39–43.

- McFarland, G.K. & McFarlane, E.A. (1995). *Traité de diagnostic infirmier* (adaptation of S. Truchon and D. Fleury). St-Laurent: ERPI, pp. 507–520.
- Maslow, A. (1970). *Motivation and personality*, 2nd edn. New York: Harper & Row.
- Meridith, P., Strong J., & Feeney, J. (2006). The relationship of adult attachment to emotion, catastrophizing, control, threshold and tolerance, in experimentally-induced pain. *Pain* 120(1–2): 44–52.
- Mozley P. (1976). Psychophysiologic infertility: an overview. *Clin Obstet Gynecol* 19: 407–17.
- Nishina, A. & Juvonen, J. (2005). Daily reports of witnessing and experiencing peer harassment in middle school. *Child Dev* 76: 435–50.
- Page, C. (1995). Intervenir auprès des femmes présentant un trouble dépressif. *L'Infirmière du Québec* May–June: 26–33.
- Ratheram-Borus, M. (1990). Adolescents' reference group choices, self-esteem, and judgment. *J Person Soc Psych* 59: 1075–81.
- Ray S. & Heap, J. (2001). Male survivors' perspectives of incest/sexual abuse. *Perspect Psychiatr Care* 37(2): 49–59.
- Rodin, J. (1993). Cultural and psychosocial determinants of weight concerns. *Ann Intern Med* 119(7Pt2): 643–5.
- Sharma, V. & Mavi, J. (2001). Self-esteem and performance on word tasks. *J Soc Psychol* 141: 723–9.
- Sloman L, Gilbert P., & Hasey, G. (2003). Evolved mechanisms in depression: the role and interaction of attachment and social rank in depression. *J Affect Disord* 74(2): 107–21
- Talf, L. (1985). Self-esteem in later life: A nursing perspective. *Adv Nursing Sci* 8(1): 77–84.
- Thorne A. & Michaelieu, Q. (1996). Situating adolescent gender and self-esteem personal memories. *Child Dev* 67: 1374–90.
- Westermeyer, J. (1989). Cross-cultural care for PTSD: research, training and service needs for the future. *J Traum Stress* 2: 515–36.

DIMINUTION SITUATIONNELLE DE L'**ESTIME DE SOI**

(00120)

(1988, 1996, 2000)

Définition

Développement d'une perception négative de sa propre valeur en réaction à une situation (à préciser).

Caractéristiques

- Sentiment que sa valeur personnelle est menacée par la situation présente.
- Autodépréciation.
- Comportement indécis, manque d'affirmation de soi.
- Sentiment d'être incapable de faire face aux événements.
- Expression de sentiments d'impuissance et d'incompétence.

Facteurs favorisants

- Changements liés à une étape de développement (à préciser).
- Perturbation de l'image corporelle.
- Perturbation d'une fonction (à préciser).
- Perte (à préciser).
- Changements de rôle social (à préciser).
- Manque de reconnaissance/de récompense.
- Comportement en contradiction avec ses valeurs.
- Échecs/rejets.

RISQUE DE DIMINUTION SITUATIONNELLE DE L'**ESTIME DE SOI**

(00153)

(2000)

Définition

Risque de développement d'une perception négative de sa propre valeur en réaction à une situation (à préciser).

Facteurs de risque

- Changements liés à une étape de développement (à préciser).
- Perturbation de l'image corporelle.
- Perturbation d'une fonction (à préciser).
- Perte (à préciser).
- Changements de rôle social (à préciser).
- Antécédents de sentiment d'abandon.
- Antécédents de maltraitance, négligence ou abandon.
- Attentes personnelles irréalistes.
- Comportement en contradiction avec ses valeurs.
- Manque de reconnaissance/de récompense.
- Échecs/rejets.
- Diminution du pouvoir/du contrôle sur son environnement.
- Maladie (à préciser).

IMAGE CORPORELLE PERTURBÉE
(00118)
(1973, 1998)

Définition
Confusion dans la représentation mentale du moi physique.

Caractéristiques
- Expression de sentiments reflétant une altération dans la représentation de l'apparence, de la morphologie ou de la fonction.
- Expression de perceptions reflétant une altération dans la représentation de l'apparence, de la morphologie ou de la fonction.
- Réaction non verbale à un changement réel ou perçu affectant la morphologie et/ou une fonction.
- Comportements d'évitement, de surveillance ou de prise de conscience du corps.

Données objectives
- Perte d'une partie du corps.
- Traumatisme à la partie non fonctionnelle.
- Refus de toucher la partie du corps concernée.
- Dissimulation ou exhibition de la partie du corps concernée (intentionnellement ou non).
- Changement affectant la morphologie et/ou une fonction.
- Changement dans l'engagement social.
- Changement dans l'aptitude à évaluer la relation spatiale entre le corps et l'environnement.
- Refus de regarder la partie du corps concernée.
- Extension des limites corporelles de manière à incorporer des objets de l'environnement.

Données subjectives
- Refus de vérifier le changement réel.

- Inquiétude face au changement ou à la perte.
- Personnification de la partie malade ou manquante en lui donnant un nom.
- Dépersonnalisation de la partie malade ou manquante en la nommant par des pronoms démonstratifs impersonnels. (ex. : « ça »).
- Extension des limites corporelles de manière à incorporer des objets de l'environnement.
- Sentiments négatifs vis-à-vis du corps (ex. : sentiments d'impuissance, de détresse, de perte d'espoir).
- Changement dans le mode de vie.
- Focalisation sur la force, le fonctionnement ou l'apparence antérieurs.
- Peur du rejet ou de la réaction des autres.
- Insistance sur les forces restantes.
- Augmentation des performances.

Facteurs favorisants
- Facteurs psychosociaux.
- Facteurs biophysiques.
- Facteurs cognitifs-perceptuels.
- Facteurs culturels ou spirituels.
- Changements liés au développement.
- Maladie.
- Traumatismes ou blessures.
- Chirurgie.
- Traitement de la maladie.

Classe 1 : rôles de l'aidant naturel

TENSION DANS L'**EXERCICE DU RÔLE DE L'AIDANT NATUREL**

(00061)
(1992, 1998, 2000)

Définition

Difficulté à exercer le rôle de soignant naturel.

Caractéristiques

Activités soignantes

- Difficultés à réaliser les activités requises.
- Préoccupation pour les soins usuels.
- Appréhension face à l'avenir, qu'il s'agisse de la santé de la personne soignée ou des capacités de l'aidant de dispenser les soins.
- Appréhension concernant la prise en charge de la personne soignée en cas de maladie ou de décès de l'aidant.
- Modification des soins à dispenser.
- Appréhension concernant l'éventualité de placer la personne soignée dans un établissement de soins.

État de santé de l'aidant naturel

- Physique
- Troubles gastro-intestinaux (ex. : douleurs gastriques, vomissements, diarrhées, épisodes récidivants d'ulcère gastrique).
- Modification du poids.
- Éruptions cutanées.
- Hypertension.
- Maladie cardio-vasculaire.
- Diabète.
- Fatigue.

• Céphalées.
• Émotionnel
• Stratégies d'adaptation perturbées.
• Sentiments dépressifs.
• Perturbation du sommeil.
• Colère.
• Stress.
• Somatisation.
• Augmentation de la nervosité.
• Augmentation de la labilité émotionnelle.
• Impatience.
• Manque de temps pour prendre soin de soi.
• Frustration.
• Socio-économique
• Repli par rapport à la vie sociale.
• Changement dans les loisirs.
• Faible productivité dans le travail.
• Refus de promotion de carrière.

Relations entre le soignant naturel et le patient
• Chagrin/incertitude concernant les relations avec la personne soignée.
• Difficulté à être le témoin de l'épreuve que traverse le patient.

Dynamique familiale
• Conflit familial.
• Préoccupations concernant les membres de la famille.

Facteurs favorisants

État de santé de la personne soignée
• Gravité de la maladie.
• Chronicité de la maladie.
• Augmentation des soins requis et/ou de l'état de dépendance.
• Évolution imprévisible de la maladie.
• Instabilité de l'état de santé de la personne soignée.
• Problème de comportements.
• Problèmes psychologiques ou cognitifs chez la personne soignée.
• Toxicomanie ou co-dépendance.

Au niveau des activités
- Nombre d'activités.
- Complexité des activités.
- Responsabilité des soins assumée 24 heures sur 24.
- Changement continu dans les activités.
- Démobilisation des membres de la famille concernant des besoins importants de la personne soignée.
- Nombre d'années d'aide.
- Caractère imprévisible de la situation.

État de santé de l'aidant naturel
- Problèmes physiques.
- Problèmes psychologiques ou cognitifs.
- Toxicomanie ou codépendance.
- Stratégies d'adaptation limites.
- Exigences démesurées par rapport à soi.
- Incapacité de répondre à ses propres attentes et à celles des autres.

Socio-économique
- Isolement de l'aidant naturel.
- Concurrence entre différents rôles.
- Éloignement de la famille, des amis et des collègues de travail.
- Loisirs insuffisants.

Relations avec la personne soignée
- Mésentente de longue date.
- Présence d'abus ou de violence.
- Attentes démesurées de la part de la personne soignée.
- État mental de la personne âgée inhibant les échanges.

Dynamique familiale
- Antécédent de stratégies d'adaptation familiale limites.
- Antécédent de dysfonctionnement familial.

Ressources
- Milieu physique inadapté aux exigences des soins (ex. : logement, température, sécurité).
- Équipements inadaptés aux exigences des soins.
- Moyens de transport inadaptés.

- Services communautaires inadaptés (ex. : service relais pour les soins, activités de loisirs).
- Ressources financières insuffisantes.
- Manque de soutien.
- Manque de maturité de l'aidant naturel.
- Inexpérience de l'aidant naturel.
- Manque de temps.
- Manque de connaissances ou difficulté d'accès aux ressources communautaires.
- Manque d'intimité pour l'aidant naturel.
- Manque de force émotionnelle.
- Manque d'énergie physique.
- Manque d'assistance et soutien (formel et informel).

RISQUE DE TENSION DANS L'**EXERCICE DU RÔLE DE L'AIDANT NATUREL**

(00062)
(1992)

Définition

La personne qui s'occupe d'un patient est susceptible d'éprouver des difficultés à exercer son rôle de soignant.

Facteurs de risque

Facteurs physiopathologiques ou physiologiques

- Gravité de la maladie.
- Surinvestissement ou codépendance.
- Naissance prématurée, anomalie congénitale.
- Retour à domicile d'un membre de la famille nécessitant des soins importants.
- Problème de santé de l'aidant naturel.
- Évolution imprévisible de la maladie ou santé instable.
- Difficultés liées au fait que la personne qui s'occupe du patient est une femme.

Facteurs développementaux

- Responsabilités trop lourdes compte tenu de l'âge de l'aidant naturel (jeune adulte devant s'occuper d'un parent d'âge mûr).
- Retard de développement ou retard mental de la personne soignée ou de l'aidant naturel.

Facteurs psychosociaux

- Problèmes psychologiques ou cognitifs de la personne soignée.
- Stratégies d'adaptation ou dysfonctionnement d'une famille marginale avant la maladie.
- Stratégies d'adaptation utilisées par un aidant naturel marginal.
- Mésentente de longue date entre la personne soignée et l'aidant naturel.

- Difficultés liées au fait que l'aidant naturel est le conjoint.
- Comportements déviants et bizarres de la personne soignée.

Facteurs situationnels
- Violence physique ou verbale.
- Présence de stress situationnels normaux tels que : perte importante, malheur ou crise, pauvreté ou situation économique précaire, événement familial majeur (naissance, hospitalisation, départ ou retour à la maison, mariage, divorce, nouvel emploi ou chômage, retraite, décès).
- Durée de la période de soins.
- Milieu physique mal adapté aux exigences des soins (logement, moyens de transport, services communautaires, équipements).
- Isolement de l'aidant naturel ou de la famille.
- Manque de répit et de loisirs pour l'aidant naturel.
- Inexpérience de l'aidant naturel.
- Antagonisme entre les diverses obligations de l'aidant naturel.
- Soins à dispenser trop complexes ou trop nombreux.

EXERCICE DU RÔLE PARENTAL PERTURBÉ
(00056)
(1978, 1998)

Définition
Inaptitude d'un parent ou de son substitut à créer un environnement qui favorise au maximum la croissance et le développement de l'enfant.

Caractéristiques

Chez le nourrisson ou l'enfant
- Résultats scolaires faibles.
- Maladies fréquentes.
- Fugue.
- Antécédents de traumatismes ou de violence physique et psychologique.
- Accidents fréquents.
- Manque d'attachement.
- Retard dans le développement ou marasme.
- Troubles de comportement.
- Inaptitude à la socialisation.
- Absence d'anxiété face à une séparation.
- Retard du développement cognitif.

Caractéristiques parentales
- Organisation inadéquate des soins de l'enfant.
- Rejet de l'enfant ou hostilité envers l'enfant.
- Incapacité de répondre aux besoins de l'enfant (exprimée par les parents).
- Inflexibilité face aux besoins de l'enfant et aux circonstances.
- Capacités insuffisantes ou inappropriées pour prendre soin d'un enfant.
- Punitions fréquentes.
- Manque de cohérence dans les soins.
- Maltraitance.

- Maintien inadéquat de la santé de l'enfant.
- Milieu de vie peu sécuritaire.
- Absence d'autorité sur l'enfant (exprimée par les parents).
- Commentaires négatifs sur l'enfant.
- Sentiment de frustration face à l'incapacité de remplir son rôle (exprimé par les parents).
- Stimulation visuelle, tactile et auditive inadéquates.
- Abandon.
- Insécurité ou manque d'attachement au nourrisson.
- Comportement inconsistant face à l'enfant.
- Négligence envers l'enfant.
- Marques d'affection quasi inexistantes.
- Relations mère-enfant insuffisantes.
- Relations parent-enfant inadéquates.

Facteurs favorisants

Facteurs sociaux

- Manque d'accès aux ressources.
- Isolement social.
- Manque de ressources.
- Milieu familial défavorisé.
- Manque de cohésion de la famille.
- Organisation inadéquate des soins de l'enfant.
- Manque de moyens de transport.
- Chômage ou problèmes liés à l'emploi.
- Tension ou surcharge dans l'exercice du rôle.
- Problèmes conjugaux, baisse de satisfaction (dans la relation).
- Rôle parental peu valorisé.
- Changement dans la cellule familiale.
- Milieu socio-économique faible.
- Grossesse non planifiée ou non désirée.
- Facteurs de stress (ex. : problèmes financiers ou juridiques, crise récente, changement de milieu culturel).
- Absence de modèle parental ou modèle parental inadéquat.
- Famille monoparentale.
- Absence de soutien du réseau social.

- Non implication du père de l'enfant.
- Antécédent de maltraitance envers l'enfant.
- Victime de maltraitance.
- Difficultés financières.
- Stratégies d'adaptation inadéquates.
- Pauvreté.
- Manque d'aptitude à résoudre les problèmes.
- Incapacité de placer les besoins de l'enfant avant ses propres besoins.
- Manque d'estime de soi.
- Déménagements.
- Difficultés juridiques.

Connaissances
- Manque de connaissances sur le maintien de la santé de l'enfant.
- Manque de connaissances des compétences parentales.
- Attentes irréalistes face à soi, au nourrisson ou au conjoint.
- Fonctionnement cognitif déficient.
- Manque de connaissances sur le développement de l'enfant.
- Incapacité de reconnaître les signaux du nourrisson et d'agir en conséquence.
- Niveau ou réussite scolaire faible.
- Peu d'aptitudes à communiquer.
- Manque de réceptivité cognitive sur le rôle parental.
- Préférence pour les punitions corporelles.

Facteur physique
- Maladie somatique.

Facteurs relatifs au nourrisson ou à l'enfant
- Naissance prématurée.
- Maladies.
- Séparation prolongée des parents et de l'enfant.
- Enfant de sexe non désiré.
- Hyperactivité avec déficit de l'attention.
- Tempérament difficile.
- Séparation des parents et du nourrisson à la naissance.
- Incompatibilité du caractère avec les attentes parentales.

- Enfant issu d'une grossesse non planifiée ou non désirée.
- Handicap ou retard du développement.
- Naissances multiples.
- Altération des capacités perceptuelles.

Facteurs psychologiques

- Antécédents de toxicomanie.
- Déficience.
- Dépression.
- Travail et/ou accouchement difficile.
- Parents jeunes, particulièrement adolescents.
- Antécédent de maladies mentales.
- Grossesses nombreuses ou rapprochées.
- Manque de sommeil ou perturbation du sommeil.
- Absence ou retard dans les soins prénatals.
- Séparation des parents du nourrisson ou/de l'enfant.

RISQUE DE PERTURBATION DANS L'**EXERCICE DU RÔLE PARENTAL**

(00057)
(1978, 1998)

Définition
Risque qu'un parent ou son substitut soit incapable de créer, maintenir ou rétablir un environnement qui favorise au maximum la croissance et le développement de l'enfant.

Facteurs de risque

Facteurs sociaux

- Problèmes conjugaux.
- Baisse de satisfaction (dans la relation).
- Victime de maltraitance.
- Incapacité à résoudre les problèmes.
- Tension dans l'exercice du rôle ou surcharge du rôle parental.
- Isolement social.
- Difficultés juridiques.
- Manque d'accès aux ressources.
- Rôle parental peu valorisé.
- Déménagement.
- Pauvreté.
- Milieu familial défavorisé.
- Manque de cohésion de la famille.
- Absence de modèle parental ou modèle inadéquat.
- Non-participation du père de l'enfant.
- Antécédents de comportement violent.
- Difficultés financières.
- Faible estime de soi.
- Grossesse non planifiée ou non désirée.
- Organisation inadéquate des soins de l'enfant.

- Stratégies d'adaptation inefficaces.
- Manque de ressources.
- Milieu socio-économique faible.
- Manque de moyens de transport.
- Changement dans la cellule familiale.
- Chômage ou problèmes liés à l'emploi.
- Famille monoparentale.
- Absence de soutien du réseau social.
- Incapacité de placer les besoins de l'enfant avant ses propres besoins.
- Stress.

Connaissances
- Niveau ou réussite scolaires peu élevés.
- Attentes irréalistes envers l'enfant.
- Manque de connaissances des compétences parentales.
- Peu d'aptitudes à communiquer.
- Préférence pour les punitions corporelles.
- Incapacité de reconnaître les signaux émis par le nourrisson et d'agir en conséquence.
- Fonctionnement cognitif déficient.
- Manque de connaissances sur le maintien de la santé de l'enfant.
- Manque de connaissances sur le développement de l'enfant.
- Manque de réceptivité cognitive sur le rôle parental.

Facteur physique
- Maladie somatique.

Facteurs relatifs au nourrisson ou à l'enfant
- Naissances multiples.
- Déficience ou retard du développement.
- Maladie.
- Altération des capacités perceptives.
- Incompatibilité du caractère avec les attentes parentales.
- Enfant issu d'une grossesse non planifiée ou non désirée.
- Naissance prématurée.
- Enfant de sexe non désiré.
- Tempérament difficile.

- Hyperactivité avec déficit de l'attention.
- Séparation prolongée des parents et du nourrisson/ou de l'enfant.
- Séparation prolongée des parents et du nourrisson/ou de l'enfant à la naissance.

Facteurs psychologiques
- Séparation des parents et du nourrisson ou/de l'enfant.
- Enfants nombreux ou très rapprochés.
- Déficience.
- Manque de sommeil ou sommeil interrompu.
- Travail et/ou accouchement difficiles.
- Parents jeunes, particulièrement adolescents.
- Dépression.
- Antécédents de maladie mentale.
- Absence ou retard dans les soins prénatals.
- Antécédent de toxicomanie.

MOTIVATION À AMÉLIORER L'**EXERCICE DU RÔLE PARENTAL**

(00164)
(2002, N.P. 2.1)

Définition

Ensemble d'actions procurant aux enfants ou à d'autres personnes dépendantes un environnement stimulant pour la croissance et le développement, et pouvant être renforcé.

Caractéristiques

- Volonté de devenir un meilleur parent.
- Satisfaction des enfants ou des autres personnes dépendantes concernant leur milieu familial.
- Manifestation de soutien émotionnel et tacite des enfants ou des autres personnes dépendantes ; signes évidents de lien ou d'attachement.
- Satisfaction des besoins physiques et émotionnels des enfants ou des personnes dépendantes.
- Attentes réalistes des enfants ou des personnes dépendantes.

Références

- Bell R.-P., McGrath J.-M. (1996). Implementing a research-based kangaroo care program in the NICU. *Nursing Clinics of North America, 31 (2)*, 387-403.
- Gielen A.-C., McDonald E.-M., Wilson M.-E. (2002). Effects of improved access to safety counseling, products, and home visits on parents' safety practices: Results of a randomized trial. *Archives of Pediatric Adolescent Medicine*, *156 (1)*, 33-45.
- Long A., McCarney S., Smyth G. (2001). The effectiveness of parenting programmes facilitated by health visitors. *Journal of advanced Nursing, 34 (5)*, 611-620.

RISQUE DE PERTURBATION DE L'**ATTACHEMENT**[1]
(00058)
(1994)

Définition

Risque de perturbation du processus interactif favorisant la création d'une relation de protection et d'éducation entre un parent, ou son substitut, et l'enfant.

Facteurs de risque

- Incapacité des parents de répondre aux besoins personnels de l'enfant.
- Anxiété associée au rôle parental.
- Abus de substances addictives.
- Incapacité du nouveau-né prématuré ou de l'enfant malade d'établir efficacement le contact avec ses parents en raison de perturbations de l'organisation comportementale.
- Séparation.
- Barrières physiques.
- Absence d'intimité.

1. Titre antérieur : « Risque de perturbation de l'attachement parent-enfant ».

DYNAMIQUE FAMILIALE DYSFONCTIONNELLE (00063)[1] (1994)

Définition

Dysfonctionnement psychosocial, spirituel ou physiologique chronique de la cellule familiale, caractérisé par des conflits, une dénégation des problèmes, une résistance au changement, une incapacité de résoudre efficacement les problèmes et d'autres types de crises personnelles récurrentes.

Caractéristiques

Sentiments

- Manque d'estime de soi ou sentiment d'inutilité.
- Colère ou fureur réprimée.
- Frustration.
- Sentiment d'impuissance.
- Anxiété, tension ou détresse.
- Sentiment d'insécurité.
- Émotions réprimées.
- Responsabilité face au comportement alcoolique.
- Ressentiment persistant.
- Honte ou gêne.
- Peine.
- Tristesse.
- Culpabilité.
- Isolement affectif ou sentiment de solitude.
- Vulnérabilité.
- Méfiance.
- Perte d'espoir.
- Sentiment d'être rejeté.

1. Titre antérieur : « Dynamique familiale dysfonctionnelle : alcoolisme ».

- Sentiment d'être différent des autres.
- Dépression.
- Hostilité.
- Peur.
- Contrôle émotionnel assujetti aux autres.
- Confusion.
- Insatisfaction.
- Perte.
- Incompréhension.
- Sentiment d'être abandonné.
- Mélange d'amour et de pitié.
- Labilité de l'humeur.
- Échec.
- Sentiment de ne pas être aimé.
- Perturbation de l'identité.

Rôles et relations
- Détérioration des relations familiales ou perturbation de la dynamique familiale.
- Communication inefficace au sein du couple ou problèmes dans le couple.
- Changement de rôles ou perturbation des rôles familiaux.
- Exercice incohérent de la fonction parentale ou impression de ne pas avoir le soutien des parents.
- Déni de la famille.
- Perturbation de l'intimité.
- Problèmes familiaux chroniques.
- Systèmes de communication fermés.
- Instauration de relations familiales triangulaires.
- Difficulté des membres de la famille à entretenir des rapports favorisant le développement de chacun.
- Inaptitude à entretenir des relations.
- Manque de cohésion familiale.
- Perturbation des rituels familiaux.
- Incapacité de la famille de répondre aux besoins de sécurité de ses membres.
- Absence de respect de l'individualité et de l'autonomie de chacun.

- Rejet.
- Problèmes économiques.
- Négligence des obligations.

Comportements

- Expression inappropriée de la colère.
- Problèmes sexuels.
- Incapacité de contrôler sa consommation d'alcool.
- Communication perturbée.
- Incapacité de résoudre efficacement les problèmes.
- Habileté à se justifier pour boire.
- Incapacité de répondre aux besoins des membres de la famille.
- Manipulation.
- Dépendance.
- Attitude critique.
- Abus d'alcool.
- Promesses non tenues.
- Rationalisation ou dénégation des problèmes.
- Refus de demander de l'aide ou incapacité d'accepter et de recevoir de l'aide de façon appropriée.
- Reproches.
- Mauvaise compréhension de l'alcoolisme.
- Incapacité de répondre aux besoins spirituels des membres de la famille.
- Incapacité d'exprimer ou d'accepter un large éventail de sentiments.
- Orientation vers la réduction des tensions plutôt que vers la réalisation d'objectifs.
- Rôle prépondérant de l'alcool lors des fêtes de famille.
- Escalade des conflits.
- Mensonges.
- Communication contradictoire, paradoxale.
- Impuissance devant les conflits.
- Jugement sévère envers soi-même.
- Tabagisme.
- Difficultés à s'amuser.
- Auto-accusation.

- Chagrin non surmonté.
- Conflit pour le contrôle de la relation.
- Incapacité de s'adapter aux changements.
- Immaturité.
- Maladies physiques liées au stress.
- Incapacité de faire face d'une façon constructive aux expériences traumatiques.
- Recherche d'approbation et de soutien.
- Manque de fiabilité.
- Problèmes scolaires des enfants.
- Problèmes de concentration.
- Comportement chaotique.
- Abus de substances addictives autres que l'alcool.
- Absence de capacités comportementales correspondant aux étapes de développement présentes ou anciennes, ou difficultés lors des périodes de transition entre les différentes phases du cycle de vie.
- Violence verbale de l'époux(se) ou d'un parent.
- Agitation.
- Contact physique diminué.

Facteurs favorisants
- Abus d'alcool.
- Antécédents d'alcoolisme dans la famille.
- Résistance au traitement.
- Incapacité d'affronter des problèmes.
- Prédisposition génétique.
- Personnalité encline à la dépendance.
- Inaptitude à résoudre les problèmes.
- Influences biochimiques.

DYNAMIQUE FAMILIALE PERTURBÉE

(00060)

(1982, 1998)

Définition

Modification des relations familiales et/ou du fonctionnement familial.

Caractéristiques

- Changements dans les alliances au sein de la famille.
- Changements dans l'attribution des tâches.
- Changements dans la capacité d'accomplir les tâches attribuées.
- Changements au niveau de l'entraide.
- Changements dans la disponibilité pour s'engager dans des relations affectives et des rapports intimes.
- Changements d'habitudes et de rituels.
- Changements dans la participation à la résolution de problèmes.
- Changements dans la participation aux prises de décision.
- Changements des modes de communication.
- Changements dans la disponibilité pour le soutien émotionnel.
- Changements de la satisfaction au sein de la famille.
- Changements dans les comportements visant à réduire le stress.
- Changements dans l'expression des conflits au sein de la famille et/ou isolement des ressources communautaires.
- Changements dans l'expression des plaintes somatiques.

Facteurs favorisants

- Déplacement des rapports de force au sein de la famille.
- Changements des rôles au sein de la famille.
- Changements dans l'état de santé d'un des membres de la famille.
- Période de transition et/ou de crise liée au développement.
- Situation de transition et/ou de crise.
- Interaction informelle ou formelle avec la collectivité.
- Modification du statut social de la famille.
- Modification des revenus familiaux.

MOTIVATION À AMÉLIORER LA **DYNAMIQUE FAMILIALE**

(00159)
(2002, N.P. 2.1)

Définition

Mode de fonctionnement familial qui assure le bien-être des membres et qui peut être renforcé.

Caractéristiques

- Volonté d'améliorer la dynamique familiale.
- Relations familiales répondant aux besoins physiques, sociaux et psychologiques des membres de la famille.
- Activités assurant la sécurité et la croissance des membres de la famille.
- Communication adéquate.
- Relations généralement positives, en interdépendance avec la collectivité ; les tâches familiales sont accomplies.
- Rôles familiaux flexibles et appropriés aux étapes de développement.
- Manifestation de respect entre les membres de la famille.
- Adaptation de la famille au changement.
- Frontières du système familial maintenues.
- Niveau d'énergie familiale permettant aux membres d'accomplir les activités de la vie quotidienne.
- Résilience familiale manifeste.
- Équilibre entre l'autonomie et la cohésion familiale.

Références

- Bryan A.-A. (2000). Enhancing parent-child interaction with a prenatal couple intervention. *The American Journal of Maternal/Child Nursing*, *25 (3)*, 139-145.

- Carruth A.-K., Tate U.-S. (1997). Reciprocity, emotional well-being, and family functioning as determinants of family satisfaction in caregivers of elderly parents. *Nursing Research, 46 (2)*, 93-100.
- Edelman C.-L., Mandle C.-L. (2002). Health promotion of the family [Chapter 7]. *Health promotion throughout the lifespan* (5e éd., p. 169-198). St-Louis, MO : Mosby.

ALLAITEMENT MATERNEL EFFICACE
(00106)
(1990)

Définition
La mère et le bébé maîtrisent suffisamment bien le processus d'allaitement et en tirent satisfaction.

Caractéristiques
- Capacité de la mère d'installer le bébé de façon à ce qu'il puisse saisir facilement le sein.
- Satisfaction évidente du bébé après la tétée.
- Succion régulière et continue, déglutition au sein.
- Progression satisfaisante du poids du bébé.
- Élimination adéquate en rapport avec l'âge de l'enfant.
- Signes et/ou symptômes de libération d'ocytocine (réflexe d'émission de lait).
- Empressement du bébé à vouloir téter.
- Expression de satisfaction de la mère à l'égard de l'allaitement.
- Mode de communication efficace entre la mère et le bébé.

Facteurs favorisants
- Connaissances de base sur l'allaitement maternel.
- Morphologie normale des seins.
- Morphologie normale de la bouche du bébé.
- Âge gestationnel du bébé supérieur à 34 semaines.
- Sources d'aide.
- Assurance de la mère.

ALLAITEMENT MATERNEL INEFFICACE
(00104)
(1988)

Définition
La mère ou le bébé a de la difficulté à maîtriser le processus d'allaitement et n'en tire pas satisfaction.

Caractéristiques
- Allaitement insatisfaisant.
- Manque de lait, réel ou non.
- Incapacité pour le bébé de saisir correctement le sein.
- Aucun signe observable de libération d'ocytocine.
- Signes observables d'apport lacté inadéquat chez le bébé.
- Impossibilité pour le bébé de téter de façon continue.
- Vidage insuffisant de chaque sein après l'allaitement.
- Douleur au mamelon persistant après la première semaine d'allaitement.
- Conditions ne permettant pas au bébé de téter suffisamment.
- Malaise et pleurs du bébé dans l'heure qui suit la tétée ; il ne réagit pas aux autres mesures de réconfort.
- Pleurs et raidissement lors de l'allaitement.
- Refus de saisir le sein.

Facteurs favorisants
- Prématurité.
- Anomalie chez le bébé.
- Anomalie mammaire.
- Chirurgie mammaire antérieure.
- Échec antérieur de l'allaitement au sein.
- Alimentation au biberon en plus de l'allaitement au sein.
- Mauvais réflexe de succion.
- Manque de soutien du conjoint ou de la famille.

- Manque de connaissances.
- Interruption de l'allaitement au sein.
- Anxiété ou ambivalence de la mère.

ALLAITEMENT MATERNEL INTERROMPU
(00105)
(1992)

Définition
Suspension de l'allaitement maternel parce que la mère se trouve dans l'impossibilité d'allaiter ou que l'allaitement maternel est contre-indiqué.

Caractéristiques
- Interruption de l'allaitement au sein pour une partie ou pour l'ensemble des tétées.
- Désir de maintenir la lactation et de nourrir (maintenant ou plus tard) le bébé avec son lait.
- Séparation de la mère et du bébé.
- Manque de connaissances sur les méthodes d'expression et de conservation du lait maternel.

Facteurs favorisants
- Maladie de la mère ou du bébé.
- Prématurité.
- Retour de la mère au travail.
- Contre-indications à l'allaitement maternel (traitement médicamenteux, ictère lié au lait maternel).
- Nécessité de sevrer brusquement le bébé.

CONFLIT FACE AU RÔLE PARENTAL

(00064)
(1988)

Définition

Situation de crise entraînant de la confusion et des contradictions dans le rôle parental.

Caractéristiques

- Le(s) parent(s) exprime(nt) des inquiétudes à propos des changements dans son (leur) rôle parental, le fonctionnement, les communications et la santé de la famille.
- Le(s) parent(s) exprime(nt) des inquiétudes, de la peur d'être incapables de pourvoir aux besoins physiques et émotionnels de leur enfant pendant qu'il est hospitalisé ou à la maison.
- Réticences à participer aux activités usuelles de soins, même avec des encouragements et du soutien.
- Perturbation observable dans la façon habituelle de s'occuper de l'enfant.
- Impression de n'avoir plus rien à dire dans les décisions touchant leur enfant (exprimée par les parents).
- Sentiments de culpabilité, de colère, de peur, d'anxiété et/ou de frustration face aux effets de la maladie de l'enfant sur la dynamique familiale.

Facteurs favorisants

- Changements dans la situation matrimoniale.
- Soins à domicile dispensés à un enfant ayant besoin de traitements spéciaux (surveillance respiratoire, drainage postural, alimentation parentérale).
- Interruptions de la vie familiale dues à l'administration de soins à domicile (traitements, personnel soignant, manque de répits).
- Règlements des centres de soins spécialisés.

• Séparation d'avec un enfant à cause d'une maladie chronique.
• Parents intimidés par les mesures effractives ou restrictives imposées à l'enfant (isolement, intubation).

INTERACTIONS SOCIALES PERTURBÉES
(00052)
(1986)

Définition
Rapports sociaux insuffisants, excessifs ou inefficaces.

Caractéristiques
- Malaise en société (signalé ou observé).
- Incapacité (signalée ou observée) d'accepter ou d'exprimer de la sollicitude, de l'intérêt, de partager des souvenirs communs ou de communiquer un sentiment satisfaisant d'appartenance.
- Conduites inefficaces dans les relations sociales.
- Relations dysfonctionnelles avec les pairs, la famille et/ou autrui.
- Changement dans la nature ou le mode des relations (signalé par la famille).

Facteurs favorisants
- Manque de connaissances sur la façon d'engendrer une bonne réciprocité, ou inaptitude à le faire.
- Obstacles à la communication.
- Perturbation du concept de soi.
- Absence de personnes affectivement importantes ou de pairs.
- Mobilité physique réduite.
- Isolement thérapeutique.
- Disparités socioculturelles.
- Obstacles environnementaux.
- Opérations de la pensée perturbées.

MOTIVATION À AMÉLIORER SES **RELATIONS**
(00207)
(2008, N.P. 2.1)

Définition
Ensemble d'actions mutuelles entre partenaires permettant à chacun de pourvoir à ses besoins, et pouvant être renforcé.

Caractéristiques
- Manifestation de respect mutuel entre partenaires.
- Identification de chacun comme une personne clé.
- Expression du désir d'améliorer la communication entre les partenaires.
- Expression de satisfaction lors du partage d'informations et d'idées entre les partenaires.
- Manifestation par les partenaires d'un équilibre entre l'autonomie et la collaboration.
- Expression de satisfaction à propos de la complémentarité de la relation entre partenaires.
- Manifestation de soutien mutuel entre les partenaires dans l'accomplissement des activités de la vie quotidienne.
- Expression de satisfaction lorsque l'un des partenaires subvient aux besoins physiques et émotionnels de l'autre.
- Manifestation de compréhension quant aux fonctions insuffisantes du partenaire (ex. : physique, sociale, psychologique).
- Satisfaction des besoins développementaux de la famille en conformité avec l'étape du cycle de la vie.

Références

- Aoki, Y., Kato, N., & Hirasawa, M., eds (2002). *Josangaku Taikei 5 Boshi no Shinri Shakaigaku* [*Midwifery System* Vol. 5 *Psychosociology for mother and child]*. Tokyo: Japanese Nursing Association Publishing Co.

- Kanbara, F. (1991). *Gendai no Kekkon to Fufu Kankei* [*Today's marriage and marital relationship*]. Tokyo: Baifukan.
- Kawano M. (1999). *Sexuality no Kango* [*Nursing for sexuality*]. Tokyo: Medical Friend.
- Mochizuki, T. (1996). *Kazoku Shyakai-gaku Nyumon* [*Introduction to family sociology*]. Tokyo: Baifukan.
- Muramoto, J. & Mori, A., eds (2007). *Bosei Kango-gaku Joron* [*Introduction to maternal nursing*, 2nd edn]. Tokyo: Ishiyaku Publishing Co.
- Nojima, S. & Suzuki, K., eds (2005). *Kazoku Kango-gaku* [*Family nursing*]. Tokyo: Kenpansha.
- Roy, C. (1984). *Introduction to Nursing: Adaptation model*, 2nd edn. Upper Saddle River: Prentice-Hall.

EXERCICE INEFFICACE DU RÔLE[1]

(00055)

(1978, 1998)

Définition

Manque de congruence entre les comportements et le contexte, les normes et les attentes du milieu.

Caractéristiques

- Changement dans la façon dont la personne perçoit son rôle.
- Déni du rôle.
- Manque de soutien pour accomplir le rôle.
- Adaptation inefficace au changement ou aux transitions.
- Conflit interne.
- Changement dans la façon d'assumer ses responsabilités habituelles.
- Discrimination.
- Violence familiale.
- Harcèlement.
- Incertitude.
- Tension due à l'exigence du rôle.
- Prise en charge personnelle inadéquate.
- Perception ambivalente du rôle.
- Pessimisme.
- Motivation inadéquate.
- Manque de confiance en soi.
- Habiletés et compétences inadéquates en regard du rôle.
- Manque de connaissances sur le rôle.
- Attentes inappropriées par rapport au développement.

1. *N.B.* Il existe une typologie des rôles : socioculturelle (amitié, famille, état matrimonial, situation parentale, communauté), gestion de l'unité familiale, intimité (sexualité, établissement d'une relation), loisirs/exercice/divertissement, autogestion, socialisation (changement de stade de développement), contribution aux exercices communautaires et rôle religieux.

- Conflit de rôles.
- Confusion de rôles.
- Sentiment d'impuissance.
- Difficulté d'adaptation.
- Anxiété ou dépression.
- Surmenage.
- Changement dans la façon dont les autres perçoivent le rôle.
- Changement dans la capacité de reprendre le rôle.
- Insatisfaction à l'égard du rôle.
- Manque d'occasions de jouer son rôle.

Facteurs favorisants

Facteurs sociaux

- Liens inappropriés avec le système de santé.
- Exigence de l'horaire de travail.
- Jeune âge, stade de développement.
- Manque d'encouragement.
- Pauvreté.
- Conflit familial.
- Soutien inadéquat.
- Socialisation du rôle inadéquat (ex. : modèles, attentes, responsabilité).
- Condition socio-économique faible.
- Stress et conflit.
- Violence familiale.
- Manque de ressources.

Connaissances

- Préparation insuffisante à l'accomplissement du rôle (changement de rôle, capacité, pratique, validation).
- Manque de connaissance du rôle.
- Changement de rôle.
- Manque d'opportunité de s'exercer à son rôle.
- Changements liés au développement de la personne.
- Attentes irréalistes relatives au rôle.
- Niveau de scolarité.
- Manque ou inconsistance des modèles de référence.

- Manque de connaissance au sujet des compétences requises pour accomplir le rôle.

Facteurs physiques
- Consommation abusive de drogues ou d'alcool.
- Troubles mentaux.
- Modification de l'image corporelle.
- Maladie somatique.
- Déficit cognitif.
- Altération de la santé (ex. : santé physique, mentale ou neurologique, image corporelle, estime de soi, santé psychosociale, cognition, mode d'apprentissage).
- Dépression.
- Faible estime de soi.
- Douleur.
- Fatigue.

DYSFONCTIONNEMENT SEXUEL

(00059)

(1980, 2006, N.P. 2.1)

Définition

Changement dans le fonctionnement sexuel perçu comme insatisfaisant, dévalorisant ou inadéquat, que ce soit à la phase de désir, d'excitation ou d'orgasme.

Caractéristiques

- Incapacité d'atteindre la satisfaction sexuelle.
- Difficulté à jouer le rôle sexuel que la personne croit devoir assumer.
- Restrictions réelles imposées par la maladie.
- Restrictions réelles imposées par le traitement.
- Modification de l'intérêt envers les autres.
- Modification de l'intérêt envers soi.
- Incapacité d'atteindre le degré de satisfaction désiré.
- Sentiment de difficulté lors de l'excitation sexuelle.
- Sentiment d'un manque de désir sexuel.
- Sentiment de restrictions possibles imposées par la maladie.
- Sentiment de restrictions possibles imposées par le traitement.
- Recherche d'une confirmation de son attrait sexuel.
- Verbalisation du problème.

Facteurs favorisants

- Absence de modèles.
- Modification d'une fonction corporelle (ex. : grossesse, accouchement récent, médicaments ou drogues, intervention chirurgicale, anomalies, processus morbide, traumatisme, irradiation).

- Modification d'une structure corporelle (ex. : grossesse, accouchement récent, médicaments ou drogues, intervention chirurgicale, anomalies, processus morbide, traumatisme, irradiation).
- Changement bio-psycho-social de la sexualité.
- Modèles de rôle inadaptés.
- Manque d'intimité.
- Absence de personnes affectivement importantes.
- Fausses informations ou manque de connaissances.
- Conflit de valeurs.
- Violence psychologique (ex : relations destructrices).
- Violence physique.
- Vulnérabilité.

Références

- Cavalcanti, R. & Cavalcanti, M. (1996). *Tratamento clinico das inadequacies sexuals*, 2nd edn. São Paulo: Roca.
- Fehring, R.J. (1994). The Fehring model. In: Carrol-Johnson, R.M. & Paquete, M. (eds). *Classification of nursing diagnoses: Proceedings of the Tenth Conference*. Philadelphia: J.B. Lippincott, pp. 55–62.
- Hogan, R.M. (1985). *Human sexuality: A nursing perspective.* New York: Appleton-Century-Crofts.
- Hoskins, L.M. (1989). Clinical validation, methodologies for nursing diagnoses research. In: Carrol Johnson, R.M. et al. (eds), *Classification of nursing diagnoses: Proceedings of the eighth conference of North American Nursing Diagnosis Association.* Philadelphia: Lippincott, pp. 126–31.
- Kaplan, H.S. (1977). *A nova terapia do sexo: tratamento dinâmico das disfuncões sexuals.* Rio de Janeiro: Nova Fronteira.
- Kaplan, H.S. (1983). *O desejo sexual – e novos conceitos etécnicas da terapia do sexo.* Rio de Janeiro: Nova Fronteira.

HABITUDES SEXUELLES PERTURBÉES

(00065)

(1986, 2006, N.P. 2.1)

Définition

Expression d'inquiétude face à sa sexualité.

Caractéristique

- Difficulté à jouer le rôle sexuel que la personne croit devoir assumer.
- Perturbation de la relation avec une personne affectivement importante.
- Conflit de valeurs.
- Changement dans les activités sexuelles, rapporté par la personne.
- Changement dans les comportements sexuels, rapporté par la personne.
- Difficultés dans les comportements sexuels, rapportées par la personne.
- Difficultés lors des activités sexuelles, rapportées par la personne.
- Incapacité d'adopter des comportements sexuels, rapportée par la personne.
- Incapacité lors des activités sexuelles, rapportée par la personne.

Facteurs favorisants

- Absence de modèle.
- Conflit relatif à l'orientation sexuelle ou aux préférences sexuelles.
- Peur de contracter une maladie sexuellement transmissible.
- Peur de la grossesse.
- Modèle de rôle inadapté.
- Manque de connaissances sur les possibilités d'expression sexuelle lors des transitions entre la santé et la maladie, lorsqu'il

y a une altération fonctionnelle ou structurelle, une maladie ou un traitement médical.

- Altération des fonctions corporelles, maladie, traitement médical.
- Manque d'intimité.
- Absence de personnes affectivement importantes.
- Relation perturbée avec une personne affectivement importante.

Références

- Cavalcanti, R. & Cavalcanti, M. (1996). *Tratamento clinico das inadequacies sexuals*, 2nd edn. São Paulo: Roca.
- Fehring, R.J. (1994). The Fehring model. In: Carrol-Johnson, R.M. & Paquete, M. (eds). *Classification of nursing diagnoses: Proceedings of the Tenth Conference*. Philadelphia: J.B. Lippincott, pp. 55–62.
- Hogan, R.M. (1985). *Human sexuality: A nursing perspective.* New York: Appleton-Century-Crofts.
- Hoskins, L.M. (1989). Clinical validation, methodologies for nursing diagnoses research. In: Carrol Johnson, R.M. et al. (eds), *Classification of nursing diagnoses: Proceedings of the eighth conference of North American Nursing Diagnosis Association.* Philadelphia: Lippincott, pp. 126–31.
- Kaplan, H.S. (1977). *A nova terapia do sexo: tratamento dinâmico das disfuncões sexuals.* Rio de Janeiro: Nova Fronteira.
- Kaplan, H.S. (1983). *O desejo sexual – e novos conceitos etécnicas da terapia do sexo.* Rio de Janeiro: Nova Fronteira.

MOTIVATION À AMÉLIORER SA **MATERNITÉ**
(00208)
(2008, N.P. 2.1)

Définition
Façon de se préparer et de soutenir sa grossesse et son accouchement, et de donner les soins au nouveau-né, qui favorise la santé et qui peut être renforcée[1].

Caractéristiques
Pendant la grossesse
- Propos indiquant que le mode de vie est approprié à la période prénatale (ex. : alimentation, élimination, sommeil, mouvements corporels, exercice, hygiène personnelle).
- Propos indiquant que la préparation physique est adéquate.
- Propos indiquant que les symptômes déplaisants de la grossesse sont pris en charge.
- Manifestation de respect pour le futur bébé.
- Propos indiquant que le plan de naissance est réaliste.
- Préparation des articles de soins nécessaires au nouveau-né.
- Recherche de connaissances nécessaires (ex. : sur le travail et la délivrance, les soins au nouveau-né).
- Disponibilité de son réseau de soutien.
- Visites régulières à une clinique de santé prénatale.
- Durant le travail et la délivrance
- Propos indiquant que le mode de vie est approprié au stade du travail (ex. : alimentation, élimination, sommeil, mouvements corporels, hygiène personnelle).
- Début du travail signalé de manière appropriée.
- Attitude proactive pendant le travail et la délivrance.

1. Le terme japonais pour « maternité » est *« Shussan Ikuji Koudou »* qui englobe à la fois l'accouchement et la prise en charge du nouveau-né. Il est l'un des principaux concepts de l'obstétrique japonaise.

- Utilisation de techniques de relaxation appropriées au stade du travail.
- Manifestation d'un comportement d'attachement au nouveau-né.
- Utilisation appropriée de son réseau de soutien.

Après la naissance

- Démonstration appropriée des techniques d'alimentation du bébé.
- Démonstration adéquate des soins à donner aux seins.
- Manifestation d'un comportement d'attachement au bébé.
- Démonstration des techniques de soins de base au bébé.
- Maintien d'un environnement sécuritaire au bébé.
- Propos indiquant que le mode de vie est approprié à la période de post-partum (ex. : alimentation, élimination, sommeil, mouvements corporels, exercice, hygiène personnelle)
- Utilisation appropriée de son réseau de soutien.

Références

- Aoki, Y., ed. (1998). *Bosei Hoken wo meguru Shidou Kyouiku Soudan 2* [*Coaching, education, and counseling in maternal health*, Vol. 2]. Tokyo: Life Science Co.
- Aoki, Y., Kato, N., & Hirasawa, M., eds (2002). *Josangaku Taikei 5 Boshi no Shinri Shakaigaku* [*Midwifery System* Vol. 5 *Psychosociology for mother and child*]. Tokyo: Japanese Nursing Association Publishing Co.
- Aoki, Y., Kato, N., & Hirasawa, M., eds (2003). *Josangaku Taikei 8 Josan Shindan Gijyutsugaku 2* [*Midwifery System* Vol. 8 *Maternity diagnoses and techniques* 2]. Tokyo: Japanese Nursing Association Publishing Co.
- Japan Society for Maternity Diagnoses, ed. (2004). *Maternity Shindan guidebook* [*Guidebook of maternity diagnoses*]. Tokyo: Igakushoin.
- Kabeyama, K., ed. (2006). *Rinsho Josanfu Hikkei: Seimei to Bunka wo Fumaeta Shigen* [*Essentials of clinical midwifery: Caring based on life and culture*, 2nd edn)]. Tokyo: Igakushoin.
- Okayama National Hospital, ed. (2000). *Akachan ni Yasashii Byouin no Bonyuu Ikuji Shidou* [*Breast-feeding and newborn-care teaching manuals from a baby-friendly hospital*]. Tokyo: Medica Publishing Co.
- Taketani, Y. & Kabeyama, S., eds (2007). *Josangaku Kouza 6* [*Midwifery Course* Vol. 6]. Tokyo: Igakushoin.

RISQUE DE PERTURBATION DU **LIEN MÈRE–FŒTUS**

(00209)

(2008, N.P. 2.1)

Définition

Risque de perturbation de la dyade symbiotique fœto-maternelle résultant d'une comorbidité ou d'affections liées à la grossesse.

Facteurs de risque

- Complications de la grossesse (ex. : rupture prématurée des membranes, placenta previa ou décollement du placenta, soin prénatal tardif, gestations multiples).
- Transport de l'oxygène compromis (ex. : anémie, maladie cardiaque, asthme, hypertension, crises convulsives, travail prématuré, hémorragie).
- Métabolisme du glucose altéré (ex. : diabète, emploi de corticostéroïdes).
- Violence physique.
- Usage de substances toxiques (ex. : tabac, alcool, drogue).
- Effets secondaires du traitement (ex. : médicaments, chirurgie, chimiothérapie).

Références

- Berg, M. (2005). Pregnancy and diabetes: How women handle the challenges. *Journal of Perinatal Education* 14(3): 23–32.
- Curran, C.A. (2003). Intrapartum emergencies. *Journal of Obstetric, Gynecologic, & Neonatal Nursing* 32: 802–13.
- Higgins, L.P. & Hawkins, J.W. (2005). Screening for abuse during pregnancy: Implementing a multisite program. *American Journal of Maternal/Child Nursing* 30: 109–14.
- Lange, S.S. & Jenner, M. (2004). Myocardial infarction in the obstetric patient. In: Campbell, P.T. (ed.), *Critical care nursing clinics of North America:*

Obstetric and neonatal intensive care, Vol. 16(2). Philadelphia: Elsevier Saunders, pp. 211–19.

- McCarter-Spaulding, D.E. (2005). Medications in pregnancy and lactation. *American Journal of Maternal/Child Nursing* 30: 10–17.
- Poole, J.H. (2004). Multiorgan dysfunction in the perinatal patient. In: Campbell, P.T. (ed.), *Critical care nursing clinics of North America: Obstetric and neonatal intensive care*, Vol. 16(2). Philadelphia: Elsevier Saunders, pp. 193–204.
- Rudisill, P.T. (2004). Amniotic fluid embolism. In: Campbell, P.T. (ed.), *Critical care nursing clinics of North America: Obstetric and neonatal intensive care*, Vol. 16(2). Philadelphia: Elsevier Saunders, pp. 221–5
- Shannon, M., King, T.L., & Kennedy, H.P. (2007). Allostasis: A theoretical framework for understanding and evaluating perinatal health outcomes. *Journal of Obstetric, Gynecologic, & Neonatal Nursing* 36: 125–34.
- Simpson, K.R. (2004). Monitoring the preterm fetus during labor. *American Journal of Maternal/Child Nursing* 29: 380–8.
- Stark, C.J. & Stepans, M.B.F. (2004). A comparison of blood pressure in term, low birth weight infants of smoking and nonsmoking mothers. *Journal of Perinatal Education* 13(4): 17–26.
- Stringer, M., Miesnik, S. R., Brown, L., Martz, A.H., & Macones, G. (2004). Nursing care of the patient with preterm premature rupture of membranes. *American Journal of Maternal/Child Nursing* 29: 144–150.
- Torgersen, K.L. & Curran, C.A. (2006). A systematic approach to the physiologic adaptations of pregnancy. *Critical Care Nursing Quarterly* 29(1): 2–19.
- Wolfe, B.E. (2005). Reproductive health in women with eating disorders. *Journal of Obstetric, Gynecologic, & Neonatal Nursing* 34: 255–63.

Classe 1 : réactions post-traumatiques

SYNDROME D'INADAPTATION À UN CHANGEMENT DE MILIEU

(00114)

(1992, 2000)

Définition

Perturbations physiologiques et/ou psychosociales résultant d'un changement de milieu.

Caractéristiques

- Mutation temporaire ou définitive.
- Mutation volontaire ou involontaire.
- Sentiment de solitude, d'aliénation, d'abandon.
- Dépression.
- Anxiété (ex. : séparation).
- Troubles du sommeil.
- Repli sur soi.
- Colère.
- Perte d'identité, d'estime de soi, sentiment de dévalorisation.
- Verbalisation accrue des besoins, refus de changer de milieu ou inquiétude à propos du transfert dans un autre lieu.
- Augmentation des symptômes physiques/maladies (ex. : troubles gastro-intestinaux, modification du poids).
- Dépendance.
- Insécurité.
- Pessimisme.
- Frustration.
- Inquiétude.
- Peur.

Facteurs favorisants

- Caractère imprévisible de l'expérience.

- Isolement de la famille et/ou des amis.
- Pertes passées, récentes ou actuelles.
- Sentiment d'impuissance.
- Absence d'un réseau ou d'un groupe de soutien adéquat.
- Absence de préparation au départ.
- Stratégie d'adaptation passive.
- Perturbation de l'équilibre psychosocial.
- Barrière linguistique.
- Diminution de l'état de santé.

RISQUE DE SYNDROME D'INADAPTATION À UN CHANGEMENT DE MILIEU
(00149)
(2000)

Définition
Risque de perturbations physiologiques et/ou psychosociales résultant d'un changement de milieu.

Facteurs de risque
- Transfert impliquant un changement modéré ou important d'environnement (ex : physique, ethnique, culturel).
- Mutation temporaire et/ou définitive.
- Mutation volontaire et/ou involontaire.
- Absence d'un réseau ou d'un groupe de soutien adéquat.
- Sentiment d'impuissance.
- Capacité cognitive modérée (ex. : conscience du changement).
- Caractère imprévisible de l'expérience.
- Diminution de l'état de santé physique ou psychosocial.
- Absence de préparation au départ.
- Stratégie d'adaptation passive.
- Pertes passées, récentes ou actuelles.

SYNDROME POST-TRAUMATIQUE

(00141)
(1986, 1998)

Définition

Réponse inadaptée et prolongée à un événement traumatique et accablant.

Caractéristiques

- Évitement.
- Refoulement.
- Difficulté de concentration.
- Deuil.
- Pensées intrusives.
- Irritabilité neurosensorielle.
- Palpitations.
- Énurésie (chez l'enfant).
- Colère et/ou rage.
- Rêves répétitifs.
- Cauchemars.
- Agressivité.
- Hypervigilance.
- Réaction de sursaut exagérée.
- Désespoir.
- Troubles de l'humeur.
- Honte.
- Crises de panique.
- Sentiment d'aliénation.
- Déni.
- Sentiment d'horreur.
- Toxicomanie.
- Dépression.
- Anxiété.
- Culpabilité.

- Peur.
- Irritabilité gastrique.
- Sentiment de détachement.
- Amnésie d'ordre psychogène.
- Irritabilité.
- Sensation de torpeur, d'engourdissement.
- Comportement compulsif.
- Réminiscences (flashbacks).
- Céphalées.

Facteurs favorisants
- Événement hors du registre de l'expérience humaine habituelle.
- Maltraitance physique et psychosociale.
- Événement tragique impliquant plusieurs morts.
- Destruction subite de son habitation ou de sa communauté.
- Épidémies.
- Être prisonnier de guerre ou victime d'actes criminels tels que la torture.
- Guerre.
- Viol.
- Catastrophes naturelles et/ou d'origine humaine.
- Accidents graves.
- Être le témoin de mutilation, de mort violente ou d'autres horreurs.
- Menaces ou blessures graves à l'encontre de sa propre personne ou d'êtres chers.
- Accidents de voiture ou de véhicules industriels.
- Conflit armé.

RISQUE DE **SYNDROME POST-TRAUMATIQUE**

(00145)
(1998)

Définition

Risque de réaction inappropriée et prolongée face à un événement traumatisant ou accablant.

Facteurs de risque

- Profession (ex. : policier, pompier, sauveteur, personnel de maison de correction, personnel des services d'urgence, personnels d'unités psychiatriques).
- Sens exacerbé des responsabilités.
- Perception de l'événement.
- Statut de survivant.
- Éloignement du domicile, déportation.
- Soutien social inadéquat.
- Milieu peu aidant.
- Diminution de l'amour propre.
- Durée de l'événement.

SYNDROME DU **TRAUMATISME** DE VIOL
(00142)
(1980, 1998)

Définition
Réponse différée et inadaptée à une pénétration sexuelle violente et forcée, contre la volonté et le consentement de la victime.

Caractéristiques
- Désorganisation.
- Changement dans les relations.
- Confusion.
- Traumatisme physique (ex. : ecchymoses, irritation des tissus).
- Tentatives de suicide.
- Déni.
- Culpabilité.
- Paranoïa.
- Sentiment d'humiliation.
- Gêne.
- Hostilité.
- Tension et/ou spasmes musculaires.
- Labilité émotionnelle.
- Sentiment de dépendance.
- Sentiment d'impuissance.
- Cauchemars et troubles du sommeil.
- Dysfonctionnement sexuel.
- Désir de vengeance.
- Phobies.
- Perte de l'estime de soi.
- Incapacité à prendre des décisions.
- Troubles dissociatifs.
- Auto-accusation.
- Hypervigilance.

• Vulnérabilité.
• Toxicomanie.
• Dépression.
• Colère.
• Anxiété.
• Agitation.
• Honte.
• État de choc.
• Peur.

Facteur favorisant
• Viol.

STRATÉGIES D'ADAPTATION DÉFENSIVES

(00071)

(1988, 2008, N.P. 2.1)

Définition

Système d'autodéfense contre tout ce qui semble menacer une image positive de soi se traduisant par une surestimation systématique de soi.

Caractéristiques

- Déni des problèmes évidents.
- Déni de faiblesse évidente.
- Difficultés à établir des relations.
- Difficultés à maintenir des relations.
- Difficultés à confronter ses perceptions à la réalité.
- Mégalomanie.
- Rire hostile.
- Hypersensibilité à la moindre critique.
- Hypersensibilité au manque d'égards.
- Manque de persévérance au traitement.
- Manque de collaboration au traitement.
- Manque de persévérance à la thérapie.
- Manque de collaboration à la thérapie.
- Rejet de la faute sur autrui.
- Rejet de la responsabilité sur autrui.
- Rationalisation des échecs.
- Distorsion de la réalité.
- Railleries hostiles envers les autres.
- Attitude de supériorité envers les autres.

Facteurs favorisants

- Conflit entre la perception de soi et le système de valeur.
- Déficience du réseau de soutien.
- Peur de l'échec.

• Peur de l'humiliation.
• Peur des répercussions.
• Manque de résilience.
• Faible niveau de confiance envers les autres.
• Faible niveau de confiance en soi.
• Incertitude.
• Attentes irréalistes de soi-même.

Références

• Balder L. & Denour, A.K. (1984). Couples' reactions and adjustments to mastectomy. *Int J Psychiatry in Men* 14: 265–70.
• Bartek S.E., Krebs D.L., & Taylor, M.C. (1993). Coping, defending, and the relations between moral judgment and moral behavior in prostitutes and other female juvenile delinquents. *J Abnorm Psychol* 102(1): 66–73.
• Bean, G., Cooper, S., Alpert, R., & Kipnis, D. (1980). Coping mechanisms of cancer patients: a study of 33 patients receiving chemotherapy. *CA* 30: 257–9.
• Brown J.D. & Dutton, K.A. (1995). The thrill of victory, the complexity of defeat: self-esteem and people's emotional reactions to success and failure. *J Pers Soc Psychol* 68: 712–22.
• Cassileth, B.R., Lusk, E.J., Strouse, T.B., Miller, D.S., Brown, L.L., & Cross, P.A. (1985). Psychological analysis of cancer patients and their next of kin. *Cancer* 55: 72–6.
• Coelho, G.V., Hamburg, D.A. & Adams, J.E. (1974). *Coping and Adaptation.* New York: Basic Books.
• Coopersmith, S. (1967). *Antecedents of self-esteem.* San Francisco, CA: Freeman, Cooper.
• Creswell C. & Chalder, T. (2001). Defensive coping styles in chronic fatigue syndrome. *J Psychosom Res* 51: 607–10.
• Cyspouw-Guitouni, A. (2001). L'avenir et la sauvegarde des valeurs. *Psychologie Préventive* 37: 18–23.
• Dalle Grave R., Calugi S., Molinari E., et al. & QUOVADIS Study Group (2005). Weight loss expectations in obese patients and treatment attrition: an observational multicenter study. *Obese Res* 13: 1961–9.
• George, J.M., Scott, D.S., Turner, S.P., & Gregg, J.M. (1980). The effects of psychological factors of physical trauma on recovery from oral surgery. *J Behav Med* 3: 291–310.
• Guitouni, M. (2002). Le choix d'une génération: démisionner ou résister. *Psychologie Préventive* 38: 25–9.
• Jaramillo-Velez D.E., Ospina-Munoz D.E., Cabarcas-Iglesias G., & Humphreys, J. (2005). Resilience, spirituality, distress and tactics for battered women's conflict resolution. *Rev Salud Publica* 7: 281–92 (Spanish).

- Kools S. (1999). Self-protection in adolescents in foster care. *J Child Adolesc Psychiatr Nurs* 12: 139–52.
- Lazarus, R.S. (1966). *Psychological stress and the coping process.* New York: McGraw-Hill.
- Lindstrom, T.C. (1989). Defence mechanisms and some notes on their relevance for the caring professions. *Scand J Caring Sci* 3(3): 99–104.
- McFarland, G.K. and McFarlane, E.A. (1995). *Traité de diagnostic infirmier* (adaptation of S. Truchon & D. Fleury). St-Laurent: ERPI, pp. 741–52.
- Meredith P.J., Strong J., & Feeney, J.A. (2006) The relationship of adult attachment to emotion, catastrophizing, control, threshold and tolerance, in experimentally-induced pain. *Pain* 120(1–2): 44–52. Epub 2005 Dec 13.
- Morris, C.A. (1985). Self-concept as altered by the diagnosis of cancer. *Nurs Clin North Am* 20: 611–30.
- Noy, S. (2004). Minimizing casualties in biological and chemical threats (war and terrorism): the importance of information to the public in a prevention program. *Prehospital Disaster Med* 19(1): 29–36.
- Perez-Sales, P. & Vazquez Valverde, C. (2003). Support psychotherapy in traumatic situations. *Rev Enferm* 26(12): 44–52 (Spanish).
- Taubes, I. (2002). Tout commence par une confiance primitive dans la vie : entretien avec Boris Cyulnik. *Psychologies* March: 90–4.
- Taubes, I. (2005). Je fuis les responsabilités. *Psychologies* March: 88–9.
- Tod, A.M. & Lacey, A. (2004). Overweight and obesity: helping clients to take action. *Br J Community Nurs* 9(2): 59–66.
- Tromp, D.M., Brouha, X.D., De Leeuw, J.R., Hordijk, G.J., & Winnubst, J.A (2004). Psychological factors and patient delay in patients with head and neck cancer. *Eur J Cancer* 40: 1509–16.
- Worder, J.W. & Sobel. J. (1978). Ego strength and psychosocial adaptation to cancer. *Psychosom Med* 40: 585–92.
- Yehuda, R., McFarlane, A.C., & Shalev, A.Y. (1998). Predicting the development of post-traumatic stress disorder from the acute response to a traumatic event. *Biol Psychiatry* 44: 1305–13.

STRATÉGIES D'**ADAPTATION** FAMILIALE COMPROMISES

(00074)

(1980, 1996)

Définition

Le soutien, le réconfort, l'aide et l'encouragement que fournit habituellement une personne affectivement importante (membre de la famille ou ami) sont compromis, inefficaces ou insuffisants. Le patient n'a donc pas suffisamment de soutien pour prendre en charge le travail d'adaptation qu'exige son problème de santé.

Caractéristiques

Données objectives

- Les tentatives d'aide ou de soutien d'une personne affectivement importante donnent des résultats peu satisfaisants.
- La personne affectivement importante ne tient pas compte de la capacité ou du besoin d'autonomie du patient.
- Une personne affectivement importante s'éloigne ou restreint ses communications avec le patient au moment où il a besoin d'elle.

Données subjectives

- Le patient se plaint ou s'inquiète de l'attitude de la personne affectivement importante dans sa vie face à son problème de santé.
- La personne affectivement importante dit ou confirme qu'elle comprend mal la situation, ce qui l'empêche d'aider ou de soutenir efficacement le patient.
- La personne affectivement importante parle de ses réactions personnelles (peur, deuil anticipé, sentiment de culpabilité, anxiété face à la maladie ou à l'invalidité du patient ou face à une autre crise de situation ou de croissance).

Facteurs favorisants

- Incapacité temporaire d'une personne affectivement importante de percevoir les besoins du patient ou d'agir efficacement à cause de ses problèmes personnels.
- Désorganisation familiale et changements de rôles temporaires.
- Incompréhension de la personne affectivement importante face à la situation.
- Longue maladie ou aggravation de l'invalidité épuisant la capacité de soutien des personnes affectivement importantes.
- Crise de situation ou de croissance à laquelle la personne affectivement importante doit faire face.
- Informations inadéquates ou erronées d'une personne affectivement importante.
- Manque de soutien mutuel entre le patient et la personne affectivement importante dans sa vie.

STRATÉGIES D'ADAPTATION FAMILIALE INVALIDANTES
(00073)
(1980, 1996)

Définition
Comportement de la personne importante affectivement (ou autre) qui rend celle-ci et le patient incapables d'accomplir efficacement le travail d'adaptation nécessaire face aux problèmes de santé.

Caractéristiques
- Intolérance.
- Agitation, dépression, agressivité, hostilité.
- Reproduction des signes de la maladie du patient.
- Rejet.
- Troubles psychosomatiques.
- Indifférence des autres membres de la famille.
- Négligence face aux besoins fondamentaux du patient et/ou du traitement.
- Déformation de la réalité concernant le problème de santé du patient.
- Difficulté à donner un sens à sa propre vie.
- Affaiblissement du moi, souci excessif et prolongé pour le patient.
- Désertion.
- Comportements de la famille préjudiciables au bien-être du patient.
- Personne importante affectivement vaquant à ses occupations habituelles, sans tenir compte des besoins du patient.
- Abandon.
- Apparition chez le patient d'un sentiment d'impuissance, d'une dépendance passive.

Facteurs favorisants

- Sentiment de culpabilité, d'anxiété, d'hostilité ou de désespoir refoulés de façon chronique par la personne affectivement importante dans la vie du patient.
- Façon arbitraire de traiter les comportements de résistance de la famille vis-à-vis du traitement proposé.
- Désaccord profond entre le patient et la personne affectivement importante dans sa vie ou entre les différentes personnes clés quant aux stratégies d'adaptation à adopter.
- Grande ambivalence dans les relations familiales.

STRATÉGIES D'ADAPTATION INEFFICACES
(00069)
(1978, 1996, 1998)

Définition
Incapacité d'évaluer correctement les facteurs de stress, de décider ou d'agir de manière appropriée ou de se servir des ressources disponibles.

Caractéristiques
- Manque d'objectifs pour guider le comportement ou la résolution de problèmes incluant l'incapacité de faire face à une difficulté et de structurer l'information.
- Perturbation du sommeil.
- Abus de drogues/alcool (toxicomanie).
- Sous-utilisation du soutien social.
- Utilisation de stratégies qui entravent l'adaptation.
- Diminution de la concentration.
- Fatigue.
- Résolution de problèmes inadéquate.
- Verbalisation de l'incapacité de faire face à la situation ou de demander de l'aide.
- Incapacité de satisfaire les besoins de base.
- Comportement destructeur envers soi ou les autres.
- Incapacité de répondre aux attentes liées au rôle.
- Fréquence élevée de maladies.
- Changement dans les modes de communication habituels.
- Comportement à risque.

Facteurs favorisants
- Stratégies d'adaptation différentes selon le sexe.
- Manque de confiance en ses capacités de faire face aux situations.
- Incertitude.
- Soutien social inadéquat découlant de la nature de ses relations.

- Perception d'un manque de contrôle.
- Ressources inadéquates.
- Menace importante.
- Crises situationnelles ou de croissance.
- Perturbation dans la façon de soulager les tensions.
- Manque d'opportunité pour se préparer à faire face aux facteurs de stress.
- Incapacité de conserver l'énergie requise pour s'adapter.
- Perturbation du mode d'évaluation de la menace.

STRATÉGIES D'ADAPTATION INEFFICACES D'UNE COLLECTIVITÉ

(00077)
(1994, 1998)

Définition
Mode d'adaptation et de résolution de problèmes d'une collectivité ne répondant pas à ses exigences et à ses besoins.

Caractéristiques
- Sentiment d'impuissance exprimé par la collectivité.
- Manque de participation aux activités communautaires.
- Conflits excessifs au sein de la collectivité.
- Verbalisation d'un sentiment de vulnérabilité.
- Morbidité élevée.
- Perception d'un excès de situations stressantes.
- Insatisfaction de la collectivité par rapport à ses attentes.
- Augmentation des problèmes sociaux (ex. : homicides, vandalisme, incendies criminels, terrorisme, cambriolages, infanticides, maltraitance, divorce, chômage, pauvreté, activisme, troubles mentaux).

Facteurs favorisants
- Catastrophes naturelles ou provoquées par l'homme.
- Services communautaires inadéquats ou inexistants (ex. : absence de service médical d'urgence, de service de transport ou de plans d'urgence en cas de catastrophe).
- Services sociaux et ressources communautaires insuffisants.
- Ressources inadéquates pour résoudre les problèmes.

MOTIVATION À AMÉLIORER SES **STRATÉGIES D'ADAPTATION**

(00158)
(2002, N.P. 2.1)

Définition

Ensemble d'efforts cognitifs et comportementaux visant à satisfaire les exigences permettant d'atteindre le bien-être et qui peut être renforcé.

Caractéristiques

- Verbalisation de la capacité de gérer les facteurs de stress.
- Recherche de soutien social.
- Utilisation d'un large éventail de stratégies centrées sur le problème et sur les émotions.
- Utilisation de ressources spirituelles.
- Reconnaissance du pouvoir personnel.
- Recherche de nouvelles stratégies.
- Conscience des changements possibles dans le milieu.

Références

- Frederickson B.-L., Joiner T. (2002). Positive emotions trigger upward spirals toward emotional well-being. *Psychological Science: A journal of the American Psychological Association, 13 (2)*, 172-175.
- Pender N.-G., Murdaugh C.-L., Parsons M.-A. (2002). Stress management and health [Chapter 10], Social support and health [Chapter 11]. In *Health Promotion in Nursing Practice* (4th ed. pp 217-275). Upper Saddle River, N.J. Prentice Hall.
- Rahe R.-H., Taylor C.-B., Tolles R.-L., Newall L.-M., Veach T.-L., Bryson S. (2002). A novel stress and coping workplace program reduces illness and healthcare utilization. *Psychosomatic Medicine, 64 (2)*, 278-286.

MOTIVATION D'UNE COLLECTIVITÉ À AMÉLIORER SES **STRATÉGIES D'ADAPTATION**

(00076)
(1994)

Définition

Stratégies d'adaptation et de résolution de problèmes d'une collectivité qui répondent à ses exigences et à ses besoins, mais qui peuvent être améliorées afin de l'aider à surmonter les problèmes ou les situations de stress présents ou futurs.

Caractéristiques

- Carence dans une ou plusieurs caractéristiques propres à une stratégie d'adaptation efficace.
- Préparation active de la collectivité aux situations de stress prévisibles.
- Résolution active des problèmes que doit affronter la collectivité.
- Accord des membres de la collectivité pour se considérer responsables de la gestion du stress.
- Communication constructive entre les membres de la collectivité.
- Communication constructive entre l'ensemble et les sous-ensembles de la collectivité.
- Existence de programmes de loisirs et de détente.
- Ressources suffisantes pour surmonter les situations de stress.

Facteurs favorisants

- Existence de soutien social.
- Présence de moyens de résolution des problèmes.
- Certitude de l'ensemble de la collectivité d'être capable de surmonter les situations.

MOTIVATION D'UNE FAMILLE À AMÉLIORER SES **STRATÉGIES D'ADAPTATION**

(00075)
(1980)

Définition

Utilisation efficace de stratégies adaptées à la situation par un membre de la famille qui s'implique pour relever les défis reliés à la santé du patient et qui, maintenant, manifeste le désir et la volonté d'améliorer sa santé ainsi que celle du patient et de cultiver leur croissance personnelle.

Caractéristiques

- Souhait de rencontrer des gens ayant connu une expérience similaire sur une base individuelle ou dans le cadre d'un groupe d'entraide.
- Conséquences positives d'une crise sur les valeurs, les priorités, les objectifs et les relations d'un membre de la famille.
- Cheminement d'un membre de la famille vers la promotion de la santé et l'enrichissement de son mode de vie, ce qui l'amène à avaliser et à suivre de près les processus de croissance, à contrôler et à négocier les programmes thérapeutiques, et généralement à choisir les expériences qui lui apportent un bien-être optimal.

Facteurs favorisants

- Besoins suffisamment satisfaits et travail d'adaptation réalisé avec assez d'efficacité pour qu'on puisse viser des objectifs d'actualisation de soi.

ANGOISSE FACE À LA MORT
(00147)
(1998, 2006, N.P. 2.1)

Définition
Sentiment vague d'inconfort ou de peur engendré par la perception réelle ou imaginaire d'une menace quant à sa propre existence.

Caractéristiques
- Préoccupation concernant la surcharge de travail des soignants ou aidants naturels.
- Tristesse profonde.
- Peur de développer une maladie mortelle.
- Peur de perdre ses facultés mentales pendant l'agonie.
- Peur des douleurs associées à l'agonie.
- Peur d'un décès prématuré.
- Peur du processus de la mort.
- Peur d'une longue agonie.
- Peur des souffrances associées à l'agonie.
- Sentiment d'impuissance face à la mort.
- Pensées négatives face à l'agonie et la mort.
- Inquiétude concernant l'impact de sa mort sur ses proches.

Facteurs favorisants
- Anticipation des effets secondaires de l'anesthésie générale.
- Anticipation de l'impact de sa mort sur son entourage et ses proches.
- Anticipation de la douleur.
- Anticipation de la souffrance.
- Confrontation avec la réalité d'une maladie mortelle.
- Discussion sur les sujets relatifs à la mort.
- Fait de vivre le processus de la mort.
- Fait d'avoir vécu la mort de près.

• Non-acceptation de sa propre finitude.
• Observations sur la mort.
• Perception de l'approche de la mort.
• Incertitude quant à la rencontre avec une force supérieure.
• Incertitude quant à l'existence d'une force supérieure.
• Incertitude à propos d'une vie après la mort.
• Incertitude concernant le pronostic.

Références

• Abdel-Khalek, AM. & Tomàs-Sàbado, J. (2005). Anxiety and death anxiety in Egyptian and Spanish nursing students. *Death Studies* 29: 157–69.
• Aday, R.H. (1984–85). Belief in afterlife and death anxiety: correlates and comparisons. *Omega: Journal of Death and Dying* 15: 67–75.
• Adelbratt, S. & Strang, P. (2000). Death anxiety in brain tumour patients and their spouses. *Palliative Medicine* 14: 499–507.
• Alvarado, J.A., Templer, D.I., Bresler, C., & Thomas-Dobson, S. (1995). The relationship of religious variables to death depression and death anxiety. *Journal of Clinical Psychology* 51: 202–4.
• Amenta, M.M. (1984). Death anxiety purpose in life and duration of service in hospice volunteers. *Psychological Reports* 54: 979–84.
• Angst, J., Angst, F., & Stassen, H.H. (1999). Suicide risk in patients with major depressive disorder. *Journal of Clinical Psychiatry* 60: 57–72.
• Bay, E. & Algase, D.L. (1999). Fear and anxiety: a simultaneous concept analysis. *Nursing Diagnosis* 10: 103–11.
• Beck, C.T. (1997). Nursing students' experiences caring for dying patients. *Journal of Nursing Education* 36: 408–15.
• Bene, B. & Foxall, M.J. (1991). Death anxiety and job stress in hospice and medical-surgical nurses. *Hospice Journal* 7: 25–41.
• Bolt, M. (1977). Religious orientation and death fears. *Review of Religious Research* 19: 73–6.
• Braunstein, J.W. (2000). An investigation of irrational beliefs and death anxiety as a function of HIV status in homosexual men (immune deficiency). *The Sciences and Engineering* 61: 1626.
• Brockopp, D.Y,. King, D.B., & Hamilton, J.E. (1991). The dying patient: a comparative study of nurse caregiver characteristics. *Death Studies* 15: 245–8.
• Chiappetta, W., Floyd, H.H., & McSeveney, D.R. (1977). Sex differences in coping with death anxiety. *Psychological Reports* 39: 945–6.
• Clements, R. (1998). Intrinsic religious motivation and attitudes toward death among the elderly. *Current Psychology* 17: 237–48.

- Cully, J.A., La Voie, D., & Gfeller, J.D. (2001). Reminiscence, personality, and psychological functioning in older adults. *Gerontologist* 41: 89–95.
- Hunt, B. & Rosenthal, D.A. (2000). Rehabilitation counselors' experiences with client death anxiety. *Journal of Rehabilitation* 66: 44–50.
- Kastenbaum, R, (1992). *The psychology of death.* New York: The Guilford Press.
- Kuuppelomaky, M. (2000). Cancer patients', family members' and professional helpers' conceptions and beliefs concerning death. *European Journal of Oncology Nursing* 4(1): 39–47.
- Matalon, T.H. (2000). The relationship among children's conceptualization of death, parental communication about death, and parental death anxiety. *Humanities and Social Sciences* 61: 510.
- Mok, E., Lee, W.M., & Wong, F.K. (2002). The issue of death and dying: employing problem-based learning in nursing education. *Nurse Education Today* 22: 319–29.
- Nelson, L.D. & Cantrell, C.H. (1980). Religiosity and death anxiety: A multidimensional analysis. *Review of religious Research* 21: 148–57.
- Rasmussen, C.A. & Brems, C. (1996). The relationship of death anxiety with age psychosocial maturity. *Journal of Psychology* 130: 141–4.
- Rasmussen, C.H. & Johnson, M.E. (1994). Spirituality and religiosity: Relative relationships to death anxiety. *Omega: Journal of Death and Dying* 29: 313–18.
- Robbins, R.A. (1992). Death competency: a study of hospice volunteers. *Death Studies* 16: 557–69.
- Rosenhein, E. & Muchnick, B. (1984–85). Death concerns in differential levels of consciousness as functions of defence strategy and religious belief. *Omega: Journal of Death and Dying* 15: 15–24.
- Sanders, J.F., Poole, T.E., & Rivero, W.T. (1980). Death anxiety among the elderly. *Psychological Reports* 46: 53–4.
- Sherman, D.W. (1996). Nurses' willingness to care for AIDS patients and spirituality, social support, and death anxiety. *Image: Journal of Nursing Scholarship* 28: 205–13.
- Stoller, E.P. (1980–81). The impact of death-related on attitudes of nurses in hospital work setting. *Omega: Journal of Death and Dying* 11: 85–96.
- Straub, S.H., & Roberts, J.M. (2001). Fear of death in widows: Effects of age at widowhood and suddenness of death. *Omega: Journal of Death and Dying* 43: 25–41.
- Sulmasy, D.P. & McIlvane, J.M. (2002). Patients' ratings of quality and satisfaction with care at the end of life. *Archive of Internal Medicine* 162: 2098–104.
- Whitley, G.G. (1994). Expert validation and differentiation of the nursing diagnosis anxiety and fear. *Nursing Diagnosis* 5: 143–50.

- Whitley, G.G. & Tousman, S.A. (1996). A multivariate approach for validation of anxiety and fear. *Nursing Diagnosis* 7: 116–24.
- Whitley, G.G. (1997). Three phases of research in validating nursing diagnoses. *Western Journal of Nursing Research* 19: 379–99.
- Whitley, G.G. (1999). Processes and methodologies for research validation of nursing diagnoses. *Nursing Diagnosis* 10(1): 5–14.

ANXIÉTÉ
(00146)
(1973, 1982, 1998)

Définition
Vague sentiment de malaise, d'inconfort ou de crainte accompagnée d'une réponse du système nerveux autonome ; sa source est souvent non spécifique ou inconnue pour la personne. Sentiment d'appréhension généré par l'anticipation du danger. Il s'agit d'un signal qui prévient d'un danger, imminent et qui permet à l'individu de réagir face à la menace.

Caractéristiques

Caractéristiques comportementales
- Diminution de la productivité.
- Hypervigilance.
- Contact visuel difficile.
- Agitation.
- Surveillance des alentours.
- Mouvements inutiles (ex. : piétinements, mouvements des bras et des mains).
- Expression d'inquiétude face aux changements de vie.
- Insomnie.
- Mouvements incessants.

Caractéristiques affectives
- Regrets.
- Irritabilité.
- Angoisse.
- Effroi.
- Nervosité.
- Surexcitation.
- Intensification d'un sentiment d'impuissance douloureux et persistant.
- Est déconcerté ou démonté.

- Incertitude.
- Méfiance.
- Égocentrisme.
- Sentiment d'incompétence.
- Crainte.
- Détresse.
- Appréhension.
- Inquiétude.

Caractéristiques physiques

- Voix tremblotante.
- Tremblements du corps, des mains.
- Frémissement.

Caractéristiques physiologiques

– *Effets du système nerveux sympathique*

- Augmentation de la fréquence respiratoire.
- Augmentation de la fréquence cardiaque.
- Dilatation des pupilles.
- Augmentation des réflexes.
- Augmentation de l'activité cardiovasculaire.
- Augmentation de la transpiration.
- Tension faciale.
- Anorexie.
- Perception des battements cardiaques.
- Sécheresse de la bouche.
- Faiblesse.
- Bouffées vasomotrices.
- Vasoconstriction périphérique.
- Crispation.
- Difficultés respiratoires.
- Augmentation de la pression artérielle.

– *Effets du système nerveux parasympathique*

- Miction impérieuse.
- Douleur abdominale.
- Perturbation du sommeil.
- Fourmillement des extrémités.

- Diarrhée.
- Miction retardée.
- Fatigue.
- Ralentissement du pouls.
- Diminution de la pression artérielle.
- Nausées.
- Pollakiurie.
- Évanouissement.

Caractéristiques cognitives

- Blocage de la pensée (troubles de la mémoire).
- Confusion.
- Préoccupation.
- Tendance à l'oubli.
- Rumination.
- Diminution de l'attention.
- Diminution du champ de perception.
- Craintes de conséquences indéterminées.
- Tendance à blâmer autrui.
- Difficultés de concentration.
- Diminution :
  - de la capacité à résoudre les problèmes,
  - des capacités d'apprentissage.
- Prise de conscience des symptômes physiologiques.

Facteurs favorisants

- Exposition à des toxines.
- Conflit inconscient face aux valeurs et aux buts fondamentaux de la vie.
- Prédisposition, hérédité familiale.
- Besoins non satisfaits.
- Contagion de l'anxiété.
- Crise de situation, de croissance.
- Risque de mort.
- Risque d'atteinte au concept de soi.
- Stress.
- Usage de drogues.

- Changement ou risque de changement :
  - dans le statut,
  - dans l'état de santé,
  - dans les modes d'interaction,
  - dans la fonction,
  - dans l'environnement,
  - de statut économique.

CHAGRIN CHRONIQUE

(00137)

(1998)

Définition

Schéma cyclique récurrent et potentiellement évolutif de tristesse, vécu par la personne (parent, aidant naturel ou individu atteint d'une maladie chronique ou d'un handicap), en réaction à des pertes tout au long de la trajectoire d'une maladie ou d'une déficience.

Caractéristiques

- Sentiments périodiques, d'une intensité variable qui peuvent évoluer, s'accentuer et empêcher la personne d'atteindre un plus haut niveau de bien-être personnel et social.
- Expresssion de sentiments périodiques et récurrents de tristesse.
- Expression d'un ou de plusieurs des sentiments suivants : colère, confusion, dépression, déception, vide, peur, frustration, culpabilité/auto-accusation, perte d'espoir, sentiment d'impuissance ou de détresse, solitude, diminution de l'estime de soi, perte récurrente, sentiment d'être incompris et accablé.

Facteurs favorisants

- Mort d'un être aimé.
- Expérience d'une maladie physique ou mentale chronique ou de déficiences telles que : arriération mentale, sclérose en plaques, prématurité, Spina bifida ou tares congénitales, maladie mentale chronique, stérilité, cancer, maladie de Parkinson.
- Expérience d'un ou plusieurs événements déclenchants (ex. : crises liées à la prise en charge de la maladie, aux étapes de développement, au fait d'avoir raté des opportunités ou des événements importants qui suscitent des comparaisons avec les normes personnelles, sociales et développementales).
- Nécessité de soins continus rappelant constamment la perte.

COMPORTEMENT À RISQUE POUR LA SANTÉ[1]

(00188)

(1986, 1998, 2006, 2008, N.P. 2.1)

Définition

Incapacité de modifier ses habitudes de vie ou ses comportements de manière à pouvoir améliorer sa santé.

Caractéristiques

- Tendance à minimiser le changement de l'état de santé.
- Incapacité d'agir de manière à prévenir d'autres problèmes de santé.
- Manifestation du refus d'accepter les changements dans l'état de santé.
- Incapacité d'acquérir un sentiment de maîtrise optimal sur la situation.

Facteurs favorisants

- Défaut de compréhension.
- Soutien social inadéquat.
- Baisse de son efficacité.
- Classe socio-économique défavorisée.
- Multiplication des facteurs de stress.
- Attitude négative face aux soins de santé.
- Abus d'alcool.
- Tabagisme.

Références

- Alder, J. & Bitzer, J. (2003). Retrospective evaluation of the treatment for breast cancer: How does the patient's personal experience of the treatment affect later adjustment to the illness? [Electronic version]. *Archives of Women's Mental Health* 6: 91–7.

1. Titre antérieur : Inadaptation à un changement dans l'état de santé.

- American Medical Association (2001). Executive summary of the third report of the national cholesterol education program (NCEP) expert panel on detection, evaluation, and treatment of high blood cholesterol in adults (adult treatment panel III). *Journal of the American Medical Association* 285: 2486–97.
- Bandura A. (1982). Self Efficacy Mechanism in human agency. *American Psychologist* 37: 122–7.
- Bornstein, J. & Bahat-Sterensus, H. (2004). Predictive factors for noncompliance with follow-up among women treated for cervical intraepithelial neoplasia. *Gynecologic and Obstetric investigation* 58: 202–6.
- DiMatteo, R.M., Lepper, H.S., & Croghan, T.W. (2000). Depression is a risk factor for non-compliance with medical treatment. *Archives of Internal Medicine* 160: 2101–7.
- Jager, B., Liedtke, R., Lamprecht, F., & Freyberger, H. (2004). Social and health adjust-ment of bulimic women 7–9 years following therapy. [Electronic version] *Acta Psychiatrica Scandinavia* 110: 138–45.
- Kiefe, C.L., Heudebert, G., Box, J.B., Farmer, R.M., Micahel, M., & Clancy, C.M. (1999). Compliance with post-hospitalization follow-up visits: rationing by inconvenience? [Electronic version] *Ethnicity & Disease* 19: 387–95.
- Koenigsberg, M., Barlett, D. & Carmer, J.S. (2004). Facilitating treatment adherence with lifestyle changes in diabetes. [Electronic version] *American Family Physician* 69: 309–16, 319–20, 323–4.
- Lifshitz, H. & Glaubman, R. (2004). Caring for the people with disabilities in the Haredi community: Adjustment mechanism in action. [Electronic version] *Disability and Society* 19: 469–86.
- Medline. *Medline plus medical encyclopedia.* Available at: www/nlm.nih.gov/medline-plus/ency/article/000932.htm (accessed October 21, 2004).
- Merriam-Webster (1993). *Webster's third new international dictionary, unabridged.* Springfield, MA: Merriam-Webster.
- National Heart, Lung, and Blood Institute. *How you can lower your cholesterol level?* Available at: www.nhlbi.nih.gov/chd/lifestyles.htm (accessed May 23, 2008).
- National Heart, Lung, and Blood Institute (2003). *Seventh report of the Joint National Committee of the Prevention, Detection, Evaluation, and Treatment of High Blood Pressure (JNC 7)*. Available at: www.nhlbi.nih.gov/guidelines/hypertension/jnc7full.htm (accessed May 23, 2008).
- National Kidney Foundation/Kidney Disease Outcomes Institute Guidelines (2002). *K/DOQI Clinical practice guidelines for chronic kidney disease: Evaluation, classification, and stratification.* Available at: *www.kidney.org/professionals/kdoqi/p4_class_g2.htm* (accessed May 1, 2005).
- Newsom, J.T., Kaplan, M. S., Huguet, N. & Mcfarland, B.H. (2004). Health behaviors in a representative sample of older Canadians: Prevalence's,

reported change, motivation to change, and perceived barriers [Electronic version]. *The Gerontologist* 44:193–205.

- Nose, M. & Barbui, C. (2003). Systematic review of clinical interventions for reducing treatment non adherence in psychosis. [Electronic version]. *Epidemiologia e Psichiatria Sociale* 12: 272–86.
- Pinto, M.B., Maruyama, N.C., Clark, M.M., Cruess, D.G., Park, E., & Roberts, M. (2002). Motivation to modify lifestyle risk behaviors in women treated for breast cancer [Electronic version]. *Mayo Foundation for Medical Education and Research* 77: 122–9.
- Prelow, H.M., Danoff-Burg, S., Swenson, R.R., & Pulgiano, D. (2004). The impact of ecological risk and perceived discrimination on the psychological adjustment of African American and European youth [Electronic version]. *Journal of Community Psychology* 32: 375–89.
- Psyweb. *Adjustment disorders.* Available at: *www.psyweb.com/Mdisord/adjd.html* (accessed May 23, 2008).
- Shemesh, E. (2004). Non-adherence to medications following pediatric liver transplantation. [Electronic version]. *Pediatric Transplantation* 8: 600–5.
- Uphold C.R. & Graham, M.R. (2003). *Clinical guidelines in family practice*, 4th edn. Gainesville, FL: Barmarrae Books.

DÉNI NON CONSTRUCTIF

(00072)

(1988, 2006, N.P. 2.1)

Définition

Tentative consciente ou inconsciente d'une personne de désavouer la connaissance ou la signification d'un événement afin de réduire son anxiété ou sa peur, au détriment de sa santé.

Caractéristiques

- Consultation médicale remise à plus tard au détriment de sa santé.
- Déplacement de la peur des conséquences de la maladie.
- Déplacement de l'origine des symptômes sur d'autres organes.
- Affect inadéquat.
- Négation de la peur de la mort.
- Négation de la peur de l'invalidité.
- Négation ou ignorance du danger le menaçant.
- Négation ou ignorance des symptômes le menaçant.
- Commentaires minimisants lorsque la personne parle d'événements angoissants.
- Gestes minimisants lorsque la personne parle d'événements angoissants.
- Minimisation des symptômes.
- Refus de recevoir des soins au détriment de sa santé.
- Incapacité d'admettre que la maladie a des répercussions sur son mode de vie.
- Automédication.

Facteurs favorisants

- Anxiété.
- Peur de la mort.
- Peur d'une perte d'autonomie.
- Peur d'une séparation.

• Manque de compétence à utiliser des mécanismes d'adaptation efficaces.
• Perte de contrôle sur sa situation de vie.
• Manque de soutien émotif de la part de son entourage.
• Niveau de stress accablant.
• Crainte d'être incompétent à gérer des émotions intenses.
• Crainte d'une réalité désagréable.

Références

• Bartle, S.H. (1980). Denial of cardiac warnings. *Psychosomatics* 12(1): 74–7.
• Bennet, D.H. & Holmes, D.S. (1975). Influence of denial (situation redefinition) and projection on anxiety associated with threat to self-esteem. *J Pers Soc Psychol* 32: 915–21.
• Byrne, B (2000). Relationships between anxiety, fear, self-esteem, and coping strategies in adolescence. *Adolescence* 35: 201–15.
• Davey, G.C., Burgess, I. & Rashes, R. (1995). Coping strategies and phobias: the relationship between fears, phobias and methods of coping with stressors. *Br J Clin Psychol* 34(Pt 3): 423–34.
• Fryer, S., Waller, G., & Kroese, B.S (1997). Stress, coping, and disturbed eating attitudes in teenage girls. *Int J Eat Disord* 22: 427–36.
• Gammon, J. (1998). Analysis of the stressful effects of hospitalisation and source isolation coping and psychological constructs. *Int J Nurs Pract* 4(2): 84–96.
• Gottschalk, L.A., Fronczek, J., Abel, L., Buchsbaum, M.S., & Fallon, J.H. (2001). The cerebral neurobiology of anxiety, anxiety displacement, and anxiety denial. *Psychother Psychosom* 70(1): 17–24.
• Greenberg, J., Solomon, S., Pyszczynski, T., et al. (1992). Why do people need self-esteem? Converging evidence that self-esteem serves an anxiety-buffering function. *J Pers Soc Psychol* 63: 913–22.
• Heilbrun, A.B. & Pepe, V. 91985). Awareness of cognitive defences and stress management. *Br J Med Psychol* 58(Pt 1): 9–17.
• Hobfoll, S.E. & Walfisch, S. (1984). Coping with a threat to life: a longitudinal study of self-concept, social support, and psychological distress. *Am J Community Psychol* 12(1): 87–100.
• Hovey, J.D. & Magana, C.G. (2002). Exploring the mental health of Mexican migrant farm workers in Midwest: psychosocial predictors of psychological distress and suggestions for prevention and treatment. *J Psychol* 136: 493–513.
• Kennedy, P., Duff, J., Evans, M., & Beedie, A. (2003). Coping effectiveness training reduces depression and anxiety following traumatic spinal cord injuries. *Br J Clin Psychol* 42(pt 1): 41–52.

- Kollbrunner, J., Zbaren, P., & Quack, K. (2001). Quality of life stress in patients with large tumors of the mouth. Dealing with the illness: coping, anxiety and depressive symptoms. *HNO* 49: 998–1007.
- Leserman, J., Perkins, D.O., & Evans, D.L. (1992). Coping with the threat of AIDS: the role of social support. *Am J Psychiatry* 149: 1514–20.
- Mogg, K., Mathews, A., Bird, C., & Macgregor-Morris, R. (1990). Effects of stress and anxiety on the processing of threat stimuli. *J Pers Soc Psychol* 59: 1230–7.
- Monat, A. & Lazarus, R.S. (1991). *Stress and Coping: An anthology*, 3rd edn. New York: Columbia University Press.
- Muller, L. & Spitz, E. (2003). Multidimensional assessment of coping: validation of the Brief COPE among French population. *Encéphale* 29: 507–18.
- Sandstrom, M.J. & Cramer, P. (2003). Defense mechanisms and psychological adjustment in childhood. *J Nerv Ment Dis* 191: 487–95.
- Schimel, J., Greenberg, J., & Martens, A. (2003). Evidence that projection of a feared trait can serve a defensive function. *Pers Soc Psychol Bull* 29: 969–79.
- Skinner, N. & Brewer, N. (2002). The dynamics of threat and challenge appraisals prior to stressful achievement events. *J Pers Soc Psychol* 83: 678–92.
- Westman, A.S. (1992). Existential anxiety as related to conceptualization of self and of death, denial of death, and religiosity. *Psychol Rep* 71(3 Pt 2): 1064–6.

DEUIL

(00136)[1]

(1980, 1996, 2006, N.P. 2.1)

Définition

Processus complexe et normal qui comprend des réactions émotionnelles, physiques, spirituelles, sociales et intellectuelles par lesquelles les individus, les familles et les collectivités intègrent la perte réelle, anticipée ou potentielle dans leur vie quotidienne.

Caractéristiques

- Altération du niveau d'activité.
- Altération de la fonction immunitaire.
- Altération de la fonction neuroendocrinienne.
- Altération des habitudes de sommeil.
- Altération de la nature des rêves.
- Colère.
- Blâme.
- Détachement.
- Désespoir.
- Désorganisation.
- Soulagement.
- Lien maintenu avec la personne défunte.
- Attribution d'un sens à la perte.
- Douleur.
- Comportement de panique.
- Croissance personnelle.
- Détresse psychologique.
- Souffrances.

1. Titre antérieur : « Deuil anticipé ».

Facteurs favorisants

- Perte anticipée d'un objet considéré comme important – par exemple : biens, emploi, statut, maison, partie ou fonctions du corps.
- Perte anticipée d'une personne considérée comme importante.
- Mort d'une personne considérée comme importante.
- Perte d'un objet considéré comme important – par exemple : biens, emploi, statut, maison, partie ou fonctions du corps.

Références

- Center for the Advancement of Health (2004). Report on bereavement and grief research. Themes in research on bereavement and grief. *Death Studies* 28: 498–505.
- Center for the Advancement of Health (2004). Report on bereavement and grief research. Outcomes of bereavement. *Death Studies* 28: 520–42.
- Christ, G., Bonnano, G., Malkinson, R., & Rubin, S. (2003). Bereavement experiences after the death of a child. In: Field, M. & Berhman, R. (eds), *When children die: Improving palliative and end-of-life care for children and their families.* Washington DC: National Academy Press, pp. 553–79.
- Davis, C. & Nolen-Hocksema, S. (2001). Loss and meaning: How do people make sense of loss? *American Behavioral Scientist* 44: 726–41.
- Gamino, L., Sewell, K., & Easterling, L. (2000). Scott and White Grief Study – Phase 2: Toward an adaptive model of grief. *Death Studies* 24: 633–60.
- Gamino, L., Hogan, N., & Sewell, K. (2002). Feeling the absence: A content analysis from the Scott and White grief study. *Death Studies* 26: 793–813.
- Hall, M. & Irwin, M. (2001). Physiological indices of functioning in bereavement. In: Stroebe, M., Hannson, R., Stroebe, W. & Schut, H. (eds), *Handbook of bereavement research: Consequences, coping and care.* Washington DC: American Psychological Association, pp. 473–93.
- Hansson, R. & Stroebe, (M. 2003). Grief, older adulthood. In: Gullotta, T. & Bloom, M. (eds), *Encyclopedia of primary prevention and health promotion.* New York: Plenum, pp. 515–21.
- Hogan, N., Worden, J.W., & Schmidt, L. (2004). An empirical study of the proposed complicated grief disorder criteria. *OMEGA* 48: 263–77.
- Jacobs, S. (1999). *Traumatic grief: Diagnosis, treatment, and prevention.* Caselton, NY: Brunner/Mazel.
- Matthews, L. & Marwit, S. (2004). Complicated grief and the trend toward cognitive-behavioral therapy. *Death Studies* 28: 849–63.
- Ogrodniczuk, J., Piper, W., Joyce, A., et al. (2003). Differentiating symptoms of complicated grief and depression among psychiatric outpatients. *Canadian Journal of Psychiatry* 48(2): 87–93.

- Ott, C. (2003). The impact of complicated grief on mental and physical health at various points in the bereavement process. *Death Studies* 27: 249–72.
- Prigerson, H. & Jacobs, S. (2001). Traumatic grief as a distinct disorder: A rationale, consensus criteria, and a preliminary empirical test. In: Stroebe, M., Hannson, R., Stroebe, W. & Schut, H. (eds)., *Handbook of bereavement research: Consequences, coping and care.* Washington DC: American Psychological Association, pp. 613–46.

DEUIL PROBLÉMATIQUE[1]
(00135)
(1980, 1986, 2004, 2006, N.P. 2.1)

Définition
Perturbation qui survient après la mort d'une personne considérée comme importante, lorsque la détresse qui accompagne le deuil ne parvient pas à s'atténuer selon les normes prévues et se manifeste par des troubles fonctionnels.

Caractéristiques
- Rendement diminué des différents rôles.
- Diminution de la sensation de bien-être.
- Dépression.
- Symptômes somatiques du défunt ressentis par la personne.
- Fatigue.
- Évitement du chagrin.
- Nostalgie de la personne défunte.
- Baisse du niveau d'intimité.
- Détresse émotionnelle persistante.
- Pensées préoccupantes à propos de la personne défunte.
- Rumination.
- Recherche de la personne défunte.
- Culpabilisation.
- Détresse de la séparation.
- Détresse traumatique.
- Verbalisation de l'anxiété.
- Verbalisation d'un sentiment de détresse à propos de la personne défunte.
- Verbalisation d'un sentiment d'hébétude.
- Verbalisation d'un sentiment de vide.

1. Titre antérieur : « Deuil anticipé ».

DOMAINE 9

- Verbalisation d'un sentiment de choc.
- Verbalisation d'un sentiment de stupéfaction.
- Verbalisation d'un sentiment de colère.
- Verbalisation d'un sentiment de détachement vis-à-vis des autres.
- Verbalisation de sentiments d'incrédulité.
- Verbalisation d'un sentiment de méfiance.
- Verbalisation d'un manque d'acceptation de la mort.
- Verbalisation constante de souvenirs douloureux.
- Verbalisation par la personne de reproches adressés à elle-même.
- Mélancolie.

Facteurs favorisants

- Décès d'une personne considérée comme importante.
- Instabilité émotionnelle.
- Manque de soutien social.
- Mort subite d'une personne considérée comme importante.

Références

- Center for the Advancement of Health (2004). Report on bereavement and grief research. Themes in research on bereavement and grief. *Death Studies* 28: 498–505.
- Center for the Advancement of Health (2004). Report on bereavement and grief research. Outcomes of bereavement. *Death Studies* 28: 520–42.
- Christ, G., Bonnano, G., Malkinson, R., & Rubin, S. (2003). Bereavement experiences after the death of a child. In: Field, M. & Berhman, R. (eds), *When children die: Improving palliative and end-of-life care for children and their families*. Washington DC: National Academy Press, pp. 553–79.
- Davis, C. & Nolen-Hocksema, S. (2001). Loss and meaning: How do people make sense of loss? *American Behavioral Scientist* 44: 726–41.
- Gamino, L., Sewell, K., & Easterling, L. (2000). Scott and White Grief Study – Phase 2: Toward an adaptive model of grief. *Death Studies* 24: 633–60.
- Gamino, L., Hogan, N., & Sewell, K. (2002). Feeling the absence: A content analysis from the Scott and White grief study. *Death Studies* 26: 793–813.
- Hall, M. & Irwin, M. (2001). Physiological indices of functioning in bereavement. In: Stroebe, M., Hannson, R., Stroebe, W. & Schut, H. (eds), *Handbook of bereavement research: Consequences, coping and care*. Washington DC: American Psychological Association, pp. 473–93.
- Hansson, R. & Stroebe, (M. 2003). Grief, older adulthood. In: Gullotta, T. & Bloom, M. (eds), *Encyclopedia of primary prevention and health promotion*. New York: Plenum, pp. 515–21.

- Hogan, N., Worden, J.W., & Schmidt, L. (2004). An empirical study of the proposed complicated grief disorder criteria. *OMEGA* 48: 263–77.
- Jacobs, S. (1999). *Traumatic grief: Diagnosis, treatment, and prevention.* Caselton, NY: Brunner/Mazel.
- Matthews, L. & Marwit, S. (2004). Complicated grief and the trend toward cognitive-behavioral therapy. *Death Studies* 28: 849–63.
- Ogrodniczuk, J., Piper, W., Joyce, A., et al. (2003). Differentiating symptoms of complicated grief and depression among psychiatric outpatients. *Canadian Journal of Psychiatry* 48(2): 87–93.
- Ott, C. (2003). The impact of complicated grief on mental and physical health at various points in the bereavement process. *Death Studies* 27: 249–72.
- Prigerson, H. & Jacobs, S. (2001). Traumatic grief as a distinct disorder: A rationale, consensus criteria, and a preliminary empirical test. In: Stroebe, M., Hannson, R., Stroebe, W. & Schut, H. (eds)., *Handbook of bereavement research: Consequences, coping and care.* Washington DC: American Psychological Association, pp. 613–46.

RISQUE DE **DEUIL** PROBLÉMATIQUE[1]

(00172)

(2004, 2006, N.P. 2.1)

Définition

Risque de perturbation qui survient après la mort d'une personne considérée comme importante, lorsque la détresse qui accompagne le deuil ne parvient pas à s'atténuer selon les normes prévues et se manifeste par des troubles fonctionnels.

Facteurs de risque

- Décès d'une personne considérée comme importante.
- Instabilité émotionnelle.
- Manque de soutien social.

Références

- Center for the Advancement of Health (2004). Report on bereavement and grief research. Themes in research on bereavement and grief. *Death Studies* 28: 498–505.
- Center for the Advancement of Health (2004). Report on bereavement and grief research. Outcomes of bereavement. *Death Studies* 28: 520–42.
- Christ, G., Bonnano, G., Malkinson, R., & Rubin, S. (2003). Bereavement experiences after the death of a child. In: Field, M. & Berhman, R. (eds), *When children die: Improving palliative and end-of-life care for children and their families.* Washington DC: National Academy Press, pp. 553–79.
- Davis, C. & Nolen-Hocksema, S. (2001). Loss and meaning: How do people make sense of loss? *American Behavioral Scientist* 44: 726–41.
- Gamino, L., Sewell, K., & Easterling, L. (2000). Scott and White Grief Study – Phase 2: Toward an adaptive model of grief. *Death Studies* 24: 633–60.
- Gamino, L., Hogan, N., & Sewell, K. (2002). Feeling the absence: A content analysis from the Scott and White grief study. *Death Studies* 26: 793–813.
- Hall, M. & Irwin, M. (2001). Physiological indices of functioning in bereavement. In: Stroebe, M., Hannson, R., Stroebe, W. & Schut, H. (eds),

1. Titre antérieur « Risque de deuil dysfonctionnel »

Handbook of bereavement research: Consequences, coping and care. Washington DC: American Psychological Association, pp. 473–93.

- Hansson, R. & Stroebe, (M. 2003). Grief, older adulthood. In: Gullotta, T. & Bloom, M. (eds), *Encyclopedia of primary prevention and health promotion.* New York: Plenum, pp. 515–21.
- Hogan, N., Worden, J.W., & Schmidt, L. (2004). An empirical study of the proposed complicated grief disorder criteria. *OMEGA* 48: 263–77.
- Jacobs, S. (1999). *Traumatic grief: Diagnosis, treatment, and prevention.* Caselton, NY: Brunner/Mazel.
- Matthews, L. & Marwit, S. (2004). Complicated grief and the trend toward cognitive-behavioral therapy. *Death Studies* 28: 849–63.
- Ogrodniczuk, J., Piper, W., Joyce, A., et al. (2003). Differentiating symptoms of complicated grief and depression among psychiatric outpatients. *Canadian Journal of Psychiatry* 48(2): 87–93.
- Ott, C. (2003). The impact of complicated grief on mental and physical health at various points in the bereavement process. *Death Studies* 27: 249–72.
- Prigerson, H. & Jacobs, S. (2001). Traumatic grief as a distinct disorder: A rationale, consensus criteria, and a preliminary empirical test. In: Stroebe, M., Hannson, R., Stroebe, W. & Schut, H. (eds)., *Handbook of bereavement research: Consequences, coping and care.* Washington DC: American Psychological Association, pp. 613–46.

PEUR

(00148)
(1980, 1996, 1998, 2000)

Définition

Réponse à la perception d'une menace consciemment identifiée comme un danger.

Caractéristiques

- La personne rapporte :
  - de l'appréhension,
  - une tension accrue,
  - une diminution de la confiance en soi,
  - de l'agitation,
  - de la peur,
  - de la nervosité,
  - de l'épouvante,
  - un état d'alarme,
  - de la terreur,
  - de la panique.

Cognitives

- Identification de l'objet de la peur.
- Perception du stimulus comme une menace.
- Diminution de la productivité, de la capacité d'apprentissage et de la capacité à résoudre des problèmes.

Comportementales

- État de qui-vive.
- Comportements d'évitement ou d'attaque.
- Réactions impulsives.
- Concentration sur la source de la peur.

Physiologiques

- Augmentation de la fréquence cardiaque.

- Anorexie.
- Nausée.
- Vomissements.
- Diarrhée.
- Tension musculaire.
- Fatigue.
- Accélération du rythme respiratoire et essoufflement.
- Pâleur.
- Transpiration abondante.
- Augmentation de la pression systolique.
- Pupille dilatée.
- Bouche sèche.

Facteurs favorisants
- Disposition naturelle ou innée provoquée, par exemple, par un bruit soudain, l'altitude, la douleur ou une perte d'appui.
- Réponse acquise, par exemple, par conditionnement ou par modelage ou identification à d'autres personnes.
- Séparation du réseau de soutien dans une situation potentiellement stressante (ex. : hospitalisation, procédures hospitalières).
- Manque de familiarité avec une ou plusieurs expériences environnementales.
- Barrière linguistique.
- Déficit sensoriel.
- Prédisposition innée (neurotransmetteurs).
- Stimulus phobique.

RÉSILIENCE INDIVIDUELLE RÉDUITE

(00210)

(2008, N.P. 2.1)

Définition

Diminution de la capacité d'entretenir un ensemble de réactions positives face à une situation défavorable ou de crise.

Caractéristiques

- Diminution de l'intérêt pour les activités intellectuelles.
- Diminution de l'intérêt pour les activités professionnelles.
- Dépression.
- Culpabilité.
- Isolement.
- Faible estime de soi.
- Perception d'une diminution de l'état de santé.
- Résurgence de la détresse.
- Honte.
- Isolement social.
- Utilisation de stratégies d'adaptation inefficaces (ex. : usage de drogue, violence, etc.).

Facteurs favorisants

- Données démographiques qui augmentent la probabilité d'inadaptation.
- Usage de drogue.
- Sexe.
- Contradiction parentale.
- Intelligence faible.
- Éducation maternelle pauvre.
- Famille nombreuse.
- Statut minoritaire.
- Maladie mentale parentale.

- Faible contrôle des pulsions.
- Pauvreté.
- Troubles psychologiques.
- Facteurs de vulnérabilité englobant des indices qui exacerbent les effets négatifs de la condition du risque.
- Violence.
- Violence dans le voisinage.

Références

- Armstrong, M., Birnie-Lefcovitch, S., & Ungar, M (2005) Pathways between social support family wellbeing, quality of parenting and child resilience: What we know. *Journal of Child and Family Studies* 14: 269–81.
- Bonanno, G.A. (2005). Clarifying and extending the construct of adult resilience. *American Psychologist* 60: 265.
- Brown, J.H. & Brown, D. (2005). Why 'at risk' is at risk. *American School Board Journal* 192(11): 44.
- Crosnoe, R. & Elder, G. (2004). Family dynamics, supportive relationships, and educational resilience during adolescence. *Journal of Family Issues* 25: 571–602.
- Kaylor, G. & Otis, M. (2003). The effect of childhood maltreatment on adult criminality: a tobit regression analysis. *Child Maltreatment* 8: 129–137.
- Luthar, S.S. & Cicchetti, D. (2000). The construct of resilience: implications for interventions and social policies. *Developmental Psychopathology* 12: 857–85.
- Richardson, G.E. (2002). The metatheory of resilience and resiliency. *Journal of Clinical Psychology* 58: 307–21.
- Rutter, M. & Sroufe, A. (2000). Developmental psychopathology: concepts and challenges. *Developmental Psychopathology* 12: 265–96.
- Taylor, J. (2000). Sisters of the yam: African American women's healing and self-recovery from intimate male partner violence. *Issues in Mental Health Nursing* 21: 515–31.

RISQUE D'UN MANQUE DE **RÉSILIENCE**
(00211)
(2008, N.P. 2.1)

Définition

Risque de diminution de la capacité d'entretenir un ensemble de réactions positives face à une situation défavorable ou de crise.

Facteurs de risque

- Chronicité de la crise actuelle.
- Coexistence de multiples situations défavorables.
- Présence d'une nouvelle crise supplémentaire (ex. : grossesse non planifiée, décès du conjoint, perte d'emploi, maladie, perte du logement, décès d'un membre de la famille).

Références

- Armstrong, M., Birnie-Lefcovitch, S., & Ungar, M (2005) Pathways between social support family wellbeing, quality of parenting and child resilience: What we know. *Journal of Child and Family Studies* 14: 269–81.
- Black, C. & Ford-Gilboe, M. (2004). Adolescent mothers: Resilience, family health, work and health promoting practices. *Journal of Advanced Nursing* 48: 351–60.
- Bonanno, G.A. (2005). Clarifying and extending the construct of adult resilience. *American Psychologist* 60: 265.
- Brown, J.H. & Brown, D. (2005). Why 'at risk' is at risk. *American School Board Journal* 192(11): 44.
- Evans, G.W. & Kantrowitz, E. (2002). Socioeconomic status and health: the potential role of environmental risk exposure. *Annual Review of Public Health* 23: 303–1.
- Fergus, S. & Zimmerman, M. (2005). Adolescent resilience: a framework for understanding healthy development in the face of risk. *Annual Review of Public Health* 26: 399–419.
- Gorman, C., Dale, S. S., Grossman, W., Klarreich, K., McDowell, J., & Whitaker, L. (2005). The Importance of Resilience. *Time* 165(3): A52.
- Greef, A. & Ritman, I. (2005). Individual characteristics associated with resilience in single-parent families. *Psychological Reports* 96(1): 36–42.

- Kelley, T.M. (2005). Natural resilience and innate mental health. *American Psychologist* 60: 265.
- Luthar, S. S. & Cicchetti, (D. 2000). The construct of resilience: implications for interventions and social policies. *Developmental Psychopathology* 12: 857–85.
- Manly, J.T., Kim, J.E., Rogosch, F.A., & Cicchetti, D. (2001). Dimensions of child maltreatment and children's adjustment: contributions of developmental timing and subtype. *Developmental Psychopathology* 13: 759–82.
- Martin, A.J. & Marsh, H.W. (2006). Academic resilience and its psychological and educational correlates: A construct validity approach. *Psychology in the Schools* 43: 267–81
- Masten, A.S. (2001). Ordinary Magic: Resilience processes in development. *American Psychologist* 56: 227–38.
- Rogers, S., Muir, K., & Evenson, C.R. (2003). Signs of resilience: assets that support deaf adults' success in bridging the deaf and hearing worlds. *American Annals of the Deaf* 148: 222.
- Sinclair, V.G. & Wallston, K.A. (2004). The development and psychometric evaluation of the brief resilient coping scale. *Assessment* 11(1): 94–101.
- Taylor, J. (2000). Sisters of the yam: African American women's healing and self-recovery from intimate male partner violence. *Issues in Mental Health Nursing* 21: 515–31.
- Werner, E.E. (1996a). Protective factors and individual resilience. In: Meisels, S. & Shonkoff, J. (eds), *Handbook of early childhood interventions*. New York: Cambridge University Press.
- Werner, E.E. (1996b). Vulnerable but invincible. *European Child and Adolescent Psychiatry* 5: 47–51.

MOTIVATION À ACCROÎTRE SA **RÉSILIENCE**
(00212)
(2008, N.P. 2.1)

Définition
Ensemble de réactions positives face à une situation défavorable ou de crise qui peut être renforcé pour optimiser le potentiel humain.

Caractéristiques
- Accès aux ressources.
- Manifestation de perspectives positives.
- Utilisation efficace de stratégies de gestion de conflit.
- Amélioration de ses stratégies d'adaptation.
- Expression du désir d'augmenter sa résilience.
- Identification des ressources disponibles.
- Identification des réseaux de soutien.
- Amélioration des relations positives avec les autres.
- Engagement dans des activités.
- Progression vers les objectifs.
- Présence d'une crise.
- Maintien d'un environnement sécuritaire.
- Établissement d'objectifs.
- Prise de responsabilité pour ses actions.
- Utilisation de techniques de communication efficaces.
- Verbalisation d'un sentiment accru de maîtrise.
- Verbalisation de son estime de soi.

Références

- Bolger, K. & Patterso, C. (2003). Sequelae of child maltreatment: Vulnerability and resilience. In Luthar, S. (Eds.), *Resilience and vulnerability: Adaptation in the context of childhood adversities.* (Pp. 156–181) United Kingdom: Cambridge University Press.
- Bolger, K., Patterson, C., & Kupersmidt, J. (1998). Peer relationships and self-esteem among children who have been maltreated. *Child Development*, 69(4): 1171–97.

- Bonanno, G.A. (2005). Clarifying and extending the construct of adult resilience. *American Psychologist* 60: 265.
- Brown, J.H. & Brown, D. (2005). Why 'at risk' is at risk. *American School Board Journal* 192(11): 44.
- Crosnoe, R. & Elder, G. (2004). Family dynamics, supportive relationships, and educational resilience during adolescence. *Journal of Family Issues*, 25(5): 571–602.
- Evans, G.W. & Kantrowitz, E. (2002). Socioeconomic status and health: the potential role of environmental risk exposure. *Annual Review of Public Health* 23: 303–1.
- Fergus, S. & Zimmerman, M. (2005). Adolescent resilience: a framework for understanding healthy development in the face of risk. *Annual Review of Public Health* 26: 399–419.
- Haskett, M. & Willoughby, M. (2007). Paths to child social adjustment: Parenting quality and children's processing of social information. *Child: Care, Health and Development*, 33(1): 67–77.
- Kelley, T.M. (2005). Natural resilience and innate mental health. *American Psychologist* 60: 265.
- Kim, J. & Cicchetti, D. (2003). Social self-efficacy and behavior problems in maltreated children. *Journal of Clinical Child and Adolescent Psychology*, 32(1): 106–17.
- Luthar, S., Cicchetti, D., & Becker, B. (2000). The construct of resilience: a critical evaluation and guidelines for future work. *Child Dev*, 71(3): 543–62.
- Luthar, S. S. & Cicchetti, D. (2000). The construct of resilience: implications for interventions and social policies. *Developmental Psychopathology* 12: 857–85.
- Manly, J.T., Kim, J.E., Rogosch, F.A., & Cicchetti, D. (2001). Dimensions of child maltreatment and children's adjustment: contributions of developmental timing and subtype. *Developmental Psychopathology* 13: 759–82.
- Masten, A.S. (2004). Regulatory processes, risk and resilience in adolescent development. *Annuals of the New York Academy of Science*, 1021: 310–19.
- Masten, A., Burt, K., Roisman, G., Obradovic, J., Long, J., & Tellegen, A. (2004). Resources and resilience in the transition to adulthood: Continuity and Change. *Development and Psychopathology*, 16: 1071–94.
- Masten, A., & Powell, J. (2003). A resilience framework for research policy and practice. In S. Luthar (Ed.), *Resilience and vulnerability: Adaptation in the context of childhood adversities* (pp. 1–25). United Kingdom: Cambridge University Press.
- Masten, A.S. (2001). Ordinary Magic: Resilience processes in development. *American Psychologist* 56: 227–38.
- Richardson, G.E. (2002). The metatheory of resilience and resiliency. *Journal of Clinical Psychology*, 58(3): 307–21.

- Rutter, M. (1987). Psychosocial resilience and protective mechanism. *American Journal of Orthopsychiatry*, 57(3): 316–31.
- Rutter, M. & O'Conner, T. (2004). Are there biological programming effects of psychological development? Findings from a study of Romanian Adoptees. *Developmental Psychology*, 40(1): 81–94.
- Rutter, M. & Sroufe, A. (2000). Developmental psychopathology: concepts and challenges. *Developmental Psychopathology*, 12: 265–296.
- Sinclair, V.G. & Wallston, K.A. (2004). The development and psychometric evaluation of the brief resilient coping scale. *Assessment* 11(1): 94–101.
- Tusaie, K., & J. Dyer (2004). Resilience: a historical review of the construct. *Holistic Nursing Practice*, 18(1), 3–8.
- Werner, E.E. (1996a). Protective factors and individual resilience. In: Meisels, S. & Shonkoff, J. (eds), *Handbook of early childhood interventions*. New York: Cambridge University Press.
- Werner, E.E. (1996b). Vulnerable but invincible. *European Child and Adolescent Psychiatry* 5: 47–51.

EXCÈS DE STRESS

(00177)
(2006, N.P. 3.2)

Définition

Surcharge d'exigences diverses auxquelles la personne doit répondre.

Caractéristiques

- Manifestation de colère accrue.
- Manifestation d'impatience accrue.
- Verbalisation de difficulté à fonctionner.
- Sentiment de pression.
- Sentiment de tension.
- Sentiments de colère accrus.
- Sentiments d'impatience accrus.
- Verbalisation de difficultés à prendre des décisions.
- Conséquences négatives reliées au stress, rapportées par la personne (ex. : symptômes physiques, détresse psychologique, sentiment d'« être malade » ou d'« être sur le point de tomber malade »).
- Stress situationnel considéré comme excessif par la personne (ex. : identifie le niveau de stress à 7 ou plus sur une échelle de 10).

Facteurs favorisants

- Ressources inadéquates (ex. : pécuniaires, sociales, niveau d'éducation, connaissances).
- Agents stressants intenses, répétitifs (ex. : violence familiale, maladies chroniques, maladies terminales).
- Coexistence d'agents stressants multiples (ex. : contraintes ou menaces environnementales, contraintes ou menaces physiques, exigences ou menaces sociales).

Références

- Al-Hassan, M. & Sagr, L. (2002). Stress and stressors of myocardial infarction patients in the early period after discharge. *Journal of Advanced Nursing* 40: 181–8.
- Bay, E., Hagerty, B., Williams, R.A., & Kirsch, N. (2005). Chronic stress, salivary cortisol response, interpersonal relatedness, and depression among community-dwelling survivors of traumatic brain injury. *Journal of Neuroscience Nursing* 37(1): 4–14.
- Boardman, J.D. (2004). Stress and physical health: The role of neighborhoods as mediating and moderating mechanisms. *Social Science and Medicine* 58: 2473–83.
- Booth, K., Beaver, K., Kitchener, H., O'Neill, J., & Farrell, C. (2005). Women's experiences of information, psychological distress and worry after treatment for gynecological cancer. *Patient Education and Counseling* 56: 225–32.
- Carlson-Catalano, J. (1998). Nursing diagnoses and interventions for postacute phase battered women. *Nursing Diagnoses* 9: 101–10.
- Choenarom, C., Williams, R.A., & Hagerty, B.M. (2005). The role of sense of belonging and social support on stress and depression in individuals with depression. *Archives in Psychiatric Nursing* 19(1): 18–29.
- Cropley, M. & Steptoe, A. (2005). Social support, life events and physical symptoms: A prospective study of chronic and recent life stress in men and women. *Psychology, Health and Medicine* 10: 317–25.
- Davidson, M., Penney, E.D., Muller, B., & Grey, M. (2004). Stressors and self care challenges faced by adolescents living with type 1 diabetes. *Applied Nursing Research* 2: 72–80.
- Diong, S.M., Bishop, G.D., Enkelmann, H.C., et al. (2005). Anger, stress, coping, social support and health: Modelling the relationships. *Psychology and Health* 20: 467–95.
- Drew, D., Goodenough, B., Maurice, L., Foreman, T., & Willis, L. (2005). Parental grieving after a child dies from cancer: Is stress from stem cell transplant a factor? *International Journal of Palliative Nursing* 11: 266–73.
- Eby, K.K. (2004). Exploring the stressors of low-income women with abusive partners: Understanding their needs and developing effective community responses. *Journal of Family Violence* 19: 251–32.
- Golden-Kreutz, D.M., Thorton, L.M., Wells-Di Gregoria, S., et al. (2005). Traumatic stress, perceived global stress, and life events: Prospectively predicting quality of life in breast cancer patients. *Health Psychology* 24: 288–96.
- Hannigan, B., Edwards, D., & Burnard, P. (2004). Stress and stress management in clinical psychology: Findings from a systematic review. *Journal of Mental Health* 13: 235–45.

- Harwood, L., Locking-Cusolito, H., Spittal, J., Wilson, B., & White, S. (2005). Preparing for hemodialysis: Patients' stressors and responses. *Nephrology Nursing Journal* 32: 295–303.
- Holmes. T.H. & Rahe, R.H. (1967). The Social Readjustment Rating Scale. *Journal of Psychometric Research* 11: 213–18.
- Hung, C-H. (2005), Measuring postpartum stress. *Journal of Advanced Nursing* 50: 417–24.
- Ilgen, M.A. & Hutchinson, K.E. (2005). A history of major depressive disorder and the response to stress. *Journal of Affective Disorders* 86: 143–50.
- Janz, N.K., Dodge, J.A., Janevic, M.R., Lin, X., Donaldson, A.E., & Clark, N.M. (2004). Understanding and reducing stress and psychological distress in older women with heart disease. *Journal of Women & Aging* 16 (3/4): 19–38.
- Kanner, A.D., Coyne, J.C., Schaefer, C., & Lazarus, R.S. (1981). Comparison of two measures of stress measurement: Daily hassles and uplifts versus major life events. *Journal of Behavioral Medicine* 4: 1–37.
- Keil, R.M.K. (2004). Coping and stress: A conceptual analysis. *Journal of Advanced Nursing* 45: 659–65.
- Krause, N. (2004). Stressors arising in highly valued roles, meaning in life, and the physical health status of older adults. *Journal of Gerontology: Social Sciences* 59b: S287–97.
- Lazarus, R.S. & Folkman, S. (1984). *Stress, appraisal, and coping.* New York: Springer.
- Lim, L., Williams, D., & Hagan, P. (2005). Validation of a five-point self rated stress score. *American Journal of Health Promotion* 19: 438–41.
- Lloyd, C., Smith, J., & Weinger, (K. 2005). Stress and diabetes: A review of the links. *Diabetes Spectrum* 18: 121–7.
- Lunney, M. & Myszak, C. (1997). Abstract: Stress overload: A new diagnosis. In: Rantz, M.J. & LeMone, P. (eds), *Classification of nursing diagnoses: Proceedings of the twelfth conference, North American Nursing Diagnosis Association.* Glendale, CA: CINAHL Information Systems, pp. 190–191.
- Lustky, M.K., Widman, L., Paschane, A., & Ecker, E. (2004). Stress, Quality of life and physical activity in women with varying degrees of premenstrual symptomatology. *Women & Health* 39(3): 35–44.
- McNulty, P.A.F. (2005). Reported stressors and health care needs of active duty Navy personnel during three phases of deployment in support of the war in Iraq. *Military Medicine* 170: 530–5.
- Maller, M.H., Almeida, D.M., & Neupert, S.D. (2005). Women's daily physical health symptoms and stressful experiences across adulthood. *Psychology and Health* 20: 389–403.
- Mariano, C. (1993). Case study: The method. In: Munhall, P.L. & Oiler, C.O. (eds), *Nursing research: A qualitative perspective,* 2nd edn. New York: National League for Nursing, pp. 311–37.

- Miles, M.B. & Huberman, A.M. (1984). *Qualitative data analysis: A sourcebook of new methods.* Newbury Park, CA: Sage.
- Motzer, S.A. & Hertig, V. (2004). Stress, stress response and health. *Nursing Clinics of North America* 39: 1–17.
- Neilsen, N.R., Zuo-Fend, Z., Kristenses, T., Netterstrem, B., Schnohr, P., & Grebaek, M. (2005). Self reported stress and risk of breast cancer. *British Medical Journal* 331: 548–50.
- Pender, N.J., Murtaugh, C.L., & Parsons, M.A. (2006). *Health promotion in nursing practice*, 5th edn. Upper Saddle River, NJ: Prentice Hall.
- Power, T.G. (2004). Stress and coping in childhood: The parents' role. *Parenting: Science and Practice* 4: 271–317.
- Ridner, S.H. (2004). Psychological distress: Concept analysis. *Journal of Advanced Nursing* 45: 536–45.
- Robinson, K.L., McBeth, J., & McFarlane, G.J. (2004). Psychological distress and premature mortality in the general population: A prospective study. *Annals of Epidemiology* 14: 467–72.
- Ryan, M. (2001). Biases that influence the diagnostic process. In: Lunney, M. (ed.), *Critical thinking and nursing diagnoses: Case studies and analyses.* Philadelphia: NANDA, pp. 8, 156–8.
- Ryan-Wenger, N.A., Sharrer, V.W., & Campbell, K.K. (2005). Changes in children's stressors over the past 30 years. *Pediatric Nursing* 31: 282–91.
- Sarid, O., Anson, O., Yaari, A., & Margalith, M. (2004). Academic stress, immunological reaction, and academic performance among students of nursing and physiotherapy. *Research in Nursing & Health* 27: 370–7.
- Scollan-Koliopoulos, M. (2005). Managing stress response to control hypertension in type 2 diabetes. *The Nurse Practitioner* 30(2): 46–9.
- Selye, H. (1956). *The Stress of Life.* New York: McGraw-Hill.
- Selye, H. (1974). *Stress without Distress.* Philadelphia: J.B. Lippincott.
- Selye, H. (1976). Further thoughts on "stress without distress." *Medical Times* 104: 124–32.
- Sepa, A., Wahlberg, J., Vaarsala, O., Frodi, A. & Ludvigsson, J. (2005). Psychological stress may induce diabetes-related autoimmunity in infancy. *Diabetes Care* 28: 290–5.
- So, H.M. & Chan, D.S.K. (2004). Perceptions of stressors by patients and nurses of critical care units in Hong Kong. *International Journal of Nursing Studies* 41: 77–84.
- Sternberg, E. (2001). The balance within: The science of connecting health and emotions. New York: W.H. Freeman.
- Stewart, K.E., Cianfrani, L.R., & Walker, J.F. (2005). Stress, social support and housing are related to health status among HIV-positive persons in the Deep South of the United States. *AIDS Care* 17: 350–8.

- Taxis, J.C., Rew, L., Jackson, K., & Kouzekanani, K. (2004). Protective resources and perceptions of stress in a multi-ethnic sample of school-age children. *Pediatric Nursing* 30: 477–87.
- Vondras, D.D., Powless, M.R., Olson, A.K., Wheeler, D., & Snudden, A.L. (2005). Differential effects of everyday stress on the episodic memory test performances of young, midlife, and older adults. *Aging & Mental Health* 9(1): 60–70.

DYSRÉFLEXIE AUTONOME

(00009)
(1988)

Définition

Réaction non contrôlée du système nerveux sympathique à un stimulus nociceptif, chez un blessé de la moelle épinière au niveau ou au-dessus de D7, ce qui constitue une menace pour la vie.

Caractéristiques

- Hypertension paroxystique (élévation brusque et périodique de la pression artérielle, s'accompagnant d'une pression systolique supérieure à 140 mmHg et d'une pression diastolique supérieure à 90 mmHg).
- Bradycardie ou tachycardie (fréquence du pouls inférieure à 60 ou supérieure à 100 battements/min).
- Transpiration abondante (au-dessus de la lésion).
- Taches érythémateuses (au-dessus de la lésion).
- Pâleur (au-dessous de la lésion).
- Céphalées (douleurs diffuses dans différentes parties de la tête ne se limitant pas à une zone d'innervation définie).
- Frissons.
- Congestion conjonctivale.
- Syndrome de Claude Bernard-Horner (contraction de la pupille, ptôse partielle de la paupière, énophtalmie et parfois perte de la sudation sur le côté atteint du visage).
- Paresthésie.
- Réflexe pilomoteur (chair de poule quand la peau devient fraîche).
- Vision trouble.
- Douleur thoracique.
- Goût métallique dans la bouche.
- Congestion nasale.

Facteurs favorisants

- Distension vésicale.
- Distension intestinale.
- Irritation cutanée.
- Manque de connaissances du patient et de la personne qui le soigne.

RISQUE DE **DYSRÉFLEXIE AUTONOME**
(00010)
(1998, 2000)

Définition
Menace permanente de réaction non contrôlée du système nerveux sympathique, chez un blessé de la moelle épinière au niveau ou au-dessus de D6, après récupération d'un choc spinal (observée aussi chez des patients présentant une blessure de la moelle épinière au niveau de D7 et D8).

Facteurs de risque
- Une blessure ou une lésion de la moelle épinière au niveau ou au-dessus de D6 et la présence d'au moins un des stimuli nocifs repris ci-dessous :

Stimuli neurologiques
- Stimuli douloureux ou irritants en dessous du niveau de la blessure.

Stimuli urologiques
- Distension vésicale.
- Dyssynergie vésico-sphinctérienne.
- Spasmes de la vessie.
- Manœuvre instrumentale ou chirurgie.
- Épididymite.
- Urétrite.
- Infection du tractus urinaire.
- Calculs.
- Cystite.
- Cathétérisme.

Stimuli gastro-intestinaux
- Distension abdominale.
- Fécalome.

- Stimulation digitale.
- Suppositoires.
- Hémorroïdes.
- Difficulté à déféquer.
- Constipation.
- Lavement.
- Pathologie gastro-intestinale.
- Ulcères gastriques.
- Reflux gastro-œsophagien.
- Lithiases biliaires.

Stimuli du système reproducteur
- Menstruations.
- Relations sexuelles.
- Grossesse.
- Travail et accouchement.
- Kyste ovarien.
- Éjaculation.

Stimuli musculo-squelettiques et cutanés
- Stimulations cutanées (ex. : escarres, ongles incarnés, pansements, brûlures, éruptions).
- Pression sur une proéminence osseuse ou sur les parties génitales.
- Os hétérotrope.
- Spasmes.
- Fractures.
- Exercices d'amplitude des mouvements.
- Plaies.
- Coups de soleil.

Stimuli thermorégulateurs
- Fluctuations de la température corporelle.
- Température ambiante extrême.

Stimuli situationnels
- Changement de position.
- Port de vêtements constricteurs (ex. : chaussettes, ceintures, souliers).

- Réactions aux médicaments (ex. : décongestifs, sympathomimétiques, vasoconstricteurs, arrêt de stupéfiants).
- Traitement chirurgical.

Problèmes cardiaques ou pulmonaires

- Embolie pulmonaire.
- Thrombose veineuse profonde.

CAPACITÉ ADAPTATIVE INTRACRÂNIENNE DIMINUÉE
(00049)
(1994)

Définition
Déficience des mécanismes qui compensent normalement l'augmentation des volumes liquidiens intracrâniens, entraînant des augmentations disproportionnées et répétées de la pression intracrânienne ; elle est provoquée par divers stimuli, nociceptifs ou non.

Caractéristiques
- Augmentations répétées de la pression intracrânienne supérieures à 10 mmHg pendant plus de 5 minutes en réponse à des stimuli externes de diverses natures.
- Augmentations disproportionnées de la pression intracrânienne en réponse à un seul stimulus provenant de l'environnement ou déclenchée par une intervention du personnel soignant.
- Forme d'onde de la pression intracrânienne P2 élevée.
- Variation de la réponse à l'épreuve pression-volume (rapport pression/volume > 2, pression – index volumique < 10).
- Pression intracrânienne de base égale ou supérieure à 10 mmHg.
- Grande amplitude de l'onde de la pression intracrânienne.

Facteurs favorisants
- Lésions cérébrales.
- Augmentation soutenue de la pression intracrânienne supérieure ou égale à 1015 mmHg.
- Diminution de la pression de l'irrigation cérébrale inférieure ou égale à 5060 mmHg.
- Hypotension systémique avec hypertension intracrânienne.

DÉSORGANISATION **COMPORTEMENTALE CHEZ LE NOUVEAU-NÉ/NOURRISSON**

(00116)
(1994, 1998)

Définition

Perturbation de l'intégration des systèmes physiologiques et du comportement neurologique en réponse aux stimuli externes.

Caractéristiques

Problèmes de régulation

- Incapacité de se contrôler.
- Irritabilité.

Organisation des états de vigilance

- Phase d'éveil actif (irritable, regard inquiet).
- Sommeil diffus, stades non différenciés.
- Phase d'éveil calme (regard fixe, fuite du regard).
- Pleurs dus à l'irritabilité ou à la crise de panique.

Système d'attention et d'interaction

- Réponse anormale aux stimuli sensoriels (ex. : difficulté à s'apaiser, incapacité de se maintenir en état d'éveil).

Système moteur

- Hypertonie, hypotonie ou flaccidité.
- Écartement des doigts, poings ou mains au visage.
- Opisthotonos.
- Tremblements, sursauts, tics.
- Mouvements crispés, saccadés et incoordonnés.
- Perturbation des réflexes archaïques.

Système végétatif

- Bradycardie, tachycardie ou arythmies.
- Teint pâle, cyanosé, marbré ou rouge.

- Signes « d'absence » (ex. : regard, agrippement, hoquet, toux, éternuement, soupir, mâchoire relâchée, bouche ouverte, langue sortie).
- Diminution de la saturation en oxygène.
- Intolérance à l'alimentation (fausse route [aspiration] ou vomissement).

Facteurs favorisants

Facteurs prénataux

- Anomalies congénitales ou génétiques.
- Exposition à des agents tératogènes.

Facteurs postnataux

- Malnutrition.
- Troubles oraux et ou moteurs.
- Douleur.
- Intolérance à l'alimentation.
- Interventions invasives et douloureuses.
- Prématurité.

Facteurs individuels

- Maladie.
- Système neurologique immature.
- Âge gestationnel.
- Âge post-conceptuel.

Facteurs environnementaux

- Milieu physique inapproprié.
- Stimuli inappropriés.
- Excès de stimuli.
- Privation de stimulation.

Parent ou substitut

- Mauvaises interprétations des signaux émis par le nourrisson.
- Manques de connaissance sur les signaux.
- Contribution aux stimuli externes.

RISQUE DE DÉSORGANISATION **COMPORTEMENTALE CHEZ LE NOUVEAU-NÉ/NOURRISSON**

(00115)
(1994)

Définition

Risque de perturbation de l'intégration et de la modulation des systèmes de fonctionnement physiologiques et comportementaux (ex. : système nerveux autonome, motricité, organisation, autorégulation, attention-interaction).

Facteurs de risque

- Douleur.
- Problèmes oraux ou moteurs.
- Excès de stimuli environnementaux.
- Absence de limites physiques[1].
- Prématurité.
- Interventions invasives ou douloureuses.

1. Sous-entendu : les parois utérines (NdT).

RÉCEPTIVITÉ DU **NOUVEAU-NÉ/NOURRISSON** À PROGRESSER DANS SON ORGANISATION **COMPORTEMENTALE**

(00117)
(1994)

Définition
Façon satisfaisante pour un nourrisson de moduler les systèmes de fonctionnement physiologiques et comportementaux (système nerveux autonome, motricité, organisation, autorégulation, attention-interaction, par exemple), mais qui peut être améliorée, afin de permettre de meilleurs niveaux d'intégration en réponse aux stimuli du milieu.

Caractéristiques
- Constantes biologiques stables.
- Cycle de veille-sommeil bien défini.
- Utilisation de quelques mécanismes autorégulateurs.
- Réponse à des stimuli visuels ou auditifs.

Facteurs favorisants
- Prématurité.
- Douleur.

Classe 1 : valeurs
Classe 2 : croyances
Domaine 6 : perception de soi
Classe 1 : conception de soi

MOTIVATION À ACCROÎTRE SON **ESPOIR**

(00185)
(2006, N.P. 2.1)

Définition

Ensemble d'attentes et de désirs permettant à la personne de mobiliser sa propre énergie et pouvant être renforcé.

Caractéristiques

- Expression du désir d'améliorer sa capacité à se fixer des buts atteignables.
- Expression du désir d'améliorer sa confiance en ses possibilités.
- Expression du désir d'améliorer l'adéquation entre ses attentes et ses désirs.
- Expression du désir d'accroître son espoir.
- Expression du désir d'améliorer sa communication avec les autres.
- Expression du désir d'améliorer son habileté à résoudre des problèmes, afin d'atteindre ses buts.
- Expression du désir d'améliorer sa perception du sens de la vie.
- Expression du désir d'enrichir sa spiritualité.

Références

- Benzein E.G. (2005). The level of and relation between hope, hoplessness and fatigue in patients and family members in palliative care. *Palliative Medicine*, 19, 234-240.
- Benzein E.G. et Saveman B.-L. (1998). One step towards the understanding of hope : A concept analysis. *International Journal of Nursing Studies*, 35, 322-329.
- Davis B. (2005). Mediators of the relationship between hope and well-being in older adults. *Clinical Nursing Research*, 14, 253-272.

MOTIVATION À AMÉLIORER SON **BIEN-ÊTRE SPIRITUEL**

(00068)
(1994, 2002, N.P. 2.1)

Définition
Capacité de ressentir et d'intégrer le sens et le but de la vie à travers les liens avec soi, les autres, l'art, la musique, la littérature, la nature, ou une Force Supérieure, et qui peut être renforcée.

Caractéristiques
Liens avec soi-même
- Désir d'améliorer :
  - l'espoir.
  - le sens et but de la vie.
  - la paix et sérénité.
  - l'acceptation.
  - la soumission.
  - l'amour.
  - le pardon de soi.
  - une philosophie positive de la vie.
  - la joie.
  - le courage.
- Stratégies d'adaptation accrues.
- Méditation.

Liens avec les autres
- Aide aux autres.
- Recherche de relations avec des guides spirituels.
- Recherche du pardon des autres.
- Recherche d'interactions avec les amis et la famille.

Liens avec l'art, la musique, la littérature, la nature

- Expression d'énergie créative (par exemple dans l'écriture, la poésie).
- Chant, écoute de musique.
- Lectures d'ouvrages spirituels.
- Sorties dans la nature.

Liens avec une Force Supérieure

- Prière.
- Partage d'expériences mystiques.
- Participation à des activités religieuses.
- Expression de respect et de révérence.

Références

- Burkhart L. et Solari-Twadell A. (2001) Spirituality and religiousness: Differentiating the diagnoses through a review of the nursing literature. *The International Journal of Nursing Language and Classification, 12*, 45-54.
- Cavendish R., Luise B., Bauer M., Gallo, M.-A. Horne K, Medefindt J., Russo D. (2001). Recognizing opportunities for spiritual enhancement in young adults. *Nursing Diagnosis: The International Journal of Nursing Language and Classification, 12*, 77-91.
- Reeds P. (1992). An emerging paradigm for the investigation of spirituality in Nursing. *Research in Nursing and Health, 15*, 349-357.

CONFLIT DÉCISIONNEL

(00083)
(1988, 2006, N.P. 2.1)

Définition
Incertitude quant à la ligne de conduite à adopter lorsque le choix entre des actes antagonistes implique un risque, une perte ou une remise en cause des valeurs personnelles.

Caractéristiques
- Délai dans la prise de décision.
- Signes physiques de détresse (augmentation de la fréquence cardiaque, augmentation de la tension musculaire, agitation, etc.).
- Questionnement sur les principes moraux inhérents à la prise de décision.
- Questionnement sur les règles morales inhérentes à la prise de décision.
- Questionnement sur les valeurs morales inhérentes à la prise de décision.
- Questionnement sur les croyances personnelles inhérentes à la prise de décision.
- Questionnement sur les valeurs personnelles inhérentes à la prise de décision.
- Égocentrisme.
- Hésitation entre plusieurs options.
- Verbalisation d'un sentiment de détresse devant la décision à prendre.
- Verbalisation de l'incertitude quant aux choix à faire.
- Verbalisation des conséquences indésirables résultant des différents choix envisagés.

Facteurs favorisants

- Sources d'information divergentes.
- Obstacles à la prise de décision.
- Manque d'expérience dans la prise de décision.
- Manque d'informations pertinentes.
- Obligations morales d'agir.
- Obligations morales de ne pas agir.
- Principes moraux qui motivent des lignes de conduite contradictoires.
- Valeurs morales qui motivent des lignes de conduite contradictoires.
- Règles morales qui motivent des lignes de conduite contradictoires.
- Sources d'information multiples.
- Perception d'une menace sur le système de valeurs.
- Réseau de soutien déficient.
- Valeurs personnelles ambiguës.
- Croyances personnelles ambiguës.

Références

- Audi, R. (1999). *The Cambridge dictionary of philosophy*, 2nd edn. New York: Cambridge University Press.
- Beauchamp, T.L. & Childress, J.F. (2001). *Principles of biomedical ethics*, 5th edn. New York: Oxford University Press.
- Canadian Nurses' Association (2002). *Code of ethics for registered nurses.* Ottawa, ON: Canadian Nurses' Association.
- Fletcher, J.C., Lombardo, P.A., Marshall, M.F., & Miller, F.G. (1995). *Introduction to Clinical Ethics*, 2nd edn. Hagerston, HD: University Publishing.
- Jameton, A. (1984). *Nursing practice: The ethical issues*. Englewood Cliffs, NJ: Prentice-Hall.
- Kopala, B. & Burkhart, L. (2005). Ethical dilemma and moral distress: Proposed new NANDA diagnoses. *International Journal of Nursing Terminologies and Classifications* 16(1): 3–13.
- Redman, B.K. & Fry, S.T. (1998). Ethical conflicts reported by certified registered rehabilitation nurses. *Rehabilitation Nursing* 23: 179–84.
- Webster, G.C. & Baylis, F. (2000). Moral residue. In: Rubin, S.B. & Zoloth, L. (eds), *Margin of error. The ethics of mistakes in the practice of medicine.* Hagerstown, MD: University Publishing.

DÉTRESSE MORALE

(00175)
(2006, N.P. 2.1)

Définition

Réaction à une incapacité de s'acquitter d'une décision ou d'une action relevant d'un choix éthique et/ou moral

Caractéristiques

- Expressions d'angoisse (ex. : impuissance, culpabilité, frustration, anxiété, doute de soi, peur) face à la difficulté de se conformer à un choix moral.

Facteurs favorisants

- Conflits entre décideurs.
- Informations contradictoires orientant une prise de décision éthique.
- Informations contradictoires orientant une prise de décision morale.
- Conflits culturels.
- Décisions concernant la fin de vie.
- Perte d'autonomie.
- Éloignement physique du décideur.
- Contraintes de temps pour prendre une décision.
- Décisions concernant le traitement.

Références

- Audi, R. (1999). *The Cambridge dictionary of philosophy*, 2nd edn. New York: Cambridge University Press.
- Beauchamp, T.L. & Childress, J.F. (2001). *Principles of biomedical ethics*, 5th edn. New York: Oxford University Press.
- Berger, M.C., Seversen, A., & Chvatal, R. (1991). Ethical issues in nursing. *Western Journal of Nursing Research* 13: 514–21.
- Burkhardt, M.A. & Nathaniel, A.K. (2002). *Ethics & Issues in Contemporary Nursing*. Albany, NY: Delmar.

- Canadian Nurses' Association (2002). *Code of ethics for registered nurses.* Ottawa, ON: Canadian Nurses' Association.
- Corley, M.C, Elswick, RK, Gorman, M., Clor, & T. (2001). Development and evaluation of a moral distress scale. *Journal of Advanced Nursing* 33: 250–6.
- Ferrell, B.R. & Rivera, (L.M. 1995). Ethical decision making in oncology. *Cancer Practice* 3: 94–9.
- Fry, S.T. & Duffy, M.E. (2001). The development and psychometric evaluation of the ethical issues scale. *Image: Journal of Nursing Scholarship* 33: 273–7.
- Gwin, R.R. & Richters, J.E. (1998). Selected ethical issues in cancer care. In: Itano, J., & Taoka, K. (eds), *Core curriculum for oncology nurses*, 3rd edn. Philadelphia, PA: pp. 741–5.
- Jameton, A. (1984). *Nursing Practice: The ethical issues.* Englewood Cliffs, NJ: Prentice-Hall.
- Jameton, A. (1993). Dilemmas of moral distress: Moral responsibility and nursing practice. *AWHONN's Clinical Issues in Perinatal & Women's Health Nursing* 4: 542–51.
- Kopala, B. & Burkhart, L. (2005). Ethical dilemma and moral distress: Proposed new NANDA diagnoses. *International Journal of Nursing Terminologies and Classifications* 16(1): 3–13.
- McGee, G., Spanogle, J.P., Caplan, A.L., & Asch, D.A. (2001). A national study of ethics committees. *AJOB* 1(4): 60–4.
- Moore, M.L. (2000). Ethical issues for nurses providing perinatal care in community settings. *Journal of Perinatal & Neonatal Nursing* 14(2): 25–35.
- Omery, A., Henneman, E., Billet, B., Luna-Raines, M., & Brown-Saltzman, K. (1995). Ethical issues in hospital-based nursing practice. *Journal of Cardiovascular Nursing* 9: 43–53.
- Pinch, W.J. & Spielman, M.L. (1993). Parental perceptions of ethical issues post-NICU discharge. *Western Journal of Nursing Research* 15: 422–40.
- Redman, B.K. & Fry, S.T. (1998). Ethical conflicts reported by certified registered rehabilitation nurses. *Rehabilitation Nursing* 23: 179–84.
- Redman, B.K. & S.T., Fry (1998). Ethical conflicts reported by registered nurse/certified diabetes educators: a replication. *Journal of Advanced Nursing* 28: 1320–5.
- Rodney, P. & Starzomsky, R. (1993). Constraints on the moral agency of nurses. *Canadian Nurse* 89(9): 23–6.
- Scanlon, C. (1994). Survey yields significant results. *American Nurses Association Center for Ethics and Human Rights Communique* 3(3).
- Tiedje, L.B. (2000). Moral distress in perinatal nursing. *Journal of Perinatal and Neonatal Nursing* 14(2): 36–43.
- Volbrecht, R.M. (2002). *Nursing ethics: Communities in dialogue.* Upper Saddle River, NJ: Prentice Hall.

- Wilkinson, J.M. (1987/88). Moral distress in nursing practice: Experience and effect. *Nursing Forum* 23(1): 16–28.
- Webster, G.C. & Baylis, F. (2000). Moral residue. In: Rubin, S.B. & Zoloth, L. (eds). *Margin of error: The ethics of mistakes in the practice of medicine.* Hagerstown, MD: University Publishing.

DÉTRESSE SPIRITUELLE

(00066)
(1978, 2002, N.P. 2.1)

Définition

Perturbation de la capacité de ressentir et d'intégrer le sens et le but de la vie à travers les liens avec soi-même, les autres, l'art, la musique, la nature ou une Force Supérieure.

Caractéristiques

Liens avec soi-même

- Expression de manque de :
  - – espoir.
  - – sens et but de la vie.
  - – paix et sérénité.
  - – acceptation.
  - – amour.
  - – capacité de se pardonner.
  - – courage.
- Colère.
- Sentiment de culpabilité
- Faibles stratégies d'adaptation.

Liens avec les autres

- Refus d'établir des relations avec des guides spirituels.
- Refus d'établir des relations avec les amis et la famille.
- Expression de sentiment d'isolement du réseau de soutien.
- Expression de sentiment d'aliénation.

Liens avec l'art, la musique, la littérature, la nature

- Incapacité à s'exprimer de manière créative (chant, musique, écriture) comme auparavant.
- Désintérêt pour la nature.
- Désintérêt pour les ouvrages spirituels.

Liens avec une Force Supérieure
- Incapacité à prier.
- Incapacité à participer à des activités religieuses.
- Sentiment d'être abandonné par Dieu ou colère envers Dieu.
- Incapacité à ressentir la transcendance des choses.
- Souhait de rencontrer un responsable religieux.
- Changements soudains dans ses pratiques spirituelles.
- Incapacité à pratiquer l'introspection/le regard intérieur.
- Expression de perte d'espoir, de souffrance.

Facteurs favorisants
- Sentiment d'aliénation.
- Solitude, aliénation sociale.
- Anxiété.
- Privation de liens socio-culturels.
- Processus de deuil et du mourir (soi-même ou quelqu'un d'autre).
- Douleur.
- Changement de vie.
- Maladie chronique (soi-même ou quelqu'un d'autre).

Références

- Burkhart L., Solari-Twadell A. (2001). Spirituality and religiousness: differentiating the diagnoses through a review of the nursing literature. *Nursing Diagnosis: The International Journal of Nursing Language and Classification*, *12*, 45-54.
- Cavendish R., Luise B., Bauer M., Gallo, M.-A. Horne K, Medefindt J., Russo D. (2001). Recognizing opportunities for spiritual enhancement in young adults. *Nursing Diagnosis: The International Journal of Nursing Language and Classification*, *12*, 77-91.
- Reed P. (1992). An emerging paradigm for the investigation of spirituality in nursing. *Research in Nursing and health*, *15*, 349-357.

RISQUE DE **DÉTRESSE SPIRITUELLE**
(00067)
(1998, 2004, N.P. 2.1)

Définition

Risque de perturbation de la capacité à ressentir et à intégrer le sens et le but de la vie à travers les liens avec soi-même, les autres, l'art, la musique, la nature et/ou une force plus grande que soi même.

Facteurs de risque

Facteurs physiques

- Maladie somatique.
- Drogues/alcoolisme.
- Maladie chronique.

Facteurs psychosociaux

- Estime de soi faible.
- Dépression.
- Anxiété.
- Stress.
- Manque de relations avec les autres.
- Détaché de son réseau de soutien.
- Blocage dans les expériences amoureuses.
- Incapacité à pardonner.
- Perte.
- Conflit d'origine raciale ou culturelle.
- Changement dans les rituels religieux.
- Changements dans les pratiques religieuses.

Facteurs liés au développement

- Changement de vie.
- Changements liés au développement.

Facteurs environnementaux

- Changements environnementaux.
- Désastre naturel.

Références

Voir page 377.

NON-OBSERVANCE (PRÉCISER)

(00079)

(1973, 1996, 1998)

Définition

Comportement de la personne ou de l'aidant naturel non en accord avec le programme de traitement ou de promotion de la santé, convenu entre la personne (ou la famille ou la collectivité) et le professionnel de la santé. En présence d'un accord mutuel, le comportement de la personne ou de l'aidant naturel peut être partiellement conforme ou non conforme au programme et peut compromettre les résultats cliniques escomptés.

Caractéristiques

- Comportement indiquant que le patient ne suit pas le traitement (observé directement ou signalé par le patient ou des personnes clés dans sa vie).
- Apparition de complications.
- Exacerbation des symptômes.
- Non-respect des rendez-vous.
- Absence de progrès.
- Résultats d'examens (ex. : paramètres physiologiques, marqueurs biologiques).

Facteurs favorisants

Plan de soins

- Durée.
- Personnes clés.
- Coût.
- Intensité.
- Complexité.

Facteurs personnels

- Capacités personnelles et liées à l'étape de développement.
- Croyances sur la santé.

- Influences culturelles.
- Valeurs spirituelles.
- Système de valeurs du patient.
- Connaissances et capacités liées aux programmes thérapeutiques.
- Motivation.

Système de santé

- Degré de satisfaction relative aux soins.
- Crédibilité du soignant.
- Accessibilité et commodité des soins.
- Flexibilité du financement.
- Relation soignant-soigné.
- Remboursement du suivi et des soins éducatifs.
- Continuité et régularité du suivi.
- Couverture sociale.
- Capacité relationnelle et éducationnelle du soignant.

Réseau

- Participation de l'entourage au programme de santé.
- Valeur sociale accordée au programme.
- Croyances des personnes clés.

PRATIQUE RELIGIEUSE PERTURBÉE[1]

(00169)
(2004, N.P 2.1)

Définition

Difficulté à maintenir sa confiance en des croyances et/ou à participer aux rites d'une religion.

Caractéristiques

- Expressions ou manifestions de difficultés à se rallier aux croyances religieuses ou à participer aux rites prescrits, par exemple :
  - cérémonies religieuses ;
  - règles alimentaires ;
  - règles vestimentaires ;
  - prière ;
  - culte/services religieux ;
  - pratique religieuse personnelle, lecture d'ouvrages religieux, média ;
  - respect des fêtes religieuses ;
  - rencontre des chefs religieux.
- Détresse émotionnelle à cause de la séparation de ses coreligionnaires.
- Détresse émotionnelle concernant les croyances religieuses et/ou le réseau social religieux.
- Besoin exprimé de renouer avec les croyances et coutumes antérieures.
- Questionnement sur les coutumes et les modes religieux.

1. Le CRD reconnaît que les termes « pratique religieuse » (*religiosity*) peuvent avoir une connotation culturelle spécifique ; néanmoins, le concept est bien étayé dans la littérature américaine.

Facteurs favorisants

Physiques

- Maladie.
- Douleur.

Psychologiques

- Adaptation, soutien inefficace.
- Crise personnelle, événement malheureux.
- Manque de sécurité.
- Anxiété.
- Peur de la mort.
- Adaptation inefficace à la maladie.
- Utilisation de la religion pour manipuler.

Socioculturels

- Obstacle à la pratique religieuse (culturelle et environnementale).
- Manque d'intégration sociale.
- Manque d'interaction sociale/culturelle.

Spirituels

- Crise spirituelle.
- Souffrance.

Développementaux et situationnels

- Crise liée à la fin de vie.
- Étape de la vie.
- Vieillissement.

Références

- Burkhart L. & Solari-Twadell P.A. (2001). Spirituality and religiousness: differentiating the diagnosis through a review of the nursing literature. *Nursing diagnosis: The International Journal of nursing Language and Classification*, 12, 45-54.
- Catters L.M, Taylor R.J. & Lincoln K.D. (2001). Advances in the measurement of religiosity among older African Americans: implications for health and mental health researchers. *Journal of Mental Health and Aging*, 7 (1), 181-200.
- Whitfield W.(2002). Research in religion and mental Health: Naming of parts-some reflections. *International Journal of Psychiatric Nursing Research*, 8(1), 891-896.

RISQUE DE PERTURBATION DANS LA **PRATIQUE RELIGIEUSE**

(00170)

(2004, N.P. 2.1.)[1]

Définition

Risque de perturbation dans le maintien de la confiance en des croyances religieuses et/ou dans la participation aux rites d'une religion.

Facteurs de risque

Physiques

- Maladie/hospitalisation.
- Douleur.

Psychologiques

- Soutien, stratégies d'adaptation ou soins inefficaces.
- Dépression.

Socioculturels

- Manque d'interaction sociale.
- Obstacles culturels empêchant la pratique d'une religion.
- Isolement social.
- Manque de sécurité.

Spirituel

- Souffrance.

Environnementaux

- Manque de moyens de transport.
- Obstacles environnementaux à la pratique de la religion.

Développementaux

- Étapes de développement/rites de passage.

Références

Voir page 382.

1. Le CRD reconnaît que les termes « pratique religieuse » (*religiosity*) peuvent avoir une connotation culturelle spécifique ; néanmoins, le concept est bien étayé dans la littérature américaine.

MOTIVATION À AMÉLIORER SA **PRATIQUE RELIGIEUSE**

(00171)
(2004, N.P. 2.1)[1]

Définition
Capacité à augmenter sa confiance en des croyances religieuses et/ou de participer à des rites religieux.

Caractéristiques
- Expression du désir de renforcer les croyances et pratiques religieuses qui ont apporté du réconfort dans le passé.
- Demande d'aide pour augmenter sa participation aux pratiques religieuses recommandées à travers :
  - cérémonies religieuses ;
  - règles et rites alimentaires ;
  - règles vestimentaires ;
  - prières ;
  - cultes et services religieux ;
  - pratiques religieuses personnelles, lectures d'ouvrages religieux, média ;
  - respect des fêtes religieuses.
- Demande d'aide pour élargir ses perspectives religieuses.
- Demande de rencontre des personnalités religieuses.
- Demande de pardon, de réconciliation.
- Demande d'expériences ou/et d'objets religieux.
- Remise en question ou rejet des croyances et habitudes considérées comme dangereuses.

Références
Voir page 382.

1. Le CRD reconnaît que les termes « pratique religieuse » peuvent avoir une connotation culturelle spécifique ; néanmoins, le concept est bien étayé dans la littérature américaine.

Classe 1 : infection

RISQUE D'INFECTION
(00004)
(1986)

Définition
Risque de contamination par des organismes pathogènes.

Facteurs de risque
- Défenses primaires insuffisantes (effraction cutanée/rupture de l'épiderme, traumatisme tissulaire, diminution de l'activité ciliaire, stases des liquides biologiques, modification du pH des sécrétions, altération du péristaltisme).
- Défenses secondaires insuffisantes (ex. : baisse du taux d'hémoglobine, leucopénie, suppression de la réaction inflammatoire).
- Immunosuppression.
- Immunité acquise insuffisante.
- Destruction des tissus avec exposition prolongée à l'air ambiant.
- Maladie chronique.
- Interventions invasives.
- Malnutrition.
- Agents pharmaceutiques (ex. : immunosupresseurs).
- Traumatisme.
- Rupture des membranes amniotiques.
- Manque de connaissances sur la manière d'éviter l'exposition à des agents pathogènes.
- Augmentation de l'exposition à des agents pathogènes.

---

* *Voir aussi* Motivation à améliorer son immunisation (Domaine 1, p. 83)

RISQUE D'**ACCIDENT**

(00035)
(1978)

Définition

Situation dans laquelle une personne risque de se blesser car elle se trouve confrontée à des conditions environnementales qui dépassent ses capacités d'adaptation et de défense.

Facteurs de risque

Facteurs intrinsèques

- Facteurs psychologiques (affectivité, orientation).
- Facteurs liés au développement (physiologique, psychosocial).
- Malnutrition.
- Hémogramme anormal (leucocytose, leucopénie, modification des facteurs de coagulation, thrombopénie, drépanocytose, thalassémie, baisse du taux d'hémoglobine).
- Dysfonctionnement du système immunitaire.
- Facteurs biochimiques, mécanismes régulateurs (ex. : dysfonctionnement sensoriel).
- Dysfonctionnement d'intégration.
- Dysfonctionnement des organes effecteurs.
- Hypoxie tissulaire.
- Facteurs physiques (effraction cutanée/rupture de l'épiderme, réduction de la mobilité).

Facteurs extrinsèques

- Facteurs biologiques (niveau d'immunité de la collectivité, micro-organismes).
- Facteurs chimiques (polluants, poisons, drogues, agents pharmaceutiques, alcool, caféine, nicotine, agents de conservation, produits de beauté et colorants), matières nutritives (vitamines, différents types d'aliments).

- Facteurs physiques (organisation, structure et aménagement du quartier, de l'immeuble et/ou des équipements), modes et moyens de transport.
- Facteurs humains et sanitaires (agents nosocomiaux, mode d'affectation du personnel, facteurs cognitifs, affectifs et psychomoteurs).

RISQUE DE **BLESSURE EN PÉRI-OPÉRATOIRE**
(00087)
(1994, 2006, N.P. 2.1)

Définition
Risque d'altérations anatomiques et physiques involontaires résultant du positionnement ou de l'équipement médical utilisé pendant un procédé invasif ou une intervention chirurgicale.

Facteurs de risque
- Désorientation.
- Immobilisation.
- Faiblesse musculaire.
- Troubles de la perception sensorielle secondaires à l'anesthésie.
- Obésité.
- Maigreur.
- Œdème.

Références

- Ali, A.A., Breslin, D.S., Hardman, H.D. & Martin, G. (2003). Unusual presentation and complication of the prone position for spinal surgery. *Journal of Clinical Anesthesia* 15: 471–3.
- Blumenreich, G.A. (1998). Positioning, padding, documentation, and the CRNA. *AANA Journal* 66: 435–8.
- Fritzlen, T., Kremer, M., & Biddle, C. (2003). The AANA Foundation Closed Malpractice Claims Study on nerve injuries during anesthesia care. *AANA Journal* 71: 347–52.
- Li, W.W., Lee, T.W., & Yim, A.P. (2004). Shoulder function after thoracic surgery. *Thoracic Surgical Clinics* 14: 331–43.
- Litwiller, J.P., Wells, R.E., Halliwill, J.R., Carmichael, S.W., & Warner, M.A. (2004). Effect of lithotomy positions on strain of the obturator and lateral femoral cutaneous nerves. *Clinical Anatomy* 17(1): 45–9.
- McEwen, D.R. (1996 June). Intraoperative positioning of surgical patients. *AORN Journal* 63: 1059–63, 1066–79; quiz 1080–6.
- Murphy, E.K. (2004). Negligence cases concerning positioning injuries. *AORN Journal* 79: 1017–18.

RISQUE DE **CHUTE**

(00155)
(2000)

Définition

Prédisposition accrue aux chutes pouvant causer des blessures.

Facteurs de risque

Facteurs liés à l'âge adulte
- Antécédents de chutes.
- Utilisation d'un fauteuil roulant.
- Personne âgée de 65 ans ou plus.
- Femme (si âgée).
- Personne vivant seule.
- Prothèse d'un membre inférieur.
- Utilisation de moyens auxiliaires de marche (ex. : déambulateur, ou cadre de marche, canne).

Facteurs physiologiques
- Présence d'une maladie aiguë.
- États post-opératoires.
- Problèmes visuels.
- Problèmes auditifs.
- Arthrite.
- Hypotension orthostatique.
- Insomnie.
- Malaise, étourdissement, suite à une rotation ou à une extension du cou.
- Anémie.
- Maladie vasculaire.
- Cancer (si fatigue ou mobilité réduite).
- Besoin impérieux d'uriner ou incontinence.
- Diarrhée.

- Faiblesse des membres inférieurs.
- Variation du taux de glycémie postprandial.
- Problèmes de pieds.
- Altération de la mobilité physique.
- Troubles de l'équilibre.
- Problèmes de coordination à la marche.
- Problèmes proprioceptifs (ex. : négligence de l'hémicorps).
- Neuropathie.

Facteurs cognitifs

- Détérioration de l'état mental (ex. : confusion, delirium, démence, perception erronée de la réalité).

Facteurs liés aux médicaments

- Agents antihypertenseurs.
- Inhibiteurs de l'enzyme de conversion de l'angiotensine.
- Diurétiques.
- Antidépresseurs tricycliques.
- Alcool.
- Anxiolytiques.
- Narcotiques.
- Hypnotiques ou sédatifs.

Facteurs environnementaux

- Moyens de contention.
- Facteurs liés aux conditions météorologiques (ex. : sol mouillé, glace).
- Carpettes.
- Environnement encombré.
- Pièce non familière et faiblement éclairée.
- Absence de surface antidérapante dans le bain ou la douche.

Facteurs liés à l'enfance

- Bébé de moins de 2 ans.
- Bébé de sexe masculin et de moins de 1 an.
- Absence de dispositif de sécurité dans l'automobile.
- Escaliers sans barrière de sécurité.
- Fenêtres sans barre de protection.
- Lit près d'une fenêtre.

- Manque de surveillance d'un enfant sur un lit, sur une table à langer ou sur un sofa.
- Manque de surveillance parentale.

DENTITION ALTÉRÉE
(00048)
(1998)

Définition
Interruption du développement, de l'éruption dentaire ou de l'intégrité structurelle de chaque dent.

Caractéristiques
- Plaque dentaire excessive.
- Carie au niveau de la couronne ou de la racine de la dent.
- Halitose.
- Décoloration de l'émail dentaire.
- Maux de dents.
- Dent mobile.
- Calculs salivaires.
- Poussée dentaire incomplète pour l'âge (pour les dents de lait ou les dents définitives).
- Malocclusion.
- Perte prématurée des dents de lait.
- Usure de la dent ou abrasion dentaire.
- Fracture dentaire.
- Absence complète ou partielle de dents.
- Érosion de l'émail.
- Expression faciale asymétrique.

Facteurs favorisants
- Hygiène buccale déficiente.
- Sensibilité au chaud ou au froid.
- Difficulté à réaliser ses soins personnels.
- Difficultés pécuniaires ou manque d'accessibilité à des soins dentaires.
- Déficit nutritionnel.

- Habitudes alimentaires.
- Prédispositions génétiques.
- Effets de certains médicaments prescrits.
- Perte prématurée des dents de lait.
- Prise excessive de dérivés fluorés.
- Vomissements chroniques.
- Usage chronique de tabac, thé, café, vin rouge.
- Manque de connaissances relatives à l'hygiène dentaire.
- Utilisation excessive d'agents abrasifs dentaires.
- Bruxisme (grincement de dents).

RISQUE DE **FAUSSE ROUTE** (D'ASPIRATION)
(00039)
(1988)

Définition
Risque d'inhaler des sécrétions gastriques et/ou pharyngées, des solides ou des liquides dans la trachée et les bronches.

Facteurs de risque
- Diminution du niveau de conscience.
- Inhibition de la toux et du réflexe pharyngé.
- Trachéotomie ou intubation endo-trachéale.
- Fermeture insuffisante du sphincter inférieur de l'œsophage.
- Intubation gastro-intestinale.
- Gavage.
- Administration de médicaments.
- Impossibilité d'adopter la position assise ou semi-assise.
- Augmentation de la pression intragastrique.
- Augmentation du contenu résiduel de l'estomac.
- Diminution du transit gastro-intestinal.
- Retard de la vidange gastrique.
- Problèmes de déglutition.
- Intervention chirurgicale ou traumatisme au visage, à la bouche ou au cou.
- Mâchoires immobilisées par des fils métalliques.

RISQUE DE **SYNDROME DE MORT SUBITE DU NOURRISSON**

(00156)
(2002, N.P. 3.3)

Définition
Présence de facteurs de risque de mort subite chez un enfant de moins d'un an.

Facteurs de risque

Modifiables
- Nourrisson couché en position ventrale ou latérale.
- Nourrisson exposé à la fumée de tabac durant la période prénatale ou postnatale.
- Nourrisson trop couvert ou exposé à une température ambiante trop élevée.
- Surface de repos trop molle et parsemée d'objets.
- Retard ou absence de soins prénataux.

Potentiellement modifiables
- Faible poids à la naissance.
- Prématurité.
- Très jeune mère.

Non modifiables
- Sexe masculin.
- Ethnie (ex. : mère afro-américaine ou amérindienne).
- Saison : risque accru durant les mois d'automne et d'hiver.
- Risque accru chez le nourrisson âgé de 2 à 4 mois.

Références

- American Academy of Pediatrics, Task Force on Infant Sleep Position and Sudden Infant Death Syndrome. (2000). Changing concepts of sudden infant death syndrome: Implications for infant sleeping environment and sleep position (RE9946). *Pediatrics, 105*, 650-656.

- Heln H.-A., Pettit S.-F. (2001). Back to sleep: Good advice for parents but not for hospitals. *Pediatrics*, *107*, 537-539.
- Willinger M., James L., Catz C. (1991). Defining the sudden infant death syndrome (SIDS): Deliberations of an expert panel convened by the National Institute of Child Health and Human Development. *Pediatric Pathology, 11*, 677-684.

ATTEINTE DE LA **MUQUEUSE BUCCALE**

(00045)
(1982, 1998)

Définition

Rupture des couches tissulaires au niveau des lèvres et de la cavité buccale.

Caractéristiques

- Exsudat ou écoulement purulent.
- Rétraction des gencives (déchaussement de plus de 4 mm).
- Amygdales hypertrophiques.
- Langue atrophiée, lisse et sensible.
- Langue déformée en surface.
- Muqueuse dénudée.
- Présence d'agents pathogènes.
- Élocution difficile.
- Sensation de mauvais goût.
- Pâleur de la muqueuse et des gencives.
- Douleur buccale, gêne.
- Xérostomie.
- Vésicules, nodules, papules.
- Taches, plaques blanches, taches spongieuses ou exsudat blanchâtre (lait caillé).
- Lésions ou ulcères buccaux.
- Halitose.
- Œdème.
- Hyperémie.
- Desquamation.
- Langue saburrale.
- Stomatite.
- Sensation de difficulté à manger ou à avaler.
- Sensation de diminution ou d'absence de goût.
- Saignement.
- Macroplasie.

- Hyperplasie des gencives.
- Fissures, chéilite.
- Rougeurs ou taches bleuâtres (ex. : hémangiomes).

Facteurs favorisants
- Chimiothérapie.
- Facteurs chimiques (ex. : alcool, tabac, aliments acides, utilisation régulière d'inhalateurs, etc.).
- Dépression.
- Immunosuppression.
- Perte des tissus conjonctifs, adipeux ou osseux, associée au vieillissement.
- Obstacles au suivi chez le dentiste.
- Fissure palatine.
- Effets secondaires des médicaments.
- Absence ou diminution de la sécrétion salivaire.
- Traumatisme.
- États pathologiques de la cavité buccale (irradiation de la tête ou du cou).
- Diète absolue depuis plus de 24 heures.
- Respiration par la bouche.
- Malnutrition ou manque de vitamines.
- Déshydratation.
- Infection.
- Mauvaise hygiène buccale.
- Facteurs mécaniques (ex. : appareils dentaires inadaptés, appareils orthodontiques, sonde endotrachéale, sonde naso-gastrique, chirurgie bucco-dentaire et maxillaire).
- Thrombopénie.
- Diminution de l'immunité.
- Diminution de la salivation.
- Radiothérapie.
- Obstacles à l'hygiène buccale.
- Diminution des taux d'hormone (femme).
- Stress.
- Perte des structures de soutien.

RISQUE DE **DYSFONCTIONNEMENT NEURO-VASCULAIRE PÉRIPHÉRIQUE**

(00086)
(1992)

Définition
Risque de trouble circulatoire, sensoriel ou moteur dans un membre.

Facteurs de risque
- Fracture.
- Compression mécanique (garrot, plâtre, orthèse, pansement, dispositif de contention).
- Chirurgie orthopédique.
- Traumatisme.
- Immobilisation.
- Brûlures.
- Obstruction vasculaire.

ATTEINTE À L'INTÉGRITÉ DE LA PEAU
(00046)
(1975, 1998)

Définition
Altération de l'épiderme et/ou du derme d'un individu.

Caractéristiques
- Invasion des structures organiques.
- Destruction de la couche cutanée profonde (derme).
- Rupture de la couche cutanée superficielle (épiderme).

Facteurs favorisants

Facteurs extrinsèques
- Substances chimiques.
- Humidité.
- Facteurs mécaniques (force de cisaillement, pression, contention).
- Immobilisation physique.
- Irradiation.
- Altération de l'hydratation.
- Traitements médicamenteux.
- Moiteur.

Facteurs intrinsèques
- Hyperthermie ou hypothermie.
- Altération du métabolisme.
- Proéminence osseuse.
- Déficit immunitaire.
- Facteur lié au développement.
- Altération de la sensibilité.
- Altération de l'état nutritionnel (obésité, maigreur).
- Altération de la pigmentation.
- Troubles circulatoires.
- Altération de la turgescence (élasticité de la peau).
- Extrêmes d'âge (nouveau-né, personne âgée).

RISQUE D'ATTEINTE À L'**INTÉGRITÉ DE LA PEAU**

(00047)
(1975, 1998)

Définition
Situation dans laquelle une personne présente un risque de lésion cutanée[1].

Facteurs de risque

Facteurs extrinsèques
- Irradiation.
- Immobilisation physique.
- Facteurs mécaniques (force de cisaillement, pression, contention).
- Hyper- ou hypothermie.
- Humidité.
- Substances chimiques.
- Excrétions et/ou sécrétions.
- Moiteur.

Facteurs intrinsèques
- Traitements médicamenteux.
- Proéminence osseuse.
- Facteurs immunologiques.
- Facteurs liés au développement.
- Altération de la sensibilité.
- Altération de la pigmentation.
- Altération du métabolisme.
- Troubles circulatoires.
- Altération de la turgescence (élasticité de la peau).

1. Note à venir.

- Altération de l'état nutritionnel (obésité, maigreur).
- Facteurs psychogènes.
- Extrêmes d'âge (nouveau-né, personne âgée).

MÉCANISMES DE PROTECTION INEFFICACES
(00043)
(1990)

Définition
Baisse de l'aptitude à se protéger des menaces internes ou externes telles que la maladie ou les accidents.

Caractéristiques
- Déficit immunitaire.
- Mauvaise cicatrisation.
- Temps de coagulation anormal.
- Réaction inadaptée au stress.
- Altérations neurosensorielles.
- Frissons.
- Transpiration.
- Dyspnée.
- Toux.
- Prurit.
- Agitation.
- Insomnie.
- Fatigue.
- Anorexie.
- Faiblesse.
- Immobilité.
- Désorientation.
- Escarres de décubitus.

Facteurs favorisants
- Extrêmes d'âge.
- Mauvaise alimentation.
- Abus d'alcool.

- Hémogramme anormal (ex. : leucopénie, thrombopénie, anémie, facteurs de coagulation anormaux).
- Traitements médicamenteux (ex. : anticancéreux, corticostéroïdes, immunothérapie, anticoagulants, thrombolytiques).
- Traitements (ex. : chirurgie, irradiation).
- Maladies telles que cancer ou affection immunitaire.

RISQUE DE **SUFFOCATION**
(00036)
(1980)

Définition
Danger de suffocation accidentelle (manque d'air).

Facteurs de risque

Facteurs intrinsèques
- Baisse de l'odorat.
- Réduction de la motricité.
- Manque de connaissances sur la sécurité.
- Imprudence.
- Problèmes cognitifs ou émotionnels.
- Processus pathologique ou suites d'un accident.

Facteurs extrinsèques
- Oreiller placé dans le berceau d'un bébé.
- Biberon calé dans le berceau d'un bébé.
- Véhicule laissé en marche dans un garage fermé.
- Enfants jouant avec des sacs de plastique, ou se mettant de petits objets dans la bouche ou le nez.
- Réfrigérateur ou congélateur inutilisé, auquel on n'a pas enlevé la porte.
- Enfants laissés sans surveillance dans un bain ou une piscine.
- Fuite de gaz.
- Personne fumant au lit.
- Utilisation d'un appareil de chauffage à l'huile sans conduit d'aération.
- Corde à linge trop basse.
- Tétine attachée au cou d'un bébé.
- Trop grosses bouchées de nourriture.

ATTEINTE À L'**INTÉGRITÉ DES TISSUS**
(00044)
(1986, 1998)

Définition
Lésions des muqueuses, de la cornée, des téguments, ou des tissus sous-cutanés.

Caractéristique
- Lésion ou destruction des tissus (cornée, muqueuses, téguments, tissus sous-cutanés).

Facteurs favorisants
- Troubles circulatoires.
- Alimentation excessive ou déficiente.
- Déficit ou excès liquidien.
- Manque de connaissances.
- Mobilité physique réduite.
- Agent irritant, chimique (y compris les excrétions corporelles, les sécrétions, les médicaments).
- Facteur thermique (extrêmes de température).
- Facteur mécanique (pression, cisaillement, frottement).
- Irradiation (y compris la radiothérapie).

RISQUE DE **TRAUMATISME**
(00038)
(1980)

Définition
Risque accru de blessure accidentelle des tissus (plaie, brûlure, fracture, etc.).

Facteurs de risque
Facteurs intrinsèques (propres à l'individu)
- Faiblesse.
- Vue affaiblie.
- Troubles de l'équilibre.
- Baisse de la sensibilité thermique et/ou tactile.
- Altération de la coordination des muscles longs ou courts.
- Altération de la coordination main-œil.
- Manque de connaissances sur les mesures de sécurité.
- Imprudence.
- Manque d'argent pour acheter du matériel de sécurité ou effectuer les réparations nécessaires.
- Problèmes cognitifs ou émotionnels.
- Antécédents de trauma.

Facteurs extrinsèques (propres à l'environnement)
- Sols glissants (mouillés ou trop cirés).
- Accumulation de neige ou de glace sur les escaliers ou les trottoirs.
- Tapis non fixé.
- Baignoire sans barre d'appui ou sans tapis antidérapant.
- Emploi d'une échelle ou d'une chaise instables.
- Entrée dans une pièce non éclairée.
- Rampe d'escalier absente ou branlante.
- Fils électriques non fixés.
- Détritus ou liquide répandus sur le sol ou dans l'escalier.

- Lit trop haut.
- Absence de barrière de sécurité pour enfant en haut d'un escalier.
- Passages encombrés.
- Fenêtres non protégées dans une maison où vivent de jeunes enfants.
- Système d'appel inadéquat pour un client alité.
- Queues de casseroles tournées vers le devant de la cuisinière.
- Bain dans de l'eau trop chaude (jeune enfant laissé sans surveillance par exemple).
- Fuites de gaz.
- Allumage tardif du brûleur ou d'un four à gaz.
- Expériences avec des produits chimiques ou de l'essence.
- Foyer ou radiateur sans écran ignifuge.
- Port d'un tablier en plastique ou de vêtements flottants à proximité d'une flamme.
- Allumettes, briquet, bougie, cigarette allumée à la portée d'un enfant.
- Combustibles ou corrosifs rangés dans des endroits inadéquats (allumettes, torchons huileux, lessive).
- Jouets ou vêtements d'enfant inflammables.
- Boîtes à fusibles surchargées.
- Contact avec des appareils, des courroies ou des poulies en mouvement.
- Frottement sur un drap rugueux ou résistance aux contraintes.
- Prises de courant ou appareils défectueux, fils dénudés.
- Contact avec des acides ou des alcalis.
- Manipulation de feux d'artifice ou de poudre à fusil.
- Exposition à un froid intense.
- Surexposition au soleil, à une lampe solaire ou à la radiothérapie.
- Utilisation de vaisselle ou verres fêlés.
- Couteaux rangés sans étui.
- Armes ou munitions rangées dans un endroit non fermé à clef.
- Grands glaçons pendant d'un toit.
- Proximité d'appareils dangereux.
- Jouets aux bords tranchants.

- Taux élevé de criminalité dans le voisinage ou vulnérabilité de la personne.
- Conduite d'un véhicule défectueux.
- Conduite d'un véhicule après consommation d'alcool ou de drogues.
- Conduite à vitesse excessive.
- Conduite d'un véhicule sans les aides visuelles nécessaires.
- Installation d'un enfant sur le siège avant d'un véhicule.
- Usage du tabac au lit ou à proximité d'une source d'oxygène.
- Prise de courant surchargée.
- Résidus de graisse accumulés sur une cuisinière.
- Utilisation de poignées ou de gants de cuisine trop minces ou usés.
- Absence de casque protecteur ou port inadéquat du casque par un adulte sur une motocyclette ou par un enfant sur une bicyclette d'adulte.
- Route ou carrefour dangereux.
- Jeu ou travail à proximité d'un chemin réservé aux véhicules (entrée de garage, ruelle, rails de chemin de fer, etc.).
- Non-utilisation ou mauvaise utilisation de la ceinture de sécurité.

RISQUE DE **TRAUMATISME** VASCULAIRE

(00213)

(2008, N.P. 2.1)

Définition

Risque de dommage à une veine et au tissu environnant en raison de la présence d'un cathéter ou de la perfusion de solutions.

Facteurs de risque

- Type de cathéter.
- Calibre du cathéter.
- Incapacité de visualiser le point d'insertion.
- Fixation du cathéter inadéquate.
- Débit de la perfusion.
- Point d'insertion.
- Durée de la présence du cathéter.
- Type de solution (concentration, irritant chimique, température de la solution, pH).

Références

- Adami N., Gutierrez M., Fonseca S. & Almeida, E. (2005). Risk management of extravasation of cytostatic drugs at the adult chemotherapy outpatient clinic of a university hospital. *Journal of Clinical Nursing* 14: 876–82
- Arreguy-Sena, C. & de Carvalho, E.C. (2003). Punção venosa periférica: análise dos critérios adotados por uma equipe de enfermagem para avaliar e remover um dispositivo endovenoso. *Escola Anna Nery Revista de Enfermagem.* Rio de Janeiro: EEAN-UFRJ 7: 351–60.
- Arreguy-Sena, C. (2002). *A trajetória de construção e validação dos diagnósticos de enfermagem: Trauma Vascular e Risco para Trauma Vascular.* [Tese] Ribeirão Preto: Escola de Enfermagem de Ribeirão Preto-USP, p. 280.
- Phillips, L. (2005). *Manual of IV Therapeutics*, 4th edn. Philadelphia, PA: Davis.
- Polimeno, N., Hara, M., Appezzato, L., Fernandes, V., Cintra, L., & Hara, C. (1995). Incidência e caracterização da tromboflebite superfi cial (TFS) pós-venóclise em Hospital Universitário. *Jornal Brasileiro de Medicina* 69: 196–204.

DÉGAGEMENT INEFFICACE **DES VOIES RESPIRATOIRES**

(00031)
(1980, 1996, 1998)

Définition
Incapacité de libérer les voies respiratoires des sécrétions ou des obstructions qui entravent le libre passage de l'air.

Caractéristiques
- Dyspnée.
- Diminution des bruits respiratoires.
- Orthopnée.
- Bruits respiratoires adventices (râles crépitants, ronflants, sibilants).
- Toux inefficace ou inexistante.
- Présence d'expectorations.
- Cyanose.
- Difficulté à parler.
- Yeux écarquillés.
- Modification du rythme et de la fréquence respiratoire.
- Agitation.

Facteurs favorisants
Facteurs environnementaux
- Tabagisme.
- Inhalation de fumée.
- Tabagisme passif.

Obstruction des voies respiratoires
- Spasme trachéo-bronchique.
- Stase des sécrétions.

- Production excessive de mucus.
- Présence d'une trachéo ou d'un tube endotrachéal.
- Présence d'un corps étranger dans les voies respiratoires.
- Présence de sécrétions bronchiques.
- Exsudat alvéolaire.

Facteurs physiologiques
- Déficit neuromusculaire.
- Hyperplasie de la membrane bronchique.
- BPCO (broncho-pneumonie chronique obstructive).
- Infection.
- Asthme.
- Allergie respiratoire.

AUTOMUTILATION

(00151)
(2000)

Définition
Acte délibéré de se blesser sans intention de se tuer, produisant des lésions tissulaires et une sensation de soulagement de ses tensions.

Caractéristiques
- Coupures/griffures corporelles.
- Grattage des plaies.
- Brûlures infligées à soi-même (ex. : dermabrasion, cigarette, etc.).
- Ingestion/inhalation de substances ou d'objets dangereux.
- Morsures.
- Écorchures.
- Amputation.
- Insertion d'objets dans un (des) orifice(s) corporel(s).
- Coups.
- Constriction d'une partie du corps.

Facteurs favorisants
- État psychotique (hallucinations auditives intimant de se mutiler).
- Incapacité d'exprimer ses tensions verbalement.
- Abus sexuels au cours de l'enfance.
- Violence entre les personnes représentant l'image parentale.
- Famille divorcée.
- Alcoolisme familial.
- Antécédents familiaux de comportement autodestructeur.
- Adolescence.
- Pairs qui s'automutilent.
- Isolement de ses pairs.
- Perfectionnisme.
- Abus de drogues, d'alcool (toxicomanie).

- Troubles du comportement alimentaire.
- Crise d'identité sexuelle.
- Diminution ou instabilité de l'estime de soi.
- Perturbation ou instabilité de l'image corporelle.
- Humeur labile.
- Antécédents d'incapacité de planifier des solutions ou de voir les conséquences à long terme.
- Manipulations afin d'entretenir les relations avec les autres.
- Relations interpersonnelles chaotiques/perturbées.
- Enfants perturbés émotionnellement et/ou maltraités.
- Sentiment de menace lié à la perte réelle ou potentielle de relations importantes (ex. : perte de parent ou des relations parentales).
- Expérience de dissociation ou de dépersonnalisation.
- Incapacité de supporter une augmentation de tension.
- Impulsivité.
- Stratégie d'adaptation inefficace.
- Besoin irrésistible de se blesser ou de se faire du mal.
- Besoin de diminuer rapidement son stress.
- Maladie infantile ou chirurgie.
- Placement en institution, dans un groupe ou dans une famille d'accueil.
- Incarcération.
- Troubles caractériels.
- États limites.
- Retard mental, autisme.
- Personnes ayant des antécédents d'automutilation.
- Sentiments de dépression, rejet, dégoût de soi, angoisse de séparation, culpabilité et dépersonnalisation.
- Communication parent-adolescent de faible qualité.
- Manque de confident dans la famille.

RISQUE D'**AUTOMUTILATION**

(00139)
(1992, 2000)

Définition

Risque délibéré de se blesser sans intention de se tuer, produisant des lésions tissulaires et une sensation de soulagement de ses tensions.

Facteurs de risque

- État psychotique (hallucinations auditives intimant de se mutiler).
- Incapacité d'exprimer ses tensions verbalement.
- Abus sexuels au cours de l'enfance.
- Violence entre les personnes représentant l'image parentale.
- Famille divorcée.
- Antécédents familiaux d'alcoolisme.
- Antécédents familiaux de comportement autodestructeur.
- Adolescence.
- Pairs qui s'automutilent.
- Isolement de ses pairs.
- Perfectionnisme.
- Abus de drogues, d'alcool (toxicomanie).
- Troubles du comportement alimentaire.
- Crise d'identité sexuelle.
- Diminution ou instabilité de l'estime de soi.
- Perturbation ou instabilité de l'image corporelle.
- Humeur labile.
- Antécédents d'incapacité de planifier des solutions ou de voir les conséquences à long terme.
- Manipulations afin d'établir les relations avec les autres.
- Relations interpersonnelles chaotiques/perturbées.
- Enfants perturbés émotionnellement et/ou maltraités.
- Sentiment de menace lié à la perte réelle ou potentielle de relations importantes (ex. : perte de parent ou des relations parentales).

- Expérience de dissociation ou de dépersonnalisation.
- Incapacité de supporter une augmentation de tension.
- Impulsivité.
- Stratégie d'adaptation inefficace.
- Besoin irrésistible de se blesser ou de se faire du mal.
- Besoin de diminuer rapidement son stress.
- Maladie infantile ou chirurgie.
- Placement en institution, dans un groupe ou dans une famille d'accueil.
- Incarcération.
- Troubles caractériels.
- États limites.
- Perte de contrôle dans une situation de résolution de problèmes.
- Retard mental, autisme.
- Personnes ayant des antécédents d'automutilation.
- Sentiments de dépression, rejet, dégoût de soi, angoisse de séparation, culpabilité et dépersonnalisation.

RISQUE DE **SUICIDE**
(00150)
(2000)

Définition
Risque de s'infliger des blessures mettant la vie en danger.

Facteurs de risque

Facteurs comportementaux
- Tentative antérieure de suicide.
- Caractère impulsif.
- Achat d'une arme à feu.
- Accumulation de médicaments.
- Rédaction ou modification de son testament.
- Distribution de ses biens.
- Rétablissement soudain et euphorique d'une dépression majeure.
- Modifications notables du comportement, des attitudes, des résultats scolaires.

Facteurs verbaux
- Menaces de suicide.
- Exprime le désir de mourir, d'en finir une fois pour toutes.

Facteurs situationnels
- Personne vivant seule.
- Personne retraitée.
- Changement de milieu de vie, institutionnalisation.
- Instabilité économique.
- Perte d'autonomie ou d'indépendance.
- Présence d'une arme à feu à la maison.
- Adolescent vivant dans un milieu non traditionnel (ex. : centre de détention juvénile, prison, maison de transition, centre d'accueil).

Facteurs psychologiques
- Antécédents familiaux de suicide.

- Usage ou abus d'alcool ou de drogues.
- Maladie ou trouble psychiatrique (ex. : dépression, schizophrénie, maladie bipolaire).
- Antécédents de maltraitance.
- Sentiment de culpabilité.
- Jeune gay ou lesbienne.

Facteurs démographiques
- Âge : personnes âgées, jeunes hommes, adolescents.
- Race : blanche, autochtone (É.-U., Canada).
- Sexe masculin.
- Divorcé, veuf.

Facteurs physiques
- Maladie physique.
- Maladie au stade terminal.
- Douleur chronique.

Facteurs sociaux
- Perte d'un être cher.
- Vie de famille perturbée.
- Deuil.
- Réseau de soutien inadéquat.
- Sentiment de solitude.
- Sentiment de désespoir.
- Sentiment d'impuissance.
- Isolement social.
- Problème d'ordre juridique ou disciplinaire.
- Suicides collectifs.

RISQUE DE **VIOLENCE** ENVERS LES AUTRES
(00138)
(1980, 1996)

Définition
Conduites indiquant que la personne est susceptible d'infliger à autrui, des blessures physiques, psychologiques et/ou sexuelles.

Facteurs de risque
- Langage corporel : posture rigide, poings et mâchoires crispés, hyperactivité, déambulation, oppression et attitude menaçante.
- Antécédents d'actes violents envers les autres (coups, coups de pied, crachats, écorchures, lancement d'objets, morsures, tentatives de viol, viol, attentat à la pudeur, urine/selles sur une personne).
- Antécédents de propos menaçants (menaces verbales visant les biens, la personne, menaces sociales, jurons, lettres de menaces, gestes agressifs, menaces sexuelles).
- Antécédents de comportements violents envers la société (vol, emprunts importuns, requêtes et réclamations incessantes, interruptions répétées de réunions, refus de manger, de prendre son traitement, de respecter les directives).
- Antécédents d'actes violents indirects (déchirure des vêtements, arrachage d'objets fixés au mur, taggage, urine ou défécation par terre, battements de pied, accès de colère, course dans les couloirs, cris, lancement d'objets, bris de vitres, claquement de portes, harcèlement sexuel).
- Atteinte neurologique (EEG, RMN ou CAT positifs, traumatisme crânien, signes neurologiques, convulsions).
- Atteinte cognitive (difficultés d'apprentissage, diminution de l'attention et des fonctions intellectuelles).
- Antécédents de maltraitance et témoin de violence familiale pendant l'enfance.

- Cruauté envers les animaux.
- Provocation d'incendie.
- Complications/anomalies prénatales et périnatales.
- Antécédents d'abus d'alcool/de drogues, intoxications pathologiques.
- Symptômes psychotiques (hallucinations auditives ou visuelles, perception erronée d'ordres, délire paranoïde, pensées décousues, sans suite ou illogiques).
- Infractions au volant (manquements fréquents au code de la route, conduite agressive).
- Comportement suicidaire.
- Impulsivité.
- Disponibilité et/ou possession d'armes.

RISQUE DE **VIOLENCE** ENVERS SOI

(00140)

(1994)

Définition

Conduites indiquant que la personne est susceptible de s'infliger des blessures physiques, émotionnelles et/ou sexuelles

Facteurs de risque

- Âge : 15-19 ans, plus de 45 ans.
- État civil : célibataire, veuf, divorcé.
- Situation professionnelle : sans emploi, échec professionnel.
- Catégorie professionnelle : cadre, propriétaire, chef d'entreprise, profession libérale, ouvrier qualifié.
- Relations interpersonnelles : conflictuelles.
- Milieu familial : chaotique ou conflictuel, antécédents de suicide.
- Sexualité : bisexuel (actif), homosexuel (inactif).
- Santé physique : hypocondrie, maladie chronique ou incurable.
- Santé mentale : dépression grave, psychose, troubles graves de la personnalité, alcoolisme ou abus de drogues.
- État émotionnel : perte d'espoir, désespoir, anxiété accrue, panique, colère, hostilité.
- Nombreuses tentatives de suicide.
- Pensées suicidaires : fréquentes, intenses, prolongées.
- Projet de suicide : clair et précis.
- Disponibilité de moyens pouvant être utilisés pour se tuer.
- Ressources sociales : peu d'affinité, isolement social, famille indifférente.
- Indices verbaux : propos sur la mort « vous serez mieux sans moi », questions sur les doses mortelles des drogues.
- Indices comportementaux : lettres d'amour désespérées, messages courroucés envers une personne référente qui a rejeté

l'individu, don de biens personnels, souscription à une assurance sur la vie élevée.
- Personne qui se livre à des actes auto-érotiques.

CONTAMINATION

(00181)
(2006, N.P. 2.1)

Définition

Exposition à des contaminants environnementaux, en quantité suffisante pour provoquer des effets néfastes sur la santé.

Caractéristiques

- Les caractéristiques sont dépendantes de l'agent causal. Les contaminants provoquent différents types de réactions organiques ou systémiques.

Pesticides

- Effets dermatologiques de l'exposition aux pesticides.
- Effets gastro-intestinaux de l'exposition aux pesticides.
- Effets neurologiques de l'exposition aux pesticides.
- Effets pulmonaires de l'exposition aux pesticides.
- Effets rénaux de l'exposition aux pesticides.
- Principales catégories de pesticides : insecticides, désherbants, fongicides, produits antimicrobiens, rongicides.
- Principaux pesticides : organophosphorés, carbamates, organochlorés, pyréthrine, arsenic, glycophosphates, bipyridyles, acide chlorophénoxypro-prionique.

Agents chimiques

- Effets dermatologiques de l'exposition aux agents chimiques.
- Effets gastro-intestinaux de l'exposition aux agents chimiques.
- Effets immunologiques de l'exposition aux agents chimiques.
- Effets neurologiques de l'exposition aux agents chimiques.
- Effets pulmonaires de l'exposition aux agents chimiques.
- Effets rénaux de l'exposition aux agents chimiques.
- Principaux agents chimiques : produits à base de pétrole, agents anticholinestérasiques de type I agissant sur la portion trachéo-bronchique des voies respiratoires, de type II agissant sur les alvéoles, de type III provoquant des réactions systémiques.

Agents biologiques

- Effets dermatologiques de l'exposition aux agents biologiques.
- Effets gastro-intestinaux de l'exposition aux agents biologiques.
- Effets pulmonaires de l'exposition aux agents biologiques.
- Effets neurologiques de l'exposition aux agents biologiques.
- Effets rénaux de l'exposition aux agents biologiques (toxines d'organismes vivants : bactéries, virus, mycoses).

Pollution

- Effets neurologiques de l'exposition à la pollution.
- Effets pulmonaires de l'exposition à la pollution.
- Principales sources : air, eau, terre.
- Principaux agents : amiante, radon, tabac, métaux lourds, plomb, bruit, gaz d'échappements.

Déchets

- Effets dermatologiques de l'exposition aux déchets.
- Effets gastro-intestinaux de l'exposition aux déchets.
- Effets hépatiques de l'exposition aux déchets.
- Effets pulmonaires de l'exposition aux déchets.

  (Catégories de déchets : ordures ménagères, eaux d'égout non traitées, déchets industriels)

Radiations

- Effets immunologiques de l'exposition aux radiations.
- Effets génétiques de l'exposition aux radiations.
- Effets neurologiques de l'exposition aux radiations.
- Effets cancérigènes de l'exposition aux radiations.
- Sources internes : exposition par ingestion de matériel radioactif (ex. : contamination des aliments/de l'eau).
- Sources externes : exposition par contact direct avec du matériel radioactif.

Facteurs favorisants

Externes

- Contamination chimique de la nourriture.
- Contamination chimique de l'eau.
- Exposition au bioterrorisme.

- Exposition à une catastrophe (naturelle ou provoquée par l'homme).
- Exposition aux radiations (travail en radiologie, emploi dans l'industrie nucléaire, notamment les centrales électriques, lieu d'habitation à proximité de ces industries).
- Jeunes enfants en contact avec de la peinture écaillée.
- Jeunes enfants en contact avec du plâtre écaillé.
- Revêtements de sol (les moquettes contiennent plus de résidus contaminants que les revêtements de sol durs).
- Lieu d'habitation (dans une région présentant des taux élevés de contaminants).
- Pratiques se rapportant aux travaux ménagers.
- Services municipaux inadéquats (ramassage des poubelles, traitement des eaux d'égout).
- Usage inapproprié de vêtements de protection.
- Absence de dégradation des contaminants à l'intérieur (la dégradation est entravée par le manque de soleil et d'exposition à la pluie).
- Non-usage de vêtements de protection.
- Pauvreté (risques accrus d'expositions multiples, d'un manque d'accès aux soins de santé et d'un régime alimentaire inapproprié).
- Application de peinture, vernis, etc., dans des endroits mal aérés.
- Application de peinture, vernis, etc., en l'absence de vêtements de protection.
- Pratiques d'hygiène personnelle.
- Jeux à l'extérieur dans des endroits où des contaminants sont utilisés.
- Présence de polluants atmosphériques.
- Utilisation de contaminants dans la maison (pesticides, produits chimiques, fumée de cigarette).
- Contact non protégé avec des métaux lourds ou des produits chimiques (ex. : arsenic, chrome, plomb).

Internes

- Âge (enfants de moins de 5 ans, personnes âgées).
- Expositions concomitantes.

- Caractéristiques du développement de l'enfant.
- Sexe féminin.
- Facteurs nutritionnels (ex. : obésité, déficiences en vitamines et minéraux).
- Antécédents de problèmes de santé.
- Grossesse.
- Expositions antérieures.
- Tabagisme.

Références

- Baker, J. E. (1992). Primary, secondary, and tertiary prevention in reducing pesticide related illness in farmers. *Journal of Community Health Nursing* 9: 245–53.
- Berkowitz, G. S., Obel, J., Deych, E., Lapinski, R., Godbold, J., & Liu, Z. (2003). Exposure to indoor pesticides during pregnancy in a multiethnic, urban cohort. *Environmental Health Perspectives* 111(1): 79–84.
- Brender, J., Suarez, L., Hendricks, K., Baetz, R.A., & Larsen, R. (2002). Parental occupation and neural tube defect-affected pregnancies among Mexican Americans. *Journal of Occupational and Environmental Medicine* 44: 650–6.
- Butterfield, P.G. (2002). Upstream reflections on environmental health: An abbreviated history and framework for action. *Advances in Nursing Science* 25(1): 32–49.
- Center for Disease Control and Prevention (2005). Third national report on human exposure to environmental chemicals: Executive summary. Atlanta, GA: Center for Disease Control and Prevention. NCEH Pub # 05–0725.
- Center for Disease Control and Prevention (2004). Agency for Toxic Substances and Disease Registry. Available at: www.atsdr.cdc.gov (accessed May 23, 2008).
- Chalupka, S.M. (2001). Essentials of environmental health. Enhancing your occupational health nursing practice. (Part I). *American Association of Occupational Health Nurses or Nursing* 49: 137–54.
- Chalupka, S.M. (2001). Essentials of environmental health. Enhancing your occupational health nursing practice. (Part II). *American Association of Occupational Health Nurses or Nursing* 49(4), 194–213.
- Children's Environmental Health Network. (2004). Resource guide on children's environmental health. Available at: www.cehn.org.
- Children's Environmental Health Network. (2005). Training manual on pediatric environmental health: Putting it into practice. Available at: www.cehn.org.

- Diaz, J. & Lopez, M.A. (1999). Voluntary ingestion of organophosphate insecticide by a young farmer. *Journal of Emergency Nursing* 25: 266–8.
- Dixon, J.K. & Dixon, J.P. (2002). An integrative model for environmental health research. *Advances in Nursing Science* 24: 43–57.
- Environmental Protection Agency (2004). Understanding radiation health effects. EPA. Available at www.epa.gov (accessed May 23, 2008).
- Gerrard, C.E. (1998). Farmer's occupational health: Cause for concern, cause for action. *Journal of Advanced Nursing* 28 :155–63.
- Goldman, L.R., Shannon, M.W., & the Committee on Environmental Health. (2001). Technical report: Mercury in the environment: Implications for physicians. *Pediatrics* 108: 197–205.
- King, C. & Harber, (P. 1998). Community environmental health concerns and the nursing process. *American Association of Occupational Health Nursing Journal* 46: 20–7.
- Larsson, L.S. & Butterfield, P. (2002). Mapping the future of environmental health and nursing: Strategies for integrating national competencies into nursing practice. *Public Health Nursing* 19: 301–8.
- Massey-Stokes, M. & Lanning, B. (2002). Childhood cancer and environmental toxins: The debate continues. *Family and Community Health* 24(4): 27–38.
- McCauley, L.A., Michaels, S., Rothlein, J., Muniz, J., Lasarev, M., & Ebbert, C. (2003). Pesticide exposure and self-reported home hygiene. *American Association of Occupational Health Nurses or Nursing* 51: 113–19.
- Meeker, B.J., Curruth, A., & Holland, C.B. (2002). Health hazards and preventive measures of farm women. *AAOHN* 50: 307–14.
- Melum, M.F. (2001). Organophosphate toxicity. *American Journal of Nursing* 101(5): 57–8.
- Schneider, D. & Freeman, N. (2001). Children's environmental health risks: A state of the art conference. *Archives of Environmental Health* 56(2): 103–110.
- Silbergeld, E.K. & Flaws, J.A. (2002). Environmental exposures and women's health. *Clinical Obstetrics and Gynecology* 45: 1119–28.
- Thornton, J.W., McCally, M., & Houlihan, J. (2002). Biomonitoring of industrial pollutants: Health and policy implications of the chemical body burden. *Public Health Reports* 117: 315–23.

RISQUE DE **CONTAMINATION**

(00180)

(2006, N.P. 2.1)

Définition

Risque accentué d'exposition à des agents environnementaux contaminants en quantité suffisante pour provoquer des effets néfastes pour la santé.

Facteurs de risque

Externes

- Contamination chimique de la nourriture.
- Contamination chimique de l'eau.
- Exposition au bioterrorisme.
- Exposition à une catastrophe (naturelle ou provoquée par l'homme).
- Exposition aux radiations (travail en radiologie, emploi dans l'industrie nucléaire, notamment les centrales électriques, lieu d'habitation à proximité de ces industries).
- Jeunes enfants en contact avec de la peinture écaillée.
- Jeunes enfants en contact avec du plâtre écaillé.
- Revêtements de sol (les moquettes contiennent plus de résidus contaminant que les revêtements de sol durs).
- Lieu d'habitation (dans une région présentant des taux élevés de contaminants).
- Pratiques se rapportant aux travaux ménagers.
- Services municipaux inadéquats (ramassage des poubelles, traitement des eaux d'égout).
- Usage inapproprié de vêtements de protection.
- Absence de dégradation des contaminants à l'intérieur (la dégradation est entravée par le manque de soleil et d'exposition
à la pluie).

- Non-usage de vêtements de protection.
- Pauvreté (risques accrus d'expositions multiples, d'un manque d'accès aux soins de santé et d'un régime alimentaire inapproprié).
- Application de peinture, vernis, etc., dans des endroits mal aérés.
- Application de peinture, vernis, etc., en l'absence de vêtements de protection.
- Pratiques d'hygiène personnelle.
- Jouer à l'extérieur dans des endroits où des contaminants sont utilisés.
- Présence de polluants atmosphériques.
- Utilisation de contaminants dans la maison (pesticides, produits chimiques, fumée de cigarette).
- Contact non protégé avec des métaux lourds ou des produits chimiques (ex : arsenic, chrome, plomb).

Internes

- Âge (enfants de moins de 5 ans, personnes âgées).
- Expositions concomitantes.
- Caractéristiques du développement de l'enfant.
- Sexe féminin.
- Facteurs nutritionnels (ex. : obésité, déficiences en vitamines et minéraux).
- Antécédents de problèmes de santé.
- Grossesse.
- Expositions antérieures.
- Tabagisme.

Références

- Baker, J. E. (1992). Primary, secondary, and tertiary prevention in reducing pesticide related illness in farmers. *Journal of Community Health Nursing* 9: 245–53.
- Berkowitz, G. S., Obel, J., Deych, E., Lapinski, R., Godbold, J., & Liu, Z. (2003). Exposure to indoor pesticides during pregnancy in a multiethnic, urban cohort. *Environmental Health Perspectives* 111(1): 79–84.
- Brender, J., Suarez, L., Hendricks, K., Baetz, R.A., & Larsen, R. (2002). Parental occupation and neural tube defect-affected pregnancies among Mexican Americans. *Journal of Occupational and Environmental Medicine* 44: 650–6.

- Butterfield, P.G. (2002). Upstream reflections on environmental health: An abbreviated history and framework for action. *Advances in Nursing Science* 25(1): 32–49.
- Center for Disease Control and Prevention (2005). Third national report on human exposure to environmental chemicals: Executive summary. Atlanta, GA: Center for Disease Control and Prevention. NCEH Pub # 05–0725.
- Center for Disease Control and Prevention (2004). Agency for Toxic Substances and Disease Registry. Available at: www.atsdr.cdc.gov (accessed May 23, 2008).
- Chalupka, S.M. (2001). Essentials of environmental health. Enhancing your occupational health nursing practice. (Part I). *American Association of Occupational Health Nurses or Nursing* 49: 137–54.
- Chalupka, S.M. (2001). Essentials of environmental health. Enhancing your occupational health nursing practice. (Part II). *American Association of Occupational Health Nurses or Nursing* 49(4), 194–213.
- Children's Environmental Health Network. (2004). Resource guide on children's environmental health. Available at: www.cehn.org.
- Children's Environmental Health Network. (2005). Training manual on pediatric environmental health: Putting it into practice. Available at: www.cehn.org.
- Diaz, J. & Lopez, M.A. (1999). Voluntary ingestion of organophosphate insecticide by a young farmer. *Journal of Emergency Nursing* 25: 266–8.
- Dixon, J.K. & Dixon, J.P. (2002). An integrative model for environmental health research. *Advances in Nursing Science* 24: 43–57.
- Environmental Protection Agency (2004). Understanding radiation health effects. EPA. Available at www.epa.gov (accessed May 23, 2008).
- Gerrard, C.E. (1998). Farmer's occupational health: Cause for concern, cause for action. *Journal of Advanced Nursing* 28 :155–63.
- Goldman, L.R., Shannon, M.W., & the Committee on Environmental Health. (2001). Technical report: Mercury in the environment: Implications for physicians. *Pediatrics* 108: 197–205.
- King, C. & Harber, (P. 1998). Community environmental health concerns and the nursing process. *American Association of Occupational Health Nursing Journal* 46: 20–7.
- Larsson, L.S. & Butterfield, P. (2002). Mapping the future of environmental health and nursing: Strategies for integrating national competencies into nursing practice. *Public Health Nursing* 19: 301–8.
- Massey-Stokes, M. & Lanning, B. (2002). Childhood cancer and environmental toxins: The debate continues. *Family and Community Health* 24(4): 27–38.
- McCauley, L.A., Michaels, S., Rothlein, J., Muniz, J., Lasarev, M., & Ebbert, C. (2003). Pesticide exposure and self-reported home hygiene. *American Association of Occupational Health Nurses or Nursing* 51: 113–19.

- Meeker, B.J., Curruth, A., & Holland, C.B. (2002). Health hazards and preventive measures of farm women. *AAOHN* 50: 307–14.
- Melum, M.F. (2001). Organophosphate toxicity. *American Journal of Nursing* 101(5): 57–8.
- Schneider, D. & Freeman, N. (2001). Children's environmental health risks: A state of the art conference. *Archives of Environmental Health* 56(2): 103–110.
- Silbergeld, E.K. & Flaws, J.A. (2002). Environmental exposures and women's health. *Clinical Obstetrics and Gynecology* 45: 1119–28.
- Thornton, J.W., McCally, M., & Houlihan, J. (2002). Biomonitoring of industrial pollutants: Health and policy implications of the chemical body burden. *Public Health Reports* 117: 315–23.

RISQUE D'**INTOXICATION**
(00037)
(1980, 2006, N.P, 2.1)

Définition
Risque d'entrer accidentellement en contact avec des substances dangereuses en quantités suffisantes pour provoquer une intoxication.

Facteurs de risque

Facteurs intrinsèques
- Vue affaiblie.
- Absence de dispositifs de sécurité sur le lieu de travail.
- Manque de connaissances sur les mesures de sécurité ou les médicaments.
- Imprudence.
- Problèmes cognitifs.
- Problèmes émotionnels.

Facteurs extrinsèques
- Réserves importantes de médicaments à la maison.
- Médicaments rangés dans un meuble non fermé à clef, à la portée d'enfants ou de personnes désorientées.
- Produits dangereux laissés à la portée d'enfants ou de personnes désorientées.
- Accès facile à des drogues illégales pouvant contenir des produits toxiques.

Référence

- Center for Disease Control and Prevention (2005). *Third national report on human exposure to environmental chemicals: Executive summary.* Atlanta, GA: Center for Disease Control and Prevention. NCEH Pub # 05–0725.

RÉACTION ALLERGIQUE AU LATEX

(00041)

(1998, 2006, N.P. 2.1)

Définition

Hypersensibilité aux produits composés de latex naturel.

Caractéristiques

Réactions menaçant la vie et qui apparaissent à moins d'une heure d'exposition aux protéines de latex

- Arrêt cardiaque.
- Arrêt respiratoire.
- Bronchospasme.
- Dyspnée.
- Gêne respiratoire.
- Hypotension.
- Œdème des lèvres.
- Œdème de la langue.
- Œdème de la luette.
- Œdème de la gorge.
- Syncope.
- Urticaire de contact progressif à des symptômes généralisés.
- *Wheezing.*

Caractéristiques bucco-faciales

- Congestion nasale.
- Érythème facial.
- Érythème nasal.
- Érythème des yeux.
- Larmoiement.
- Prurit buccal.
- Prurit facial.
- Prurit nasal.
- Prurit des yeux.

• Œdème de la sclérotique.
• Œdème des paupières.
• Rhinorrhée.

Caractéristiques gastro-intestinales
• Douleur abdominale.
• Nausées.

Caractéristiques généralisées
• Agitation.
• Inconfort général.
• Œdème généralisé.
• Plainte accentuée de sensation de chaleur corporelle généralisée.
• Rougeurs.

Réactions de type IV qui apparaissent après plus d'une heure d'exposition aux protéines de latex
• Eczéma de contact.
• Irritation.
• Réactions de sensibilité aux additifs de fabrication (ex. : thiurams, carbamates).
• Rougeurs.

Facteur favorisant
• Hypersensibilité aux produits composés de latex.

Référence

• American Society of Anesthesiologists (2005). *Natural rubber latex allergy: Considerations for anesthesiologists (a practice guideline).* Park Ridge, IL: American Society of Anesthesiologists.
• AORN (2004). AORN latex guideline. In *AORN standards, recommended practices and guidelines* (pp. 103.118). Denver, CO: AORN.
• Kelly, K.J. (2000). Latex allergy: Where do we go from here? *Canadian Journal of Allergy and Clinical Immunology* 5: 337–40.
• Sussman, G.L. (2000) Latex allergy: An overview. *Canadian Journal of Allergy and Clinical Immunology* 5: 317–21.
• Swanson, M.C. & Olson, D.Q. (2000). Latex allergen affinity for starch powders applied to natural rubber gloves and released as an aerosol. *Canadian Journal of Allergy and Clinical Immunology* 5: 328–36.

RISQUE DE **RÉACTION ALLERGIQUE AU LATEX**

(00042)
(1998, 2006, N.P. 2.1)

Définition

Risque d'hypersensibilité aux produits composés de latex naturel.

Facteurs de risque

- Allergies aux avocats.
- Allergies aux bananes.
- Allergies aux fruits tropicaux.
- Allergies aux kiwis.
- Allergies aux marrons.
- Allergies aux poinsettias.
- Antécédents d'allergie.
- Antécédents d'asthme.
- Antécédents de réactions à des produits contenant du latex naturel.
- Interventions chirurgicales nombreuses, particulièrement depuis le plus jeune âge.
- Professions exposées au contact quotidien avec du latex naturel.

Référence

- American Society of Anesthesiologists (2005). *Natural rubber latex allergy: Considerations for anesthesiologists (a practice guideline)*. Park Ridge, IL: American Society of Anesthesiologists.
- AORN (2004). AORN latex guideline. In *AORN standards, recommended practices and guidelines* (pp. 103.118). Denver, CO: AORN.
- Kelly, K.J. (2000). Latex allergy: Where do we go from here? *Canadian Journal of Allergy and Clinical Immunology* 5: 337–40.
- Sussman, G.L. (2000) Latex allergy: An overview. *Canadian Journal of Allergy and Clinical Immunology* 5: 317–21.
- Swanson, M.C. & Olson, D.Q. (2000). Latex allergen affinity for starch powders applied to natural rubber gloves and released as an aerosol. *Canadian Journal of Allergy and Clinical Immunology* 5: 328–36.

HYPERTHERMIE

(00007)
(1986)

Définition

Élévation de la température corporelle au-dessus des limites de la normale.

Caractéristiques

- Augmentation de la température corporelle au-dessus de la normale.
- Peau rouge, congestionnée.
- Peau chaude au toucher.
- Augmentation de la fréquence respiratoire.
- Tachycardie.
- Convulsions.

Facteurs favorisants

- Exposition à un milieu chaud.
- Effort violent.
- Prise de médicaments ou anesthésie.
- Vêtements inadéquats.
- Augmentation du métabolisme.
- Maladie ou traumatisme.
- Déshydratation.
- Incapacité totale ou partielle de transpirer.

HYPOTHERMIE

(00006)
(1986, 1988)

Définition

Réduction de la température corporelle au-dessous des limites de la normale.

Caractéristiques

- Baisse de la température corporelle au-dessous de la normale.
- Frissons.
- Peau froide.
- Pâleur (moyenne).
- Remplissage capillaire lent.
- Tachycardie.
- Lit unguéal cyanosé.
- Hypertension.
- Horripilation (chair de poule).

Facteurs favorisants

- Exposition à un milieu frais ou froid.
- Maladie ou traumatisme.
- Lésion de l'hypothalamus.
- Incapacité de grelotter ou réduction du frissonnement.
- Malnutrition.
- Vêtements inadéquats.
- Consommation d'alcool.
- Prise de médicaments vasodilatateurs.
- Évaporation cutanée dans un milieu frais.
- Ralentissement du métabolisme.
- Inactivité.
- Vieillesse.

RISQUE DE **TEMPÉRATURE CORPORELLE** ANORMALE

(00005)
(1986, 2000)

Définition

Risque d'incapacité de maintenir sa température corporelle dans les limites de la normale.

Facteurs de risque

- Extrêmes d'âges.
- Extrêmes de poids.
- Exposition à des milieux froid ou frais, chaud ou brûlant.
- Déshydratation.
- Inactivité ou effort violent.
- Prise de médicaments vasoconstricteurs ou vasodilatateurs.
- Perturbation du métabolisme.
- Sédation.
- Vêtements inadaptés à la température ambiante.
- Maladie ou traumatisme affectant la thermorégulation.

THERMORÉGULATION INEFFICACE
(00008)
(1986)

Définition
Fluctuations de la température corporelle entre hypothermie et hyperthermie.

Caractéristique
- Fluctuations de la température corporelle au-dessus ou au-dessous de la normale.
- (Voir également les caractéristiques présentées pour l'*hypothermie* et l'*hyperthermie*.)

Facteurs favorisants
- Traumatisme ou maladie.
- Prématurité.
- Vieillesse.
- Fluctuations de la température ambiante.

Classe 1 : bien-être physique
Classe 2 : bien-être dans l'environnement
Classe 3 : bien-être au sein de la société

BIEN-ÊTRE ALTÉRÉ

(00214)
(2008, N.P. 2.1)

Définition
Sentiments de malaise, d'une absence d'apaisement et de transcendance sur les plans physique, psychologique, spirituel, environnemental et social.

Caractéristiques
- Anxiété.
- Pleurs.
- Mode de sommeil perturbé.
- Peur.
- Symptômes de la maladie.
- Incapacité de se détendre.
- Ressources insuffisantes (pécunières, soutien social).
- Irritabilité.
- Manque de maîtrise sur son environnement.
- Manque d'intimité.
- Manque de maîtrise de la situation.
- Gémissements.
- Stimuli environnementaux nuisibles.
- Expression de sensation inconfortable.
- Expression de sensation de froid.
- Expression de sensation de chaud.
- Expression de sensation de symptômes désagréables.
- Expression de sensation de faim.
- Expression de sensation de prurit.
- Expression d'insatisfaction dans la situation.
- Expression de malaise dans la situation

• Agitation.
• Facteurs liés au traitement (médication, radiation).

Références

• Kolcaba, K. (2003). Comfort theory and practice: A vision for holistic health care and research. New York: Springer Publishing Co.

DOMAINE 12

MOTIVATION À AMÉLIORER SON **BIEN-ÊTRE**

(00183)
(2006, N.P. 2.1)

Définition

Un ensemble de sentiments de sérénité, d'apaisement et de transcendance dans les domaines physique, psychologique, spirituel, environnemental et/ou social qui peut être renforcé.

Caractéristiques

- Expression du désir d'augmenter son bien-être.
- Expression du désir d'augmenter son sentiment de satisfaction.
- Expression du désir d'augmenter son état de relaxation.
- Expression du désir d'améliorer la résolution de difficultés.

Références

- Arruda, E., Larson, P., & Meleis, A. (1992). Immigrant Hispanic cancer patients' views. *Cancer Nursing* 15: 387–95.
- Cameron, B.L. (1993). The nature of comfort to hospitalized medical surgical patients. *Journal of Advanced Nursing* 18: 424–36.
- Duggleby, W. & Berry, P. (2005). Transitions in shifting goals of care for palliative patients and their families. *Clinical Journal of Oncology Nursing* 9: 425–8.
- Gropper, E.I. (1992). Promoting health by promoting comfort. *Nursing Forum* 27(2): 5–8.
- Jenny, J. & Logan, J. (1996). Caring and comfort metaphors used by patients in critical care. *Image: Journal of Nursing Scholarship* 28: 349–52.
- Kolcaba, K. (1991). A taxonomic structure for the concept comfort. *Image: Journal of Nursing Scholarship* 23: 237–40.
- Kolcaba, K. (1992). Holistic comfort: Operationalizing the construct as a nurse-sensitive outcome. *Advances in Nursing Science* 15: 1–10.
- Kolcaba, K. (1994). A theory of holistic comfort for nursing. *Journal of Advanced Nursing* 19: 1178–84.
- Kolcaba, K. & Kolcaba, R. (1991). An analysis of the concept of comfort. *Journal of Advanced Nursing* 16: 1301–10.

- Malinowski, A. & Stamler, L.L. (2002). Comfort: Exploration of the concept in nursing. *Journal of Advanced Nursing* 39: 599–606.
- Morse, J.M. (2000). On comfort and comforting. *American Journal of Nursing* 100(9): 34–8.
- Morse, J.M., Bottoroff, J.L., & Hutchinson, S. (1994). The phenomenology of comfort. *Journal of Advanced Nursing* 20: 189–95.
- Mitchell, G.J. & Pilkington, F.B. (2000). Comfort-discomfort with ambiguity: Flight and freedom in nursing practice. *Nursing Science Quarterly* 13(1): 31–6.

NAUSÉE

(00134)

(1998, 2002, N.P. 2.1)

Définition

Sensation subjective et désagréable, survenant par vagues, ressentie dans la gorge, l'épigastre ou l'abdomen et pouvant entraîner l'envie ou l'urgence de vomir.

Caractéristiques

- Plaintes de nausées (« Avoir mal au cœur » ou « Avoir l'estomac barbouillé »).
- Salivation augmentée.
- Aversion pour la nourriture.
- Haut-le-cœur.
- Goût aigre dans la bouche.
- Augmentation des mouvements de déglutition.

Facteurs favorisants

Reliés aux traitements

- Irritation gastrique : médicaments (aspirine, anti-inflammatoires non stéroïdiens, stéroïdes, antibiotiques), alcool, fer et transfusion sanguine.
- Distension gastrique : évacuation gastrique ralentie suite à l'administration de produits pharmacologiques (ex. : agents anesthésiques et narcotiques).
- Médicaments (ex. : analgésiques, antiviral contre le VIH, aspirine, opiacés, agents de chimiothérapie).
- Toxines (ex. : radiothérapie).

Facteurs biophysiques

- Troubles biochimiques (ex. : urémie, acidocétose diabétique, grossesse).
- Douleur cardiaque.

- Cancer de l'estomac ou tumeurs abdominales (ex. : cancer pelvien ou colorectal).
- Maladie de l'œsophage ou du pancréas.
- Distension gastrique causée par un retard de l'évacuation gastrique, une obstruction pylorique, une distension biliaire ou génito-urinaire, une stase à la partie supérieure de l'intestin, une compression externe de l'estomac, du foie, de la rate ou une augmentation de volume d'un autre organe qui ralentit le fonctionnement de l'estomac (syndrome de compression gastrique) ou causée par un excès alimentaire.
- Irritation gastrique attribuable à une inflammation pharyngée ou péritonéale.
- Extension de la capsule du foie ou de la rate.
- Tumeurs locales (ex. : neurinome du nerf auditif, tumeur cérébrale primaire ou secondaire, métastase osseuse à la base du crâne).
- Mal des transports, syndrome de Ménière ou labyrinthite.
- Facteurs physiques (ex. : augmentation de la pression intracrânienne, méningite).
- Toxines (ex. : peptides sécrétés par une tumeur, métabolites anormaux causés par un cancer).

Facteurs situationnels

- Facteurs psychologiques (ex. : douleur, peur, anxiété, odeurs nauséabondes, dégoût, stimulation visuelle désagréable).

Références

- Hogan C.-M., Grant M. (1997). Physiologic mechanisms of nausea and vomiting. *Oncology Nursing Forum*, *24 (7)*, 8-12.
- Tang J.-H.-C. (1998). Management of chemotherapy induced nausea: Relaxation therapy. Unpublished research report, The University of Iowa City, Iowa.
- Taylor J.-P. (1994). Validation of *altered comfort:* Nausea as experienced by patients receiving chemotherapy. R.-M. Carroll-Johnson et M. Paquette (Eds.). *Classification of Nursing Diagnoses: Proceedings of the Tenth Conference* (p.206-207). Philadelphia: Lippincott.

DOULEUR AIGUË

(00132)
(1996)

Définition

Expérience sensorielle et émotionnelle désagréable, associée à une lésion tissulaire réelle ou potentielle, ou décrite dans des termes évoquant une telle lésion (Association internationale pour l'étude de la douleur). Le début est brusque ou lent ; l'intensité varie, de légère à sévère ; l'arrêt est prévisible ;
la durée est inférieure à six mois.

Caractéristiques

- Expression verbale ou d'après un code.
- Comportements observés.
- Position antalgique.
- Gestes d'autoprotection.
- Attitude de défense.
- Gestes antalgiques.
- Masque de douleur.
- Perturbation du sommeil (regard éteint, air abattu, visage figé ou ébahi, grimaces).
- Repli sur soi.
- Baisse de concentration (altération de la perception temporelle, altération des opérations de la pensée, désintérêt des personnes et de l'environnement).
- Comportements de diversion (déambulation, quête de compagnie et/ou d'activités, activités répétées).
- Modification du tonus musculaire (peut aller de la flaccidité à la rigidité).
- Réactions du système nerveux autonome, absentes dans la douleur chronique (transpiration abondante, modification du

pouls, de la respiration et de la pression artérielle, dilatation pupillaire).
- Expressions non verbales (agitation, gémissements, pleurs, irritabilité, soupirs).
- Modification de l'appétit et des conduites alimentaires.

Facteur favorisant
- Traumatisme (de nature biologique, chimique, physique, psychologique).

DOULEUR CHRONIQUE
(00133)
(1986, 1996)

Définition
Expérience sensorielle et émotionnelle désagréable, associée à une lésion tissulaire réelle ou potentielle, ou décrite dans des termes évoquant une telle lésion (Association internationale pour l'étude de la douleur). Le début est brusque ou lent ; l'intensité varie, de légère à sévère ; elle est constante ou récurrente ; l'arrêt est imprévisible ; la durée est supérieure à six mois.

Caractéristiques
- Expression verbale ou d'après un code, ou comportements observés.
- Autoprotection.
- Défense.
- Masque de douleur.
- Irritabilité.
- Repli sur soi.
- Agitation.
- Dépression.
- Atrophie du groupe musculaire affecté.
- Changement dans les habitudes de sommeil.
- Modification du poids.
- Fatigue.
- Peur de subir un nouveau traumatisme.
- Diminution des interactions sociales.
- Difficulté à poursuivre les activités antérieures.
- Réaction du système nerveux sympathique (température, froid, changement de position, hypersensibilité).
- Anorexie.

Facteur favorisant
- Invalidité physique ou psychosociale chronique.

ISOLEMENT SOCIAL

(00053)
(1982)

Définition

Expérience de solitude que la personne considère comme imposée par autrui et qu'elle perçoit comme négative ou menaçante.

Caractéristiques

Données objectives

- Absence de soutien de la part de personnes considérées comme importantes (famille, amis, groupe).
- État d'ennui et de tristesse.
- Intérêts ou activités inappropriés à l'âge et au stade de développement.
- Humeur taciturne, repli sur soi, regard fuyant.
- Préoccupé par ses pensées, gestes répétitifs dénués de sens.
- Hostilité dans la voix, dans le comportement.
- Tendance à s'isoler ou fait partie d'une sous-culture.
- Handicap physique ou mental ou signes d'altération du bien-être.
- Comportements jugés inacceptables par le groupe culturel dominant.

Données subjectives

- Solitude considérée comme imposée par autrui.
- Sentiment d'être rejeté.
- Sentiment d'être différent des autres.
- Absence de but significatif dans la vie ou but inadéquat.
- Incapacité de répondre aux attentes d'autrui.
- Sentiment d'insécurité en public.
- Expression de valeurs acceptables dans une sous-culture mais inacceptables dans le groupe culturel dominant.
- Intérêts incompatibles avec l'âge ou le stade de développement.

Facteurs favorisants

- Facteurs contribuant à l'absence de relations personnelles satisfaisantes, tels que retard dans l'accomplissement des tâches liées au développement.
- Intérêts révélant un manque de maturité.
- Altération de l'apparence physique ; altération de l'état mental.
- Comportement social non accepté.
- Valeurs sociales non acceptées.
- Altération du bien-être.
- Ressources personnelles insuffisantes.
- Incapacité de s'engager dans des relations personnelles satisfaisantes.

Classe 1 : croissance

PERTE D'ÉLAN VITAL CHEZ L'ADULTE

(00101)

(1998)

Définition

Détérioration fonctionnelle progressive de nature physique et cognitive ; diminution importante de la capacité de vivre avec des maladies affectant plusieurs systèmes, de faire face aux problèmes qui en découlent et de prendre en charge ses soins.

Caractéristiques

- Anorexie.
- Apport nutritionnel inférieur aux besoins métaboliques.
- Consomme peu ou pas de nourriture à la plupart des repas (c'est-à-dire moins de 75 % de ce qui est requis à tous les repas ou presque).
- Perte de poids involontaire de 5 % en un mois, perte de poids involontaire de 10 % en six mois.
- Détérioration physique (détérioration des fonctions corporelles) : fatigue, déshydratation, incontinence urinaire et fécale.
- Exacerbations fréquentes de troubles chroniques.
- Détérioration cognitive (détérioration des opérations mentales) : réactions inappropriées aux stimuli de l'environnement, difficulté à raisonner, à prendre des décisions, à juger, à mémoriser et à se concentrer, diminution de la perception.
- Diminution des capacités de socialisation.
- Retrait social.
- Néglige ses responsabilités financières.
- Diminution de la participation aux activités de la vie quotidienne.
- Détérioration des soins personnels.
- Néglige son domicile.
- Apathie.

• Modification de l'humeur.
• Exprime une perte d'intérêt pour certains plaisirs servant d'exutoires.
• Verbalise le désir de mourir.

Facteur favorisant
• Dépression.

RETARD DE LA **CROISSANCE** ET DU DÉVELOPPEMENT
(00111)
(1986)

Définition
Écarts par rapport aux normes établies pour le groupe d'âge de la personne.

Caractéristiques
- Perturbation de la croissance physique.
- Retard ou difficulté à maîtriser les habiletés (motricité, socialisation, langage).
- Incapacité d'accomplir ses soins personnels ou de maîtriser les activités propres à son âge.
- Abattement.
- Apathie, temps de réaction diminué.

Facteurs favorisants
- Dépendance imposée.
- Séparation d'avec les personnes importantes affectivement.
- Milieu peu stimulant.
- Conséquence d'un handicap physique.
- Indifférence, réactions incohérentes.
- Nombreux gardiens.
- Mauvais traitements.

RISQUE DE **CROISSANCE** ANORMALE
(00113)
(1998)

Définition

Risque d'écart par rapport aux normes établies pour le groupe d'âge lorsque la courbe du poids et/ou de la taille de l'enfant franchit deux échelons et qu'elle est au-dessus du 97e percentile ou en deçà du 3e percentile. Croissance disproportionnée.

Facteurs de risque

Facteurs prénataux
- Anomalie congénitale ou génétique.
- Alimentation de la mère.
- Grossesse multiple.
- Exposition à des agents tératogènes.
- Abus de drogues ou d'alcool (toxicomanie).
- Infection maternelle.

Facteurs individuels
- Infection.
- Prématurité.
- Malnutrition.
- Facteurs organiques et inorganiques.
- Comportement alimentaire inadéquat de l'individu ou de l'aidant naturel.
- Anorexie.
- Absence de satiété.
- Maladie chronique.
- Abus d'alcool.
- Abus de drogues ou d'alcool (toxicomanie).

Facteurs environnementaux
- Privation.

- Agents tératogènes.
- Saturnisme.
- Pauvreté.
- Violence.
- Catastrophes naturelles.

Aidant naturel
- Maltraitance.
- Maladie mentale.
- Retard mental.
- Problème d'apprentissage grave.

RISQUE DE RETARD DU **DÉVELOPPEMENT**
(00112)
(1998)

Définition

Risque d'un écart de 25 % ou plus par rapport aux normes établies pour le groupe d'âge dans un ou plusieurs des domaines suivants : socialisation, autorégulation, comportement, cognition, langage et motricité globale ou fine.

Facteurs de risque

Facteurs prénataux
- Mère âgée de moins de 15 ans ou plus de 35 ans.
- Abus de drogues (toxicomanie).
- Infections.
- Troubles génétiques ou endocriniens.
- Grossesse non planifiée ou non désirée.
- Soins prénatals tardifs ou inadéquats.
- Malnutrition.
- Analphabétisme.
- Pauvreté.

Facteurs individuels
- Prématurité.
- Convulsions.
- Trouble congénital ou génétique.
- Résultat positif au test de dépistage de drogues.
- Dommage cérébral (ex. : hémorragie durant la période postnatale, syndrome de l'enfant secoué, maltraitance, accident).
- Troubles visuels, troubles auditifs ou otites moyennes fréquentes.
- Maladie chronique.
- Dépendance d'un appareil ou de matériel.
- Retard de croissance ou marasme.
- Malnutrition.

- Enfant adopté ou en foyer d'accueil.
- Saturnisme.
- Chimiothérapie.
- Radiothérapie.
- Catastrophe naturelle.
- Troubles du comportement.
- Toxicomanie.

Facteurs environnementaux
- Pauvreté.
- Violence.

Parent ou substitut
- Maltraitance.
- Maladie mentale.
- Retard mental ou graves difficultés d'apprentissage.

PARTIE III

TAXINOMIE II
2009-2011

Cette troisième partie brosse un historique du développement de la Taxinomie II ; on y retrouve une analyse de la structure multiaxiale de la Taxinomie II qui comporte trois niveaux : domaines, classes et diagnostics infirmiers, puis elle se penche sur la place future des diagnostics infirmiers dans la Taxinomie DIR (diagnostics, interventions, résultats) de la pratique des soins infirmiers.

Historique de la Taxinomie II

À la suite de la Conférence biennale d'avril 1994, le Comité de taxinomie s'est réuni pour insérer les diagnostics infirmiers nouvellement soumis dans la structure révisée de la Taxinomie I. Le comité a cependant rencontré d'énormes difficultés à classer dans une catégorie quelques-uns des diagnostics infirmiers. Étant donné ce problème et l'augmentation du nombre de soumissions de niveau 1.4 et plus, le comité a pensé qu'une nouvelle structure taxinomique était nécessaire. Cette possibilité a donné lieu à de nombreuses discussions sur la façon de procéder pour accomplir ce travail.

Dans un premier temps, le comité a accepté de déterminer si des catégories ressortaient tout naturellement à partir des données, c'est-à-dire des diagnostics acceptés. Suivant la technique du *Q sort*, un premier tour de classification s'est déroulé lors de la Conférence de 1994 (11e biennale), à Nashville, au Tennessee. Le deuxième tour a eu lieu plus tard et les résultats ont été présentés à la Conférence biennale de 1996, à Pittsburg, en Pennsylvanie. Ce *Q sort* a donné naissance à vingt et une catégories, ce qui s'avérait beaucoup trop pour être utile ou pratique.

En 1998, le Comité de taxinomie a fait parvenir au conseil d'administration de NANDA quatre classifications obtenues avec la technique *Q sort*, utilisant des structures différentes. La première, celle de 1996, suivait une distribution normale, la deuxième utilisait le cadre de Jenny (1994), la troisième utilisait la structure CRSI (classification des résultats de soins infirmiers, Johnson et Maas, 1997) et la quatrième suivait les modes fonctionnels de santé de Gordon (1998). Aucun de ces cadres ne répondait totalement aux exigences, mais celui de Gordon était tout de même le plus proche. Avec la permission de cette dernière, le Comité de taxinomie a légèrement modifié le cadre et a ainsi créé un cinquième *Q sort* qui a été présenté aux membres en avril 1998, au cours de la 13e Conférence biennale qui a lieu à Saint Louis, Missouri. Lors de cette rencontre, le Comité de taxinomie a invité les membres à classer les diagnostics en fonction des domaines sélectionnés. À la fin de la conférence, 40 ensembles de données étaient disponibles pour fins d'analyse. Pendant la conférence même, lors de l'étape de collecte de données, les membres du Comité de taxinomie ont pris bonne note des questions, des ambiguïtés soulevées, ainsi que des suggestions des participants.

Des modifications additionnelles ont été apportées à la structure suite à l'analyse des données et des notes prises lors de la rencontre. Un domaine de la structure originale a été divisé en deux afin de réduire le nombre de diagnostics et de classes qui en faisaient partie. Un nouveau domaine, qui ne figurait pas dans la structure originale, a été créé : « la croissance et le développement ». D'autres domaines ont été renommés pour mieux refléter le contenu des diagnostics qui en faisaient partie. La version finale de la structure taxinomique ressemble peu au cadre original de Gordon, mais elle a fait disparaître presque toutes les erreurs de classification et de redondance, ce qui est le but de toute structure taxinomique.

Dans un dernier temps, chacun des domaines et chacune des classes de la structure taxinomique ont eux-mêmes été définis. La définition de chacun des diagnostics infirmiers a alors été comparée à celle du domaine et à celle de la classe auxquels il appartenait. Des révisions et des changements d'emplacement de diagnostics ont été apportés pour permettre le plus de similarité possible entre les domaines, les classes et les diagnostics.

À la suite de la Conférence NANDA, NIC et NOC de Chicago, en 2002, les diagnostics infirmiers approuvés ont été placés dans la Taxinomie II. Ceux-ci incluaient 11 diagnostics centrés sur le bien-être ainsi que d'autres diagnostics infirmiers révisés et nouvellement approuvés. Au fur et à mesure que de nouveaux diagnostics seront élaborés et approuvés, ils seront ajoutés dans la structure taxinomique aux emplacements qui leur conviennent. En janvier 2003, les membres du Comité de taxinomie se sont rencontrés à Chicago et ont apporté d'autres modifications pour affiner la terminologie de la Taxinomie II. À la suite de la Conférence NANDA, NIC et NOC en 2004, le Comité de taxinomie a classé les nouveaux diagnostics approuvés dans les catégories appropriées.

Afin de conférer à ce travail une portée internationale, le Comité de taxinomie a révisé les axes de la Taxinomie II et les a comparés au modèle de référence terminologique pour un diagnostic infirmier de l'Organisation internationale de normalisation (ISO).

Pour cette édition, les diagnostics infirmiers et les références qui les appuient, approuvés par le Comité de développement des diagnostics, furent mis à la disposition des membres pour leurs votes, sur le site Internet de NANDA-I. C'est la première fois que cette méthode d'approbation fut utilisée pour l'expansion et la révision de la Taxinomie II. Suivant l'approbation par ses membres, les diagnostics infirmiers furent répertoriés à la fois dans la Taxinomie II et la Taxinomie DIR de la pratique des soins infirmiers.

Structure de la Taxinomie II

Les cliniciens éprouvent rarement le besoin d'utiliser la structure de la taxinomie elle-même, étant davantage concernés par les diagnostics à l'intérieur de la taxinomie. Cependant, se familiariser avec la structure du langage diagnostique aidera le clinicien lorsqu'il aura besoin de trouver rapidement une information ou lorsqu'il voudra présenter un nouveau diagnostic. Ainsi, une brève explication du plan d'ensemble de la taxinomie lui permettra de comprendre les diagnostics qui y sont classés.

La Taxinomie II comporte trois niveaux : les domaines, les classes et les diagnostics infirmiers. La figure 3.1 illustre les domaines et les classes de la Taxinomie II. Certains diagnostics infirmiers peuvent être insérés dans plusieurs domaines et classes. En effet, l'intitulé, la définition, les caractéristiques ou les facteurs

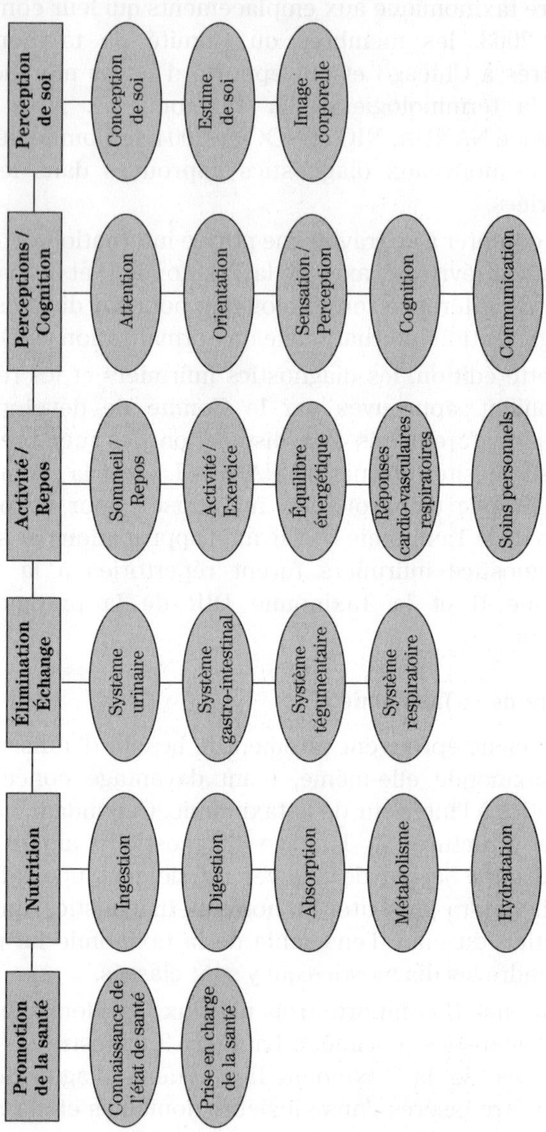

Figure 3.1. — Taxinomie II : domaines et classes

Figure 3.1. (suite) — Taxinomie II : domaines et classes

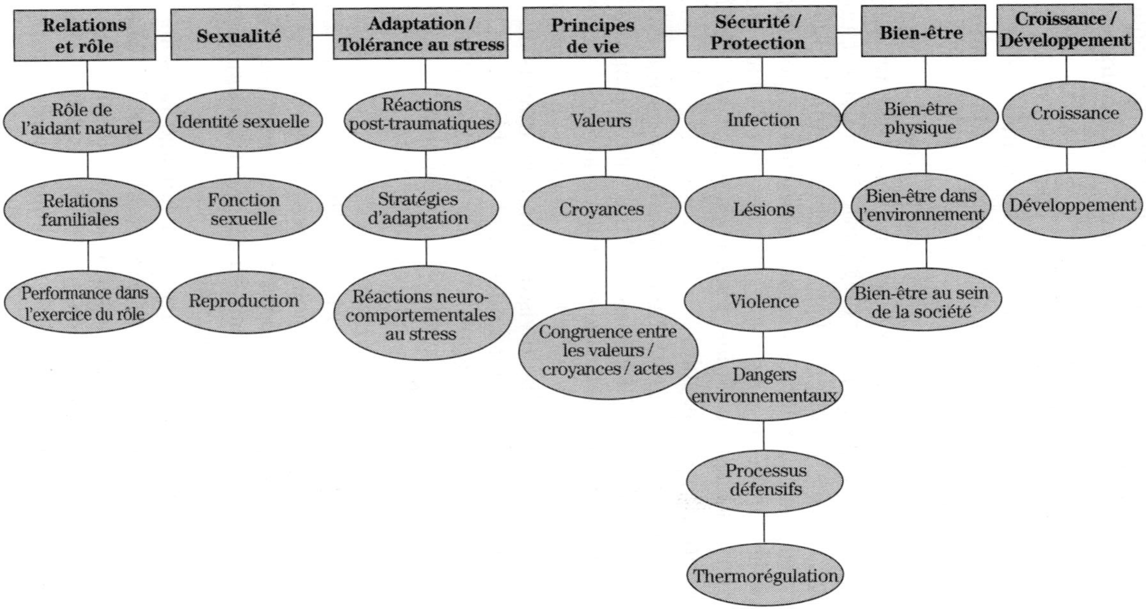

TAXINOMIE

favorisants – ou, selon le cas, les facteurs de risque – de ces diagnostics se prêtent adéquatement à plusieurs domaines et classes…

Le tableau 3.1 page 470 représente l'ensemble de la Taxinomie II avec ses 13 domaines, 47 classes et les numéros des diagnostics infirmiers. Un domaine se définit comme « une sphère d'activité, d'étude ou un centre d'intérêt » (Roget, 1980, p. 287). Une classe est « une subdivision d'un plus grand groupe ; une division de personnes ou de choses selon leur qualité, leur rang ou leur niveau » (Roget, p. 157). Un diagnostic infirmier est un jugement clinique sur les réactions d'un individu, d'une famille ou d'une collectivité aux problèmes de santé présents ou potentiels ou aux processus de vie. Le diagnostic infirmier sert de base pour choisir les interventions de soins visant l'atteinte de résultats dont l'infirmière est responsable.

La structure du code de la Taxinomie II est un nombre entier de 32 bits (si la base de données de l'utilisateur emploie une autre notation, la structure du code est de 5 caractères). Cette structure prévoit l'évolution de la structure de la classification sans avoir à changer les codes lors de révisions, d'améliorations ou d'ajouts de diagnostics. De nouveaux codes sont attribués aux diagnostics infirmiers lorsqu'ils sont approuvés par le conseil d'administration sur recommandation du Comité de développement des diagnostics et avec l'approbation des membres de NANDA-I.

La Taxinomie II a une structure de code conforme aux recommandations de la National Library of Medicine (NLM) concernant les codes terminologiques du domaine sanitaire. La NLM recommande que les codes ne contiennent pas d'information sur la localisation et le niveau du diagnostic, comme le faisait la structure de code de la Taxinomie I.

La Taxinomie II de NANDA-I est un langage de soins infirmiers reconnu qui satisfait aux critères établis par le Committee for Nursing Practice Information Infrastucture (CNPII) de l'American Nurses Association (Coenen, McNeill, Bakken, Bickford, et Warren, 2001). L'avantage d'être reconnu comme langage de soins infirmiers signifie l'acceptation du système de classification comme aide à la pratique des soins infirmiers grâce à une terminologie utile en clinique. La reconnaissance par l'*American Nurses Association* facilite l'inclusion de NANDA-I selon les critères relatifs aux systèmes d'information cliniques de l'ANA Nursing Information and Data Set Evaluation Center (NIDSEC) (www.nursingworld.org/nidsec/index.htm) et dans le National Library of Medicine's (NLM) Unified Medical Language System (UMLS) ; www.nlm.nih.gov/research/umls/umlsmain.html).

La taxinomie est enregistrée auprès de Health Level 7 (HL7), conformément aux normes d'informatisation pour les soins de santé. Elle est répertoriée en tant que terminologie à utiliser pour l'identification des diagnostics infirmiers dans les messages électroniques entre les systèmes d'information cliniques (www.HL7.org). Les diagnostics de NANDA-I ont été modélisés dans SNOMED-CT, lequel a été accepté comme terminologie normalisée pour le U.S. Department of Health and Human Services, le U.S. Consolidated Health Informative Initiative et le United Kingdom's National Health Service. Une carte illustrant cet effort de modélisation est disponible auprès de SNOMED International (www.snomed.org).

La Taxinomie des diagnostics infirmiers de NANDA-I est aussi conforme au modèle de référence terminologique ISO pour un diagnostic infirmier (figure 3.2).

Figure 3.2 – Taxinomie II : Le modèle de référence terminologique ISO pour un diagnostic infirmier

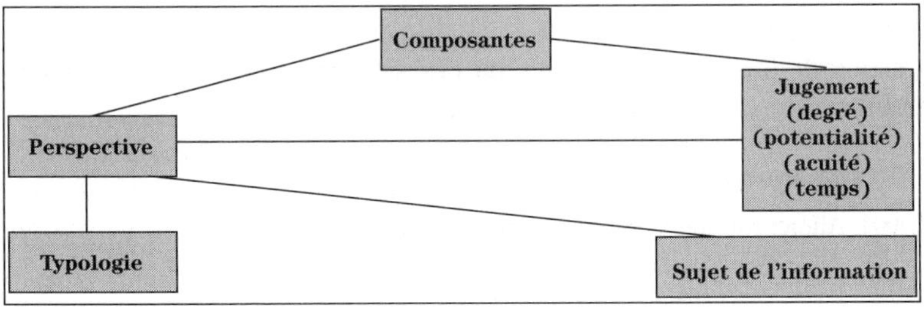

Tableau 3.1. — Taxinomie II : domaines, classes et diagnostics

Domaine 1 : Promotion de la santé

La connaissance de ce qu'est le bien-être ou le fonctionnement normal et les stratégies utilisées pour préserver et améliorer ce bien-être ou ce fonctionnement normal.

Classe 1 : Connaissance de l'état de santé

La reconnaissance du fonctionnement normal et de l'état de bien-être.

Diagnostics approuvés

Aucun à l'heure actuelle.

Classe 2 : Prise en charge de la santé

L'identification, le contrôle, l'application et l'intégration d'activités pour préserver la santé et le bien-être.

Diagnostics approuvés

00078 Prise en charge inefficace de sa santé
00080 Prise en charge inefficace du programme thérapeutique par la famille
00084 Recherche d'un meilleur niveau de santé (préciser les comportements)
00098 Entretien inefficace du domicile
00099 Maintien inefficace de l'état de santé
00162 Motivation à améliorer la prise en charge de sa santé
00163 Motivation à améliorer son alimentation
00186 Motivation à améliorer son immunisation
00193 Autonégligence

Domaine 2 : Nutrition

Les activités d'absorption, d'assimilation et d'utilisation des substances nutritives afin de maintenir ou réparer les tissus et produire de l'énergie.

Classe 1 : Ingestion

L'action de prendre des aliments ou des substances nutritives dans l'organisme.

Diagnostics approuvés

00001 Alimentation excessive
00002 Alimentation déficiente
00003 Risque d'alimentation excessive
00103 Trouble de la déglutition
00107 Mode d'alimentation inefficace chez le nouveau-né/nourrisson

Classe 2 : Digestion
Les activités physiques et chimiques qui transforment les aliments en substances absorbables et assimilables.

Diagnostics approuvés

Aucun à l'heure actuelle.

Classe 3 : Absorption
L'action de faire passer les substances nutritives dans les tissus de l'organisme.

Diagnostics approuvés

Aucun à l'heure actuelle.

Classe 4 : Métabolisme
Les réactions chimiques et physiques qui s'accomplissent dans les cellules et les organismes vivants pour développer et utiliser le protoplasme, produire des déchets, de l'énergie et libérer l'énergie nécessaire à tous les processus vitaux.

Diagnostics approuvés

00178 Risque d'altération de la fonction hépatique
00179 Risque de déséquilibre de la glycémie
00194 Ictère néonatal

Classe 5 : Hydratation
L'action de prendre et d'absorber des liquides et des électrolytes.

Diagnostics approuvés

00025 Risque de déséquilibre de volume liquidien
00026 Excès de volume liquidien
00027 Déficit de volume liquidien
00028 Risque de déficit de volume liquidien
00160 Motivation à améliorer son équilibre hydrique
00195 Risque de déséquilibre électrolytique

Domaine 3 : Élimination/échange

La sécrétion et l'excrétion des déchets de l'organisme.

Classe 1 : Système urinaire
Les processus de sécrétion, de réabsorption et d'excrétion d'urine.

Diagnostics approuvés

00016 Élimination urinaire altérée
00017 Incontinence urinaire à l'effort
00018 Incontinence urinaire réflexe
00019 Incontinence urinaire par besoin impérieux
00020 Incontinence urinaire fonctionnelle
00022 Risque d'incontinence urinaire par besoin impérieux
00023 Rétention urinaire
00166 Motivation à améliorer son élimination urinaire
00176 Incontinence urinaire par regorgement

Classe 2 : Système gastro-intestinal

L'excrétion et l'expulsion des déchets par l'intestin.

Diagnostics approuvés

00011 Constipation
00012 Pseudo-constipation
00013 Diarrhée
00014 Incontinence fécale
00015 Risque de constipation
00196 Motilité gastro-intestinale dysfonctionnelle
00197 Risque de dysfonctionnement de la motilité gastro-intestinale

Classe 3 : Système tégumentaire

Le processus de sécrétion et d'excrétion par la peau.

Diagnostics approuvés

Aucun à l'heure actuelle.

Classe 4 : Système respiratoire

L'élimination des produits dérivés du métabolisme, des sécrétions et des corps étrangers par les poumons ou les bronches.

Diagnostics approuvés

00030 Échanges gazeux perturbés
00031 Dégagement inefficace des voies respiratoires
00032 Mode de respiration inefficace

Domaine 4 : Activité/Repos

La production, la conservation, l'utilisation ou l'équilibre des ressources énergétiques.

Classe 1 : Sommeil/Repos

L'action de dormir paisiblement, de se reposer ou d'être inactif.

Diagnostics approuvés

00095 Insomnie
00096 Privation de sommeil
00165 Motivation à améliorer son sommeil
00198 Habitudes de sommeil perturbées

Classe 2 : Activité/Exercice

Le mouvement des parties du corps (mobilité), le travail ou l'exécution d'actions contre une résistance (souvent, mais pas toujours).

Diagnostics approuvés

00040 Risque de syndrome d'immobilité
00085 Mobilité physique réduite
00088 Difficulté à la marche
00089 Mobilité réduite en fauteuil roulant
00090 Difficulté lors d'un transfert
00091 Mobilité réduite au lit
00097 Activités de loisirs insuffisantes
00100 Rétablissement post-opératoire retardé
00168 Mode de vie sédentaire

Classe 3 : Équilibre énergétique

Un état dynamique d'harmonie entre l'apport et l'utilisation des ressources.

Diagnostics approuvés

00050 Champ énergétique perturbé
00093 Fatigue

Classe 4 : Réponses cardio-vasculaires/respiratoires

Les mécanismes cardio-respiratoires qui soutiennent l'activité/repos.

Diagnostics approuvés

00029 Débit cardiaque diminué
00032 Mode de respiration inefficace
00033 Respiration spontanée altérée
00034 Intolérance au sevrage de la ventilation assistée
00092 Intolérance à l'activité
00094 Risque d'intolérance à l'activité
00200 Risque de diminution de l'irrigation cardiaque

00201 Risque d'altération de l'irrigation cérébrale
00202 Risque d'altération de l'irrigation gastro-intestinale
00203 Risque d'altération de l'irrigation rénale
00204 Irrigation tissulaire périphérique inefficace
00205 Risque de choc
00206 Risque d'hémorragie

Classe 5 : Soins personnels

Capacités d'accomplir les activités de soins relatives à son corps et aux fonctions corporelles.

00102 Déficit de soins personnels : s'alimenter
00108 Déficit de soins personnels : se laver/effectuer ses soins d'hygiène
00109 Déficit de soins personnels : se vêtir/soigner son apparence
00110 Déficit de soins personnels : utiliser les toilettes
00182 Motivation à améliorer ses soins personnels

Domaine 5 : Perceptions/Cognition

Système humain de traitement de l'information qui comprend l'attention, l'orientation, la sensation, la perception, la cognition et la communication.

Classe 1 : Attention

Capacité mentale à remarquer ou observer.

Diagnostics approuvés

00123 Négligence de l'hémicorps

Classe 2 : Orientation

Conscience du temps, du lieu et de la personne.

Diagnostics approuvés

00127 Syndrome d'interprétation erronée de l'environnement
00154 Errance

Classe 3 : Sensation/Perception

Réception de l'information par les sens (le toucher, le goût, l'odorat, la vision, l'audition, la kinesthésie) et la compréhension du sens des données, ayant pour résultat l'appellation, l'association, et/ou l'identification de modèle (*pattern*).

Diagnostics approuvés

00122 Trouble de la perception sensorielle (préciser : visuelle, auditive, kinesthésique, gustative, tactile, olfactive)

Classe 4 : Cognition
Utilisation de la mémoire, des facultés d'apprentissage, d'analyse, de résolution des problèmes, d'abstraction, de jugement, de discernement, de capacité intellectuelle, de calcul et de langage.

Diagnostics approuvés

00126 Connaissances insuffisantes (préciser)
00128 Confusion aiguë
00129 Confusion chronique
00131 Troubles de la mémoire
00161 Motivation à améliorer ses connaissances (préciser)
00173 Risque de confusion aiguë
00184 Motivation à améliorer sa prise de décision
00199 Planification inefficace d'une activité

Classe 5 : Communication
Émission et réception de l'information verbale et non verbale.

Diagnostics approuvés

00051 Communication verbale altérée
00157 Motivation à améliorer sa communication

Domaine 6 : Perception de soi

Conscience de sa personne.

Classe 1 : Conception de soi
Ensemble des perceptions que la personne entretient au sujet d'elle-même.

Diagnostics approuvés

00054 Risque de sentiment de solitude
00121 Identité personnelle perturbée
00124 Perte d'espoir
00125 Sentiment d'impuissance
00152 Risque de sentiment d'impuissance
00167 Motivation à améliorer le concept de soi
00174 Risque d'atteinte à la dignité humaine
00185 Motivation à accroître son espoir
00187 Motivation à améliorer son pouvoir d'action

Classe 2 : Estime de soi
Évaluation de sa propre valeur, de ses capacités, de son importance et de sa réussite.

Diagnostics approuvés

00119 Diminution chronique de l'estime de soi
00120 Diminution situationnelle de l'estime de soi
00153 Risque de diminution situationnelle de l'estime de soi

Classe 3 : Image corporelle
Image mentale de son propre corps.

Diagnostics approuvés

00118 Image corporelle perturbée

Domaine 7 : Relations et rôles

Les rapports et les associations positives ou négatives entre personnes ou groupes de personnes et les moyens utilisés pour exprimer ces relations ou ces liens.

Classe 1 : Rôles de l'aidant naturel
Comportements sociaux attendus des personnes qui dispensent des soins sans être des professionnels de santé.

Diagnostics approuvés

00056 Exercice du rôle parental perturbé
00057 Risque de perturbation dans l'exercice du rôle parental
00061 Tension dans l'exercice du rôle de l'aidant naturel
00062 Risque de tension dans l'exercice du rôle de l'aidant naturel
00164 Motivation à améliorer l'exercice du rôle parental

Classe 2 : Relations familiales
Association de personnes qui ont des liens biologiques ou des liens choisis.

Diagnostics approuvés

00058 Risque de perturbation de l'attachement
00060 Dynamique familiale perturbée
00063 Dynamique familiale dysfonctionnelle
00159 Motivation à améliorer la dynamique familiale

Classe 3 : Performance dans l'exercice du rôle
Qualité de fonctionnement telle que manifestée dans les comportements socialement attendus.

Diagnostics approuvés

00052 Interactions sociales perturbées
00055 Exercice inefficace du rôle
00064 Conflit face au rôle parental
00104 Allaitement maternel inefficace
00105 Allaitement maternel interrompu
00106 Allaitement maternel efficace
00207 Motivation à améliorer ses relations

Domaine 8 : Sexualité

Identité sexuelle, fonction sexuelle et reproduction.

Classe 1 : Identité sexuelle
Expérience privée, sentiment profond et connaissance structurée d'être et d'appartenir à un sexe[1].

Diagnostics approuvés

Aucun à l'heure actuelle.

Classe 2 : Fonction sexuelle
Capacité ou aptitude à avoir des relations sexuelles.

Diagnostics approuvés

00059 Dysfonctionnement sexuel
00065 Habitudes sexuelles perturbées

Classe 3 : Reproduction
Tout processus par lequel de nouveaux individus (personnes) sont procréés.

Diagnostics approuvés

00208 Motivation à améliorer sa maternité
00209 Risque de perturbation du lien mère–fœtus

1. Bureau Jules, *L'irrésistible différence : l'homme et la femme : identité, désir, amour et plaisir.* Laval (Québec) : Éd. du Méridien, 1994.

Domaine 9 : Adaptation/Tolérance au stress

Faire face aux processus de la vie ou événements de la vie.

Classe 1 : Réactions post-traumatiques

Réactions se produisant après un traumatisme physique ou psychologique.

Diagnostics approuvés

00114 Syndrome d'inadaptation à un changement de milieu
00141 Syndrome post-traumatique
00142 Syndrome du traumatisme de viol
00145 Risque de syndrome post-traumatique
00149 Risque de syndrome d'inadaptation à un changement de milieu

Classe 2 : Stratégies d'adaptation

Processus de contrôle du stress environnemental.

Diagnostics approuvés

00069 Stratégies d'adaptation inefficaces
00071 Stratégies d'adaptation défensives
00072 Déni non constructif
00073 Stratégies d'adaptation familiale invalidantes
00074 Stratégies d'adaptation familiale compromises
00075 Motivation d'une famille à améliorer ses stratégies d'adaptation
00076 Motivation d'une collectivité à améliorer ses stratégies d'adaptation
00077 Stratégies d'adaptation inefficaces d'une collectivité
00135 Deuil problématique
00136 Deuil
00137 Chagrin chronique
00146 Anxiété
00147 Angoisse face à la mort
00148 Peur
00158 Motivation à améliorer ses stratégies d'adaptation
00172 Risque de deuil problématique
00177 Excès de stress
00188 Comportement à risque pour la santé
00210 Résilience individuelle réduite
00211 Risque d'un manque de résilience
00212 Motivation à accroître sa résilience

Classe 3 : Réactions neuro-comportementales au stress

Comportements reflétant les fonctions cérébrales et nerveuses.

Diagnostics approuvés

00009 Dysréflexie autonome
00010 Risque de dysréflexie autonome
00049 Capacité adaptative intracrânienne diminuée
00115 Risque de désorganisation comportementale chez le nouveau-né/nourrisson
00116 Désorganisation comportementale chez le nouveau-né/nourrisson
00117 Réceptivité du nouveau-né/nourrisson à progresser dans son organisation comportementale

Domaine 10 : Principes de vie

Principes qui guident la conduite, les pensées et les comportements en lien avec les actes, coutumes, ou institutions et qui sont considérés comme vrais ou ayant une valeur intrinsèque.

Classe 1 : Valeurs

L'identification et la valeur accordée aux modes de conduite privilégiés ou aux buts poursuivis.

Diagnostics approuvés

00185 Motivation à accroître son espoir

Classe 2 : Croyances

Attentes, opinions ou jugements au sujet des actes, coutumes ou institutions considérés comme vrais ou ayant une valeur intrinsèque.

Diagnostics approuvés

00068 Motivation à améliorer son bien-être spirituel
00185 Motivation à accroître son sentiment d'espoir

Classe 3 : Congruence entre les valeurs/croyances/actes/actions

Correspondance ou équilibre atteints entre les valeurs, les croyances et les actions.

Diagnostics approuvés

00066 Détresse spirituelle
00067 Risque de détresse spirituelle
00079 Non-observance (préciser)
00083 Conflit décisionnel (préciser)
00169 Pratique religieuse perturbée
00170 Risque de perturbation de la pratique religieuse
00171 Motivation à améliorer sa pratique religieuse

00175 Détresse morale
00184 Motivation à améliorer sa prise de décision

Domaine 11 : Sécurité/Protection

Absence de danger, de blessure physique ou d'atteinte du système immunitaire, prévention des pertes, et protection de la sûreté et de la sécurité.

Classe 1 : Infection

Réponses de l'hôte à la suite d'une invasion pathogène.

Diagnostics approuvés

00004 Risque d'infection
00186 Motivation à améliorer son immunisation

Classe 2 : Lésions

Atteinte corporelle ou blessures.

Diagnostics approuvés

00031 Dégagement inefficace des voies respiratoires
00035 Risque d'accident
00036 Risque de suffocation
00038 Risque de traumatisme
00039 Risque de fausse route (d'aspiration)
00043 Mécanismes de protection inefficaces
00044 Atteinte à l'intégrité des tissus
00045 Atteinte de la muqueuse buccale
00046 Atteinte à l'intégrité de la peau
00047 Risque d'atteinte à l'intégrité de la peau
00048 Dentition altérée
00086 Risque de dysfonctionnement neuro-vasculaire périphérique
00087 Risque de blessure en péri-opératoire
00155 Risque de chute
00156 Risque de syndrome de mort subite du nourrisson
00213 Risque de traumatisme vasculaire

Classe 3 : Violence

Usage d'une force ou d'un pouvoir excessifs entraînant des blessures ou des mauvais traitements.

Diagnostics approuvés

00138 Risque de violence envers les autres
00139 Risque d'automutilation
00140 Risque de violence envers soi

00150 Risque de suicide
00151 Automutilation

Classe 4 : Dangers environnementaux

Sources de dangers présentes dans le milieu.

Diagnostics approuvés

00037 Risque d'intoxication
00180 Risque de contamination
00181 Contamination

Classe 5 : Processus défensifs

Processus par lesquels l'individu se protège.

Diagnostics approuvés

00041 Réaction allergique au latex
00042 Risque de réaction allergique au latex
00186 Motivation à améliorer son immunisation

Classe 6 : Thermorégulation

Processus physiologique de régulation de la chaleur et de l'énergie corporelles afin de protéger l'organisme.

Diagnostics approuvés

00005 Risque de température corporelle anormale
00006 Hypothermie
00007 Hyperthermie
00008 Thermorégulation inefficace

Domaine 12 : Bien-être

Sentiment agréable résultant de la satisfaction des besoins physiques, psychiques ou sociaux.

Classe 1 : Bien-être physique

Sentiment agréable résultant de la satisfaction des besoins physiques.

Diagnostics approuvés

00132 Douleur aiguë
00133 Douleur chronique

00134 Nausée
00183 Motivation à améliorer son bien-être
00214 Bien-être altéré

Classe 2 : Bien-être dans l'environnement
Sentiment agréable produit par l'environnement.

Diagnostics approuvés

00183 Motivation à améliorer son bien-être
00214 Bien-être altéré

Classe 3 : Bien-être au sein de la société
Sentiment agréable résultant de la situation sociale.

Diagnostics approuvés

00053 Isolement social
00214 Bien-être altéré

Domaine 13 Croissance/Développement

Adéquation entre l'âge et la croissance physique, le développement des organes et/ou l'atteinte des étapes importantes du développement.

Classe 1 : Croissance
Augmentation des dimensions physiques ou maturation des organes.

Diagnostics approuvés

00101 Perte d'élan vital chez l'adulte
00111 Retard de la croissance et du développement
00113 Risque de croissance anormale

Classe 2 : Développement
Accomplissement, manque d'accomplissement, ou d'atteinte de certaines étapes importantes du développement.

Diagnostics approuvés

00111 Retard de la croissance et du développement.
00112 Risque de retard du développement

Le système multiaxial

La Taxinomie II a été conçue suivant une forme multiaxiale, ce qui améliore sensiblement la flexibilité de la nomenclature et facilite les ajouts et les modifications. Pour les besoins de la Taxinomie de NANDA-I, la définition opérationnelle d'un axe est la suivante : un axe est une dimension de la réaction humaine considérée dans le processus diagnostique.

Nous y retrouvons 7 axes. Le modèle de construction d'un diagnostic infirmier de NANDA-I montre les sept axes et les relations entre eux (figure 3.3). Depuis l'édition 2005-2006 de cet ouvrage, certains intitulés et certaines définitions de diagnostics, de même que leur ordre, ont été changés afin de correspondre au modèle de référence terminologique ISO pour un diagnostic infirmier.

Axe 1 Concept diagnostique
Axe 2 Sujet du diagnostic (individu, famille, groupe, collectivité)
Axe 3 Jugement (inefficace, perturbé)
Axe 4 Topologie (parties ou régions du corps)
Axe 5 Âge (nourrisson, enfant, adulte)
Axe 6 Temps (d'aigu à chronique, intermittent, continu)
Axe 7 Type de diagnostic *(bien-être, promotion de la santé, risque de…, actuel)*

Figure 3.3 – Le modèle de NANDA-I pour construire un diagnostic infirmier

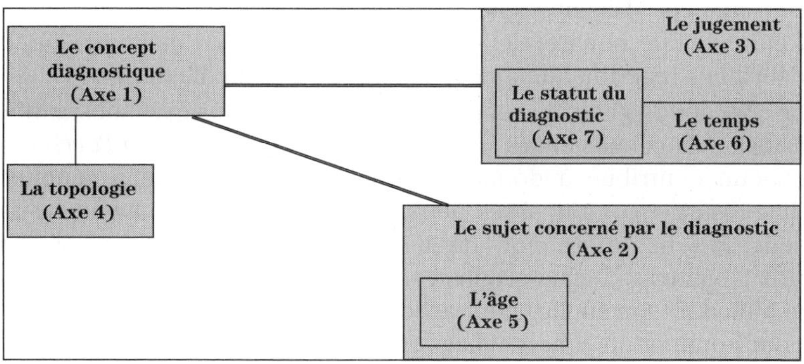

Les axes sont représentés par leurs valeurs dans les diagnostics infirmiers nommés et codés. Dans certains cas, ils sont nommés explicitement : *stratégies d'adaptation inefficaces d'une collectivité* et *stratégies d'adaptation familiale compromises*, dans lesquels le sujet du diagnostic (« collectivité » et « familiale », axe 2) est nommé, tandis que « inefficaces » et « perturbé » proviennent de l'axe « jugement » (axe 3).

Dans d'autres cas, l'axe est implicite ; *intolérance à l'activité*, dans lequel l'individu est toujours le sujet du diagnostic (axe 2). Dans certains cas encore, un axe peut ne pas être pertinent et ainsi, ne pas faire partie de l'intitulé diagnostique ou du code. Par exemple, l'une des quatre valeurs de l'axe du temps ne s'applique pas nécessairement à chaque diagnostic.

L'axe 1 (*concept diagnostique*) et l'axe 3 (*jugement*) sont les composantes essentielles du diagnostic infirmier. En revanche, dans certains cas, le concept diagnostique inclut le jugement (ex. : *nausée*) ; le jugement n'est pas explicitement séparé de l'intitulé. L'axe 2 (*sujet du diagnostic*) est aussi essentiel, mais, comme décrit plus haut, il peut être implicite et ainsi ne pas être inclus dans l'intitulé. Le Comité de développement des diagnostics exige la présence de ces axes lors d'une soumission ; les autres axes peuvent être utilisés pour plus de clarté.

Définition des axes

Axe 1 : le concept diagnostique

Le concept diagnostique constitue l'élément clé, la partie fondamentale et essentielle, la racine de l'énoncé diagnostique. Il décrit la « réaction humaine » qui est le cœur du diagnostic.

Le concept diagnostique peut comporter un ou plusieurs substantifs. Lorsque deux substantifs sont utilisés (ex. : *intolérance à l'activité*) chacun contribue à donner une signification unique à l'énoncé diagnostique comme si les deux substantifs n'en formaient qu'un seul ; le sens diffère alors de la signification de chaque substantif pris isolément. Dans certains cas, comme *détresse spirituelle*, un qualificatif (spirituelle) peut accompagner un substantif (détresse) pour nommer un concept diagnostique.

Il y a d'autres situations où le concept diagnostique et le diagnostic ne font qu'un (ex. : *nausée*). Cela se produit lorsque le diagnostic infirmier est énoncé à son niveau le plus pertinent en clinique et que le concept diagnostique n'apporte pas un niveau d'abstraction plus significatif.

Les concepts diagnostiques de la Taxinomie II sont les suivants.

- Accident
- Activités de loisirs
- Alimentation
- Allaitement
- Angoisse face à la mort
- Anxiété
- Attachement
- Automutilation
- Autonégligence
- Bien-être
- Bien-être spirituel
- Blessure
- Blessure en périopératoire
- Capacité adaptative
- Capacité adaptative intracrânienne
- Chagrin
- Champ énergétique
- Choc
- Chute
- Communication
- Communication verbale
- Comportement à risque pour la santé
- Comportement du nouveau-né/nourrisson
- Concept de soi
- Conflit décisionnel
- Conflit face au rôle
- Conflit face au rôle parental
- Confusion
- Connaissance

- Constipation
- Contamination
- Croissance
- Débit cardiaque
- Déficit de soins personnels
- Dégagement des voies respiratoires
- Déglutition
- Déni
- Dentition
- Déséquilibre électrolytique
- Détresse morale
- Détresse spirituelle
- Deuil
- Développement
- Diarrhée
- Dignité humaine
- Douleur
- Dynamique familiale
- Dysfonctionnement neurovasculaire périphérique
- Dysfonctionnement sexuel
- Dysréflexie autonome
- Échanges gazeux
- Élimination
- Élimination urinaire
- Entretien du domicile
- Équilibre hydrique
- Errance
- Espoir
- Estime de soi
- Excès de stress
- Exercice du rôle
- Exercice du rôle parental
- Fatigue
- Fausse route (aspiration)
- Fonction hépatique
- Fonction neurovasculaire

- Fonction sexuelle
- Glycémie
- Habitudes de sommeil
- Habitudes sexuelles
- Hémorragie
- Hyperthermie
- Hypothermie
- Ictère
- Identité
- Image corporelle
- Immunisation
- Inadaptation à un changement de milieu
- Incontinence
- Incontinence à l'effort
- Incontinence fonctionnelle
- Incontinence par besoin impérieux
- Incontinence réflexe
- Incontinence urinaire par regorgement
- Infection
- Insomnie
- Intégrité de la peau
- Intégrité des tissus
- Interactions sociales
- Interprétation de l'environnement
- Intolérance à l'activité
- Intoxication
- Irrigation tissulaire
- Isolement social
- Lien mère–fœtus
- Maintien de l'état de santé
- Marche
- Maternité
- Mécanismes de protection
- Mémoire
- Mobilité

- Mobilité au lit
- Mobilité en fauteuil roulant
- Mobilité physique
- Mode d'alimentation chez le nouveau-né/nourrisson
- Mode de respiration
- Mode de vie sédentaire
- Motilité
- Muqueuse buccale
- Nausée
- Négligence de l'hémicorps
- Non-observance
- Perception sensorielle
- Perte d'élan vital
- Perte d'espoir
- Peur
- Planification
- Pouvoir d'action
- Pratique religieuse
- Prise en charge de sa santé
- Prise en charge du programme thérapeutique
- Privation de sommeil
- Réaction allergique au latex
- Réaction post-traumatique
- Recherche d'un meilleur niveau de santé
- Relations
- Résilience
- Respiration spontanée
- Rétablissement postopératoire
- Rétention
- Rétention urinaire
- Sentiment de solitude
- Sentiment d'impuissance
- Sevrage de la ventilation assistée
- Sommeil
- Soins personnels
- Soins personnels : s'alimenter

- Soins personnels : se laver/effectuer ses soins d'hygiène
- Soins personnels : se vêtir et/ou soigner son apparence
- Soins personnels : utiliser les toilettes
- Stratégies d'adaptation
- Suffocation
- Suicide
- Syndrome de mort subite du nourrisson
- Syndrome d'immobilité
- Syndrome du traumatisme de viol
- Température corporelle
- Tension dans l'exercice du rôle de l'aidant naturel
- Thermorégulation
- Transfert
- Trauma
- Traumatisme
- Violence
- Volume liquidien

Axe 2 : le sujet du diagnostic

Le sujet du diagnostic désigne la population à qui s'applique le diagnostic infirmier. Les valeurs de l'axe 2 sont l'individu, la famille, le groupe et la collectivité.

- Individu : un être humain distinct des autres, une personne.
- Famille : deux personnes ou plus ayant des liens continus et durables, conscients de leurs obligations réciproques, percevant le sens des choses de la même façon et partageant certaines obligations envers les autres ; elles peuvent être apparentées par le sang ou liées par choix.
- Groupe : un nombre de personnes qui ont des caractéristiques communes.
- Collectivité : un groupe de personnes vivant dans la même localité sous la même administration et comprenant, entre autres, des voisinages et des villes.

L'individu devient par défaut le sujet du diagnostic lorsque celui-ci n'est pas spécifié.

Axe 3 : le jugement

Le jugement est un descripteur ou un changement qui permet de circonscrire ou de spécifier le sens d'un diagnostic infirmier. Le concept diagnostique associé au jugement de l'infirmière forment le diagnostic infirmier. Les valeurs de l'axe 3 sont les suivantes.

- *Altéré :* dont l'état s'est empiré ; affaibli, diminué, réduit ou détérioré.
- *Amélioré* : meilleur en qualité, valeur ou étendue.
- *Anormal* : qui ne correspond pas aux normes.
- *Anticipé* : dont on se rend compte à l'avance, que l'on peut prévoir.
- *Atteinte :* dommage physique et moral ; effet d'un mal.
- *Bas* : qui contient moins que la normale d'un élément habituellement présent.
- *Capacité :* habileté à faire ou à agir.
- *Compromis* : vulnérable, menacé.
- *Défensif* : l'intention est de se protéger contre la perception d'une menace.
- *Déficient* : inadéquat en ce qui a trait à la quantité, à la qualité ou au degré ; insuffisant.
- *Déséquilibré* : état d'instabilité.
- *Désorganisé* : dont le fonctionnement systématique est perturbé.
- *Difficulté :* caractère de ce qui est difficile ; chose difficile ; ennui ; problème ; obstacle.
- *Diminué* : atténué, plus petit quant à la dimension, à la quantité ou au degré.
- *Dysfonctionnel* : anormal, fonctionnement inadéquat.
- *Efficace* : qui produit l'effet désiré ou attendu.
- *Erroné :* qui contient des erreurs ; qui constitue une erreur ; faux, inexact.
- *Excessif* : qui dépasse la mesure de ce qui est nécessaire, désirable ou utile.
- *Inefficace* : qui ne produit pas l'effet désiré.
- *Interrompu* : dont la continuité ou l'uniformité a été rompue.
- *Invalidant* : qui rend inapte, incapable.

- *Motivation à améliorer* (dans les diagnostics se rapportant au bien-être) ou *réceptivité* (dans le cas d'un bébé) : avoir l'intention de progresser, d'améliorer, d'enrichir.
- *Organisé* : doté d'un mode de fonctionnement systématique.
- *Perçu* : dont on est conscient par l'intermédiaire des sens ; ce à quoi on peut attribuer une signification.
- *Perturbé* : agité ou interrompu, dérangé.
- *Retardé* : reporté, lent, prolongé.
- *Réduit* : diminué, restreint.
- *Situationnel* : relié à des circonstances particulières.
- *Trouble* : anomalie des activités de l'organisme ou du comportement (physique ou mental) ; dérèglement, désorganisation, perturbation, désordre.

Axe 4 : topologie

La topologie consiste à déterminer les parties ou régions du corps incluant les tissus, organes, sites anatomiques ou structures. L'axe 4 regroupe les éléments suivants.

- Auditif
- Buccal
- Cardiaque
- Cardio-pulmonaire
- Cérébral
- Cutané
- Gastro-intestinal
- Gustatif
- Intestinal
- Intracrânien
- Kinesthésique
- Muqueuses
- Neurovasculaire
- Olfactif
- Peau
- Périphérique
- Rénal
- Tactile
- Tissu

- Urinaire
- Vasculaire
- Vasculaire périphérique
- Vésical
- Visuel

Axe 5 : l'âge

Cet axe se réfère à l'âge de la personne qui est le sujet du diagnostic (axe 2). Les valeurs de l'axe 5 sont les suivantes.

- Fœtus
- Nouveau-né
- Nourrisson
- Petit enfant ou trottineur
- Enfant d'âge préscolaire
- Enfant d'âge scolaire
- Adolescent
- Adulte
- Personne âgée

Axe 6 : le temps

Le temps est la durée d'une période ou d'un intervalle. Les valeurs de cet axe sont les suivantes : aigu, chronique, intermittent et continu.

- Aigu : moins de 6 mois.
- Chronique : plus de 6 mois.
- Intermittent : cesse ou revient par intervalles, périodique, cyclique.
- Continu : ininterrompu, incessant.

Axe 7 : le type de diagnostic

Le type de diagnostic se réfère à l'actualité ou à la potentialité du problème, ou à la catégorisation comme diagnostic de bien-être ou de promotion de la santé. Les valeurs de l'axe 7 sont :

- *Actuel* : qui existe réellement, qui existe au moment présent.
- *Bien-être* : la qualité de la santé ou le fait d'être en bonne santé. Il se peut que soit mentionné dans l'énoncé : « actuel » (en revanche, il est entendu que son existence est réelle, même si la mention n'est pas spécifiée)

- *Promotion de la santé* : comportement motivé par le désir d'accroître son bien-être et d'actualiser son potentiel de santé (Pender, Murduagh et Parsons, 2006).
- *Risque de* : vulnérabilité résultant surtout de l'exposition à des facteurs qui augmentent les risques de blessures ou de pertes.

Construction d'un énoncé de diagnostic infirmier

Le diagnostic infirmier se construit en combinant les valeurs de l'axe 1 (le concept diagnostique), de l'axe 2 (le sujet du diagnostic) et de l'axe 3 (le jugement) lorsque nécessaire. S'il est pertinent de clarifier le diagnostic, les valeurs des autres axes sont alors ajoutées. Ainsi, l'utilisateur débute avec le concept diagnostique (axe 1) et ajoute le jugement (axe 3). Il faut se rappeler que les deux axes sont parfois combinés dans un seul concept diagnostique (ex. : *douleur*). Puis, il spécifie le sujet du diagnostic (axe 2). Si le sujet est un individu, il n'a pas besoin de l'expliciter (figure 3.4). Si cela est approprié, il peut utiliser les autres axes restants pour ajouter plus de détails. Les figures 3.5 et 3.6

Figure 3.4 – Le modèle de NANDA-I appliqué à un diagnostic infirmier actuel : *Stratégie d'adaptation inefficace*

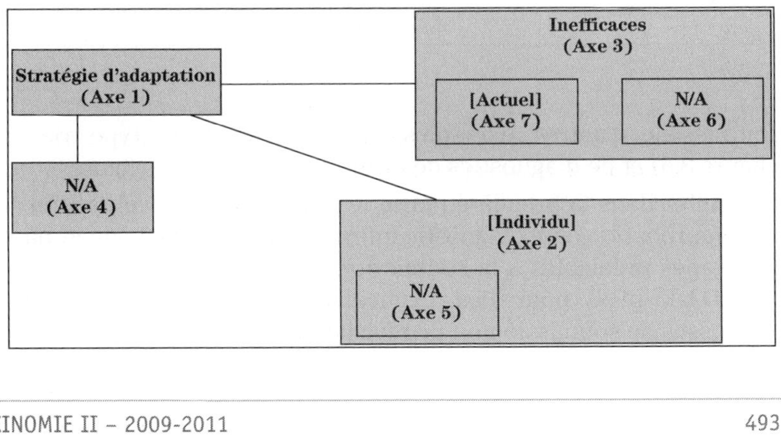

Figure 3.5 – Le modèle de NANDA-I appliqué à un diagnostic infirmier de type risque : *Risque de désorganisation comportementale chez le nouveau-né/nourrisson*

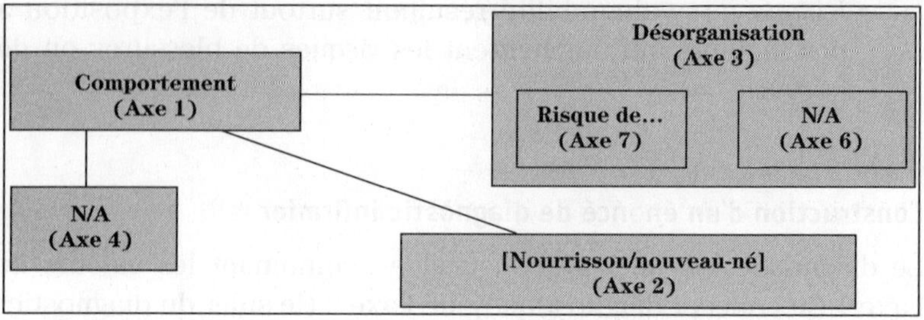

Figure 3.6 – Le modèle de NANDA-I appliqué à un diagnostic infirmier de promotion de la santé : *Motivation d'une famille à améliorer ses stratégies d'adaptation*

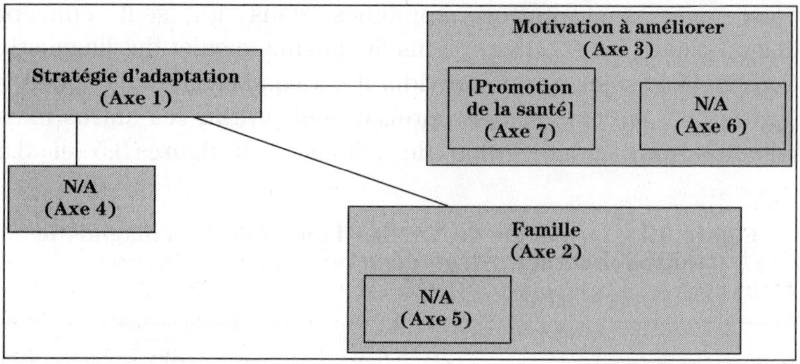

fournissent d'autres exemples de diagnostics de type risque (figure 3.5) et de diagnostics de promotion de la santé (figure 3.6).

Consultez dans la première partie le processus de développement et d'approbation d'un diagnostic infirmier par NANDA-I concernant les étapes préalables à la soumission des diagnostics infirmiers à NANDA-I, p. 66 pour des explications détaillées relatives au processus de soumission ou de révision d'un diagnostic.

La Taxinomie DIR de la pratique des soins infirmiers

La Taxinomie II de NANDA-I a été publiée pour la première fois dans l'édition 2001-2002 de *Diagnostics infirmiers, Définitions et classification.* NANDA-I a amorcé simultanément des démarches pour conclure un partenariat avec le Centre de classification de la Faculté des sciences infirmières de l'Université d'Iowa, en Iowa, et on a exploré, entre autres, la possibilité de développer une structure taxinomique commune. Cette dernière a pour but de rendre apparentes les relations entre les trois classifications et de faciliter les liens entre les diagnostics infirmiers, les interventions et les résultats de soins infirmiers. Des discussions à ce sujet ont eu lieu entre les membres du conseil d'administration de NANDA-I et la direction du Centre de classification.

Dorothy Jones, de NANDA-I, et Joanne McCloskey, du Centre de classification, ont rédigé une proposition de levée de fonds pour permettre la tenue d'une conférence sur le sujet. La National Library of Medicine a répondu favorablement à l'appel et une rencontre de trois jours s'est tenue en août 2001, au Starved Rock Conference Center d'Utica, en Illinois. La conférence regroupait 24 experts en développement, évaluation et raffinement d'un langage normalisé en soins infirmiers. Leur tâche consistait à élaborer un premier document de travail sur une structure taxinomique commune incluant les diagnostics infirmiers de NANDA-I, la Classification des interventions de soins infirmiers (CISI [NIC]) et la Classification des résultats de soins infirmiers (CRSI [NOC]). Elle devait être conçue de manière à inclure aussi d'autres langages en soins infirmiers. Vous trouverez un compte rendu détaillé de la conférence de même que l'historique et le développement de cette structure taxinomique dans *Unifiyng Nursing Languages : The Harmonization of NANDA, NIC and NOC* (Dochterman and Jones, 2003).

Les membres du Comité de taxinomie de NANDA-I se sont rencontrés en janvier 2003 afin d'inclure dans la Taxinomie DIR de la pratique des soins infirmiers les diagnostics infirmiers de la version 2003-2004 de *Diagnostics infirmiers, définitions et classification.* Ce comité a établi les règles déterminant l'insertion des diagnostics infirmiers.

• La *définition* et les *caractéristiques* ou les facteurs de risque orientent l'insertion du diagnostic infirmier dans la structure taxinomique.

• Quand un diagnostic infirmier *se rapporte à deux ou plusieurs domaines*, les membres du Comité de taxinomie réexaminent la définition de même que les caractéristiques a facteurs de risque, dans le domaine qui correspond le mieux à la pratique des soins infirmiers.

• Dans l'éventualité où *deux ou plusieurs domaines sont représentatifs de la pratique des soins infirmiers*, le diagnostic infirmier a été inséré dans le domaine qui correspond le mieux au parcours que l'infirmier(e) est susceptible de suivre pour retrouver le diagnostic infirmier.

• Certains diagnostics infirmiers n'ont pu être insérés dans la taxinomie en raison d'un manque de consensus au sein du Comité de taxinomie. Par exemple, *activités de loisirs insuffisantes* et *rétablissement post-opératoire retardé* n'ont pu être insérés car ils se rapportent à plusieurs domaines et classes.

• Les diagnostics de type risque, soit *risque de…*, ou centrés sur le bien-être, soit *motivation à améliorer…*, ont été insérés dans le même domaine et la même classe que le diagnostic infirmier actuel existant.

Le tableau 3.2 présente l'emplacement, dans la Taxinomie DIR de la pratique des soins infirmiers, des 206 diagnostics infirmiers acceptés par NANDA-I.

Développement ultérieur de la Taxinomie II

Un cadre multiaxial permet aux cliniciens de voir les lacunes et d'identifier de nouveaux diagnostics potentiellement utiles. Si vous élaborez un nouveau diagnostic ou un ensemble de diagnostics utiles pour votre pratique, soumettez-les à NANDA-I, afin que d'autres puissent en bénéficier. Les directives de soumission sont décrites à la page 519. Vous pouvez trouver des formulaires de soumission sur le site Internet de NANDA (www.nanda.org) et sur le site Internet NLINKS (*Network for Language in Nursing Knowledge Systems*) (www.nlinks.org.). Le Comité de développement des diagnostics sera heureux de vous aider à préparer vos soumissions. Pour obtenir de l'aide et/ou des réponses à des questions, contactez la présidente du comité via le site Internet de NANDA-I.

Tableau 3.2. — Taxinomie DIR de la pratique des soins infirmiers Insertion des diagnostics infirmiers[1]

Domaines	Classes	Diagnostics, résultats et interventions	Diagnostics infirmiers de NANDA-I
I. Domaine fonctionnel Diagnostics, interventions et résultats se rapportant à la promotion des besoins fondamentaux	**Activité/ Exercice**	Activité physique incluant la conservation et la dépense d'énergie	Risque de chute Fatigue Risque de syndrome d'inadaptation à un changement de milieu Intolérance à l'activité Risque d'intolérance à l'activité Difficulté à la marche Mobilité réduite en fauteuil roulant Mobilité réduite au lit Mobilité physique réduite Difficulté lors d'un transfert Mode de vie sédentaire
	Bien-être	Sentiment de bien-être physique et spirituel et soulagement subjectif de la souffrance	Bien-être altéré Champ énergétique perturbé Douleur aiguë Douleur chronique Nausée Motivation à améliorer son bien-être
	Croissance et développement	Croissance physique, développement émotionnel et social, étapes du développement	Risque de croissance anormale Perte d'élan vital chez l'adulte Désorganisation comportementale chez le nouveau-né/nourrisson Motivation à améliorer sa maternité

▶

Domaines	Classes	Diagnostics, résultats et interventions	Diagnostics infirmiers de NANDA-I
			Réceptivité du nouveau-né/ nourrisson à progresser dans son organisation comportementale Risque de désorganisation comportementale chez le nouveau-né/ nourrisson Retard de la croissance et du développement Risque de retard du développement
	Nutrition	Processus reliés à l'ingestion, à l'assimilation et à l'utilisation des nutriments	Alimentation déficiente Alimentation excessive Risque d'alimentation excessive Mode d'alimentation inefficace chez le nouveau-né/ nourrisson Motivation à améliorer son alimentation Allaitement maternel efficace Allaitement maternel inefficace Allaitement maternel interrompu Trouble de la déglutition
	Sexualité	Stabilité ou modification de l'identité et des habitudes sexuelles	Dysfonctionnement sexuel Habitudes sexuelles perturbées
	Soins personnels	Capacité d'accomplir les activités de la vie quotidienne	Autonégligence Déficit de soins personnels : s'alimenter Déficit de soins personnels : se laver/ effectuer ses soins d'hygiène

Domaines	Classes	Diagnostics, résultats et interventions	Diagnostics infirmiers de NANDA-I
			Déficit de soins personnels : utiliser les toilettes Déficit de soins personnels : se vêtir et/ou soigner son apparence Motivation à améliorer ses soins personnels
	Sommeil/ Repos	Qualité et durée du sommeil, repos et modes de relaxation	Habitudes de sommeil perturbées Insomnie Motivation à améliorer son sommeil Privation de sommeil
	Valeurs/ Croyances	Façons de penser, buts, perceptions et croyances spirituelles ou autres qui influencent les choix et les décisions	Détresse spirituelle Risque de détresse spirituelle Motivation améliorer son bien-être spirituel Pratique religieuse perturbée Risque de perturbation de la pratique religieuse Motivation à améliorer sa pratique religieuse Détresse morale
II. Domaine physiologique Diagnostics, interventions et résultats se rapportant à la promotion d'un état de santé biophysique optimal	**Élimination**	Processus reliés à la sécrétion et l'excrétion des déchets corporels	Constipation Pseudo-constipation Risque de constipation Diarrhée Élimination urinaire altérée Motivation à améliorer son élimination urinaire Incontinence fécale Incontinence urinaire par besoin impérieux Risque d'incontinence urinaire par besoin impérieux

Domaines	Classes	Diagnostics, résultats et interventions	Diagnostics infirmiers de NANDA-I
			Incontinence urinaire à l'effort Incontinence urinaire fonctionnelle Incontinence urinaire réflexe Rétention urinaire Incontinence urinaire par regorgement Ictère néonatal Motilité gastro-intestinale dysfonctionnelle Risque de dysfonctionnement de la motilité gastro-intestinale
	Fonction cardiaque	Mécanismes cardiaques permettant de maintenir l'irrigation tissulaire	Débit cardiaque diminué Irrigation tissulaire périphérique inefficace Risque de choc Risque d'altération de l'irrigation cérébrale Risque d'altération de l'irrigation gastro-intestinale Risque d'altération de l'irrigation rénale Risque de diminution de l'irrigation cardiaque
	Fonction neurologique et cognitive	Mécanismes reliés au système nerveux et à la fonction cognitive incluant la mémoire, la pensée et le jugement	Capacité adaptative intracrânienne diminuée Confusion aiguë Risque de confusion aiguë Confusion chronique Dysréflexie autonome Risque de dysréflexie autonome Planification inefficace d'une activité

Domaines	Classes	Diagnostics, résultats et interventions	Diagnostics infirmiers de NANDA-I
			Syndrome d'interprétation erronée de l'environnement Troubles de la mémoire Négligence de l'hémicorps Opérations de la pensée perturbées Errance
	Fonction respiratoire	Ventilation adéquate pour maintenir les gaz du sang artériel dans les limites de la normale	Dégagement inefficace des voies respiratoires Échanges gazeux perturbés
			Risque de fausse route (d'aspiration) Mode de respiration inefficace Respiration spontanée altérée Risque de suffocation Intolérance au sevrage de la ventilation assistée
	Intégrité des tissus	Protection de la peau et des muqueuses pour assurer la sécrétion, l'excrétion et la guérison	Dentition altérée Atteinte à l'intégrité de la peau Risque d'atteinte à l'intégrité de la peau Atteinte à l'intégrité des tissus Atteinte de la muqueuse buccale
	Liquides et électrolytes	Régulation des liquides et des électrolytes et équilibre acido-basique	Motivation à améliorer son équilibre hydrique Risque de déséquilibre de volume liquidien Risque de déséquilibre électrolytique Risque d'hémorragie Déficit de volume liquidien Risque de déficit de volume liquidien Excès de volume liquidien

Domaines	Classes	Diagnostics, résultats et interventions	Diagnostics infirmiers de NANDA-I
	Pharmaco-dynamie	Effets (thérapeutiques et secondaires) de médicaments ou de drogues et d'autres produits actifs sur le plan pharmacologique	
	Régulation physique	Réponses des systèmes endocrinien et immunitaire, et thermorégulation permettant de réguler les processus cellulaires	Risque de dysfonctionnement neuro-vasculaire périphérique Hyperthermie Hypothermie Mécanismes de protection inefficaces
			Risque d'infection Réaction allergique au latex Risque de réaction allergique au latex Risque de température corporelle anormale Thermorégulation inefficace Risque d'altération de la fonction hépatique Risque de déséquilibre de la glycémie
	Reproduc-tion	Processus reliés à la procréation et à la naissance	Risque de perturbation du lien mère–fœtus
	Sensation/ perception	Entrée et interprétation de l'information par les sens de la vue, de l'ouïe, du toucher et de l'odorat	Trouble de la perception sensorielle
III. Domaine psychosocial Diagnostics, interventions et résultats se rapportant à la promotion d'un état optimal de santé mentale et émotionnelle et d'intégration sociale	**Adaptation**	Ajustement ou adaptation à des événements stressants	Comportement à risque pour la santé Automutilation Risque d'automutilation Conflit décisionnel Déni non constructif Deuil Deuil problématique Risque de deuil problématique

Domaines	Classes	Diagnostics, résultats et interventions	Diagnostics infirmiers de NANDA-I
			Motivation à améliorer ses stratégies d'adaptation Motivation d'une collectivité à améliorer ses stratégies d'adaptation Motivation d'une famille à améliorer ses stratégies d'adaptation Stratégies d'adaptation défensives Stratégies d'adaptation inefficaces Stratégies d'adaptation inefficaces d'une collectivité Stratégies d'adaptation familiale invalidantes Stratégies d'adaptation familiales invalidantes Excès de stress Motivation à améliorer sa prise de décision Syndrome d'inadaptation à un changement de milieu Risque de syndrome d'inadaptation à un changement de milieu Syndrome post-traumatique Risque de syndrome post-traumatique Risque de suicide Syndrome du traumatisme de viol Risque de violence envers soi Résilience individuelle réduite Risque d'un manque de résilience Motivation à accroître sa résilience

TAXINOMIE

Domaines	Classes	Diagnostics, résultats et interventions	Diagnostics infirmiers de NANDA-I
	Communication	Réception, interprétation et expression de messages écrits, oraux et non verbaux	Communication verbale altérée Motivation à améliorer sa communication
	Comportement	Actions qui assurent la promotion, le maintien ou le rétablissement de la santé	Autonégligence Maintien inefficace de l'état de santé Motivation à améliorer la prise en charge de sa santé Non-observance Prise en charge inefficace de sa santé Prise en charge inefficace du programme thérapeutique par la famille Recherche d'un meilleur niveau de santé
	Connaissance	Compréhension et aptitude à traiter l'information de manière à assurer la promotion, le maintien et le rétablissement de la santé	Connaissances insuffisantes Motivation à améliorer ses connaissances
	Émotivité	État mental ou sentiment pouvant influencer les perceptions	Angoisse face à la mort Anxiété Chagrin chronique Perte d'espoir Peur Motivation à accroître son espoir

Domaines	Classes	Diagnostics, résultats et interventions	Diagnostics infirmiers de NANDA-I
	Perception de soi	Conscience de son propre corps et de son identité	Motivation à améliorer le concept de soi Diminution chronique de l'estime de soi Diminution situationnelle de l'estime de soi Identité personnelle perturbée Image corporelle perturbée Sentiment d'impuissance Risque de diminution situationnelle de l'estime de soi Risque de sentiment d'impuissance Risque de sentiment de solitude Motivation à accroître son pouvoir d'action Risque d'atteinte à la dignité humaine
	Rôles/ Relations	Stabilité ou modification des comportements sociaux attendus et des rapports émotionnels avec les autres	Risque de perturbation de l'attachement Dynamique familiale dysfonctionnelle Motivation à améliorer la dynamique familiale Dynamique familiale perturbée Exercice inefficace du rôle Tension dans l'exercice du rôle d'aidant naturel Risque de tension dans l'exercice du rôle d'aidant naturel Conflit face au rôle parental Exercice du rôle parental perturbé Motivation à améliorer l'exercice du rôle parental Motivation à améliorer ses relations

Domaines	**Classes**	Diagnostics, résultats et interventions	Diagnostics infirmiers de NANDA-I
			Risque de perturbation dans l'exercice du rôle parental Isolement social Interactions sociales perturbées Risque de violence envers les autres
IV. Domaine environnemental Diagnostics, interventions et résultats se rapportant à la promotion et à la protection de la santé et de la sécurité des individus, des systèmes et des collectivités dans leur environnement	**Gestion des facteurs de risque**	Prévention ou contrôle de facteurs de risque pouvant menacer la santé	Entretien inefficace du domicile Risque d'accident Risque de blessure en péri-opératoire Risque d'intoxication Risque de traumatisme Risque de traumatisme vasculaire Risque de syndrome de mort subite du nourrisson Motivation à améliorer son immunisation Contamination Risque de contamination
	Population	Groupe d'individus ou collectivités présentant des caractéristiques communes	
	Système des soins de santé	Structures sociales, politiques et économiques et processus de répartition des soins de santé	

[1] La taxinomie décrite dans les colonnes 1 à 3 est dans le domaine public ; elle peut librement être utilisée, sans autorisation. Ni cette taxinomie ni une quelconque modification ne peuvent faire l'objet d'un copyright par une personne, un groupe ou un organisme ; la source doit être mentionnée lors de toute utilisation de la taxinomie.

Taxinomie extraite de : Dochterman J & Jones D (eds) (2003). Unifying nursing languages: the harmonization of NANDA NIC and NOC. Washington DC: American nurses publishing.

Références

Coenen A., McNeil B., Bakken S., Bickford C., Warren J. (2001). Toward comparable nursing data : American Nurses Association criteria for data sets, classification systems, and nomenclatures. *Computers in Nursing, 19*, 240-248.

Dochterman, J. M. & Jones D. (Eds) (2003). *Unifying nursing languages: the harmonization of NANDA, NIC and NOC*. Washington, DC: American Nurses Association.

Gordon M. (1998). *Manual of nursing diagnosis*. St Louis : Mosby.

Jenny J. (1994). Advancing the science of nursing with nursing diagnosis. In M. Rantz & P. LeMone (Eds.), *Classification of nursing diagnoses : Proceedings of the eleventh conference* (pp. 73- 81). Glendale, CA : CINAHL.

Johnson M., Maas M. (1997). *Nursing outcomes classification* (NOC). St. Louis : Mosby.

NANDA. (2001). *NANDA nursing diagnoses : Definitions & classification 2001-2002*. Philadelphia: Author.

Pender, N.J., Murdaugh, C.L. & Parsons, M.A. (2006). *Health promotion in nursing practice* (5th ed.). Upper Saddle River, NJ: Pearson Prentice-Hall.

Roget's II: The New Thesaurus. (1980). Boston : Houghton Mifflin.

PARTIE IV

DIAGNOSTICS INFIRMIERS RETIRÉS DE LA TAXINOMIE NANDA-I 2009-2011

INCONTINENCE URINAIRE COMPLÈTE (VRAIE)

(1986)

Définition

Écoulement continu et imprévisible d'urine.

Caractéristiques

- Écoulement constant d'urine se produisant à des moments imprévisibles en l'absence de distension de la vessie, de contractions ou de spasmes vésicaux non inhibés.
- Incontinence réfractaire aux traitements.
- Nycturie.
- Absence de sensation de plénitude périnéale ou vésicale.
- Non-conscience de l'écoulement urinaire.
- Facteurs favorisants
- Neuropathie inhibant la transmission du réflexe indiquant que la vessie est pleine.
- Dysfonctionnement neurologique provoquant le déclenchement de la miction à des moments imprévisibles.
- Contraction indépendante du fonctionnement réflexe du détrusor à la suite d'une intervention chirurgicale.
- Traumatisme ou neuropathie rachidiens.
- Troubles anatomiques (fistule).

Ce diagnostic a été retiré de la Taxinomie NANDA-I, et n'apparaîtra pas dans l'édition 2012–2014 des *Diagnostics infirmiers : Définitions et classification*, à moins qu'un travail supplémentaire ne soit accompli afin de le faire parvenir à un niveau de preuve supérieur ou égal à 2.1. Tout travail réalisé sur ce diagnostic devra être soumis au Comité de développement des diagnostics en tant que nouveau diagnostic.

OPÉRATIONS DE LA **PENSÉE** PERTURBÉES (1973, 1996)

Définition

Perturbation des opérations et des activités cognitives.

Caractéristiques

- Interprétation erronée de l'environnement.
- Discordances cognitives.
- Distractivité.
- Troubles de la mémoire, mémoire défectueuse.
- Égocentrisme.
- Hypervigilance ou hypovigilance.

Autre caractéristique possible

- Pensée inadaptée, non fondée sur la réalité.

Facteurs favorisants

- N'ont pas encore été répertoriés.

Ce diagnostic a été retiré de la Taxinomie NANDA-I, et n'apparaîtra pas dans l'édition 2012–2014 des *Diagnostics infirmiers : Définitions et classification*, à moins qu'un travail supplémentaire ne soit accompli afin de le faire parvenir à un niveau de preuve supérieur ou égal à 2.1. Tout travail réalisé sur ce diagnostic devra être soumis au Comité de développement des diagnostics en tant que nouveau diagnostic.

PRISE EN CHARGE EFFICACE DU **PROGRAMME THÉRAPEUTIQUE**
(1994)

Définition

Façon d'organiser les modalités de traitement d'une maladie ou de ses séquelles et de l'intégrer dans la vie quotidienne permettant d'atteindre certains objectifs de santé.

Caractéristiques
- Choix approprié d'activités quotidiennes permettant d'atteindre les buts du traitement ou du programme de prévention.
- Symptômes de la maladie restant dans le cadre de ce qui était prévu.
- Verbalisation du désir de prendre en charge le plan de traitement de la maladie et le programme de prévention des séquelles.
- Verbalisation de l'intention d'empêcher la progression de la maladie et d'en prévenir les séquelles.

Facteurs favorisants
- N'ont pas encore été répertoriés.

Ce diagnostic a été retiré de la Taxinomie NANDA-I, et n'apparaîtra pas dans l'édition 2012–2014 des *Diagnostics infirmiers : Définitions et classification*, à moins qu'un travail supplémentaire ne soit accompli afin de le faire parvenir à un niveau de preuve supérieur ou égal à 2.1. Tout travail réalisé sur ce diagnostic devra être soumis au Comité de développement des diagnostics en tant que nouveau diagnostic.

PRISE EN CHARGE INEFFICACE DU **PROGRAMME THÉRAPEUTIQUE** PAR UNE COLLECTIVITÉ

(1994)

Définition

Façon d'organiser les modalités du traitement d'une maladie ou de ses séquelles et de l'intégrer dans les activités communautaires ne permettant pas d'atteindre certains objectifs de santé.

Caractéristiques

- Manque de programmes thérapeutiques et de personnes chargées de dispenser les soins aux membres de la collectivité.
- Absence de porte-parole des droits des membres de la collectivité.
- Activités communautaires insuffisantes pour la prévention secondaire et tertiaire.
- Symptômes dépassant la norme prévue pour le nombre de personnes et le type de population donnés.
- Services de santé insuffisants au regard de l'incidence et de la prévalence de la (des) maladie(s).
- Indisponibilité des ressources de soins pour le traitement.
- Augmentation inattendue de la (des) maladie(s).

Facteurs favorisants

- N'ont pas encore été répertoriés.

Ce diagnostic a été retiré de la Taxinomie NANDA-I, et n'apparaîtra pas dans l'édition 2012–2014 des *Diagnostics infirmiers : Définitions et classification*, à moins qu'un travail supplémentaire ne soit accompli afin de le faire parvenir à un niveau de preuve supérieur ou égal à 2.1. Tout travail réalisé sur ce diagnostic devra être soumis au Comité de développement des diagnostics en tant que nouveau diagnostic.

SYNDROME DU **TRAUMATISME DE VIOL** : RÉACTION MIXTE
(1980)

Définition

Pénétration sexuelle violente faite sous contrainte et contre la volonté de la victime. Le syndrome de traumatisme qui suit une agression sexuelle ou une tentative d'agression comprend une phase aiguë de désorganisation du mode de vie et un processus à long terme de réorganisation.

Caractéristiques

Phase aiguë

- Réactions émotives (colère, gêne, peur de la violence physique et de la mort, sentiment d'humiliation, désir de vengeance, sentiment de culpabilité).
- Symptômes physiques multiples (irritabilité gastro-intestinale, malaises génito-urinaires, tension musculaire, troubles du sommeil).
- Réactivation de symptômes de troubles antérieurs (problème de santé, par exemple maladie physique ou maladie mentale).
- Abus d'alcool, de drogues et/ou de médicaments.

Évolution à long terme

- Changements dans le mode de vie (changement de résidence ; cauchemars répétitifs et phobies ; recherche d'un soutien familial ; recherche d'un réseau de soutien social).

Facteurs favorisants

- N'ont pas encore été répertoriés.

Ce diagnostic a été retiré de la Taxinomie NANDA-I, et n'apparaîtra pas dans l'édition 2012–2014 des *Diagnostics infirmiers : Définitions et classification*, à moins qu'un travail supplémentaire ne soit accompli afin de le faire parvenir à un niveau de preuve supérieur ou égal à 2.1. Tout travail réalisé sur ce diagnostic devra être soumis au Comité de développement des diagnostics en tant que nouveau diagnostic.

SYNDROME DU **TRAUMATISME DE VIOL** : RÉACTION SILENCIEUSE
(1980)

Définition

Pénétration sexuelle violente faite sous contrainte et contre la volonté de la victime. Le syndrome de traumatisme qui suit une agression sexuelle ou une tentative d'agression comprend une phase aiguë de désorganisation du mode de vie et un processus à long terme de réorganisation.

Caractéristiques
- Changement radical dans les relations avec les hommes.
- Recrudescence des cauchemars.
- Anxiété accrue lors des entretiens (incapacité de faire des associations d'idées, longues périodes de silence, léger bégaiement, détresse physique).
- Changement radical dans le comportement sexuel.
- Mutisme au sujet du viol.
- Apparition soudaine de phobies.

Facteurs favorisants
- N'ont pas encore été répertoriés.

Ce diagnostic a été retiré de la Taxinomie NANDA-I, et n'apparaîtra pas dans l'édition 2012–2014 des *Diagnostics infirmiers : Définitions et classification*, à moins qu'un travail supplémentaire ne soit accompli afin de le faire parvenir à un niveau de preuve supérieur ou égal à 2.1. Tout travail réalisé sur ce diagnostic devra être soumis au Comité de développement des diagnostics en tant que nouveau diagnostic.

PARTIE V

PROTOCOLE DE NANDA-I POUR LA SOUMISSION DES DIAGNOSTICS INFIRMIERS

Protocole de NANDA-I pour la soumission des diagnostics infirmiers

Les diagnostics proposés pour la première fois ou en vue d'une révision sont soumis à un examen systématique pour déterminer s'ils correspondent aux critères établis. Toutes les soumissions sont ensuite classées en fonction des preuves étayant soit le niveau de développement, soit la validation des diagnostics proposés.

Les diagnostics peuvent être présentés à différents niveaux de preuves (par exemple : « titre et définition » ; « titre, définition, caractéristiques ou facteurs de risque et facteurs favorisants »). Toute soumission doit inclure une revue de la littérature. Les articles appuyant la validité du diagnostic soumis doivent être listés dans la partie « références » du formulaire de soumission, en format APA (format éditorial de l'American Psychological Association).

Les directives de NANDA-I pour la soumission de diagnostics infirmiers sont disponibles sur le site Internet de NANDA-I (www.nanda.org) et sur le site Internet NLINKS (www.nlinks.org, cliquer sur « *Diagnostic review* »).

Tous les diagnostics peuvent être soumis en utilisant le procédé électronique disponible sur le site Internet de NANDA-I. Sinon, les propositions peuvent être envoyées, au Comité de développement des diagnostics (CDD), en utilisant le formulaire disponible sur le site Web.

À la réception d'une proposition, le CDD examine celui-ci et désigne un membre du comité pour étudier le diagnostic en question et consulter l'auteur à propos de son développement.

Procédure d'examen complet d'une soumission

Les nouveaux diagnostics subissent un processus complet de révision qui inclut les étapes déroulées ci-après.

1. Vérification de la soumission par un réviseur principal.
2. Le réviseur principal travaille avec l'auteur sur les corrections qui s'avèrent nécessaires.

3. La proposition de soumission est transmise à tous les membres du CDD.
4. Le CDD prend une des décisions suivantes :
   - (a) approuve sans aucune recommandation ;
   - (b) approuve en attendant le suivi des recommandations (décision la plus fréquente du CDD) ;
   - (c) désapprouve.
5. Le réviseur principal transmet les recommandations à l'auteur de la proposition et travaille avec lui sur les modifications recommandées.
6. Les soumissions approuvées par le CDD sont envoyées, par courrier électronique, aux membres de NANDA-I qui peuvent ainsi procéder à la révision et au vote. Les changements alors proposés par les membres doivent être appuyés par des références.
7. La proposition est ensuite transmise au conseil d'administration de NANDA-I pour approbation définitive. Les diagnostics acceptés au niveau 2.1 de preuve seront intégrés à la Taxinomie de NANDA-I et à la Taxinomie DIR[1] de la pratique des soins infirmiers (la NNN[2] Taxonomy of Nursing Practice). Ils seront publiés dans la prochaine édition de *Diagnostics infirmiers NANDA-I : Définitions et classification.*

Procédure d'examen sommaire d'une soumission

Une procédure d'examen sommaire (PES) est indiquée uniquement pour les propositions de révision de diagnostics infirmiers actuellement présents dans la classification NANDA-I.

Cette procédure rationalisée facilite l'examen rapide des propositions de révision lorsqu'elles sont considérées par le CDD comme étant de nature mineure, et n'altérant pas l'idée première des diagnostics. Des exemples de telles propositions de révision peuvent inclure :

- une mise au point ou une clarification de la définition ;
- un ajout ou retrait limité de caractéristiques ou de facteurs favorisants.

---

1. Diagnostics, interventions et résultats.
2. NANDA, NIC et NOC.

Une PES inclut les étapes suivantes.

1. Une révision de la soumission par le réviseur principal.
2. Le réviseur principal travaille avec l'auteur de la soumission pour examiner les changements qui s'imposent en vue de l'acceptation de la révision.
3. La soumission est expédiée au CDD pour examen.
4. Le CDD rend une des décisions suivantes :
   - approuve sans recommandation ;
   - approuve en attendant le suivi des recommandations (décision la plus fréquente) ;
   - désapprouve.
5. Le réviseur principal fait suivre les recommandations du CDD à l'auteur de la soumission et travaille avec lui pour apporter les modifications recommandées.
6. Les soumissions acceptées par le CDD sont envoyées au conseil d'administration de NANDA-I pour approbation. L'approbation de la révision proposée est mise sur le site Internet de NANDA-I.

Marche à suivre pour la soumission d'un nouveau diagnostic

Pour soumettre un nouveau diagnostic à l'attention du CDD, il faut :

1. Consulter la présente édition de *Diagnostics infirmiers NANDA-I : Définitions et classification* et examiner les diagnostics apparentés. Appliquer les directives de soumission disponibles sur le site Internet de NANDA-I (www.nanda.org, cliquer sur « *NANDA Diagnosis Submission* ») et/ou sur le site Internet NLINKS (www.nlinks.org, cliquer sur « *Diagnostic review* »). Suivre les directives données sur le site dans le cas où elles auraient été mises à jour depuis la présente édition du livre de NANDA-I.
2. Prendre contact avec la directrice du CDD, afin d'obtenir des instructions plus spécifiques ou des directives concernant la présentation et les critères servant à déterminer le niveau de preuve ainsi que le protocole de soumission.
3. Consulter le « Glossaire des termes utilisés par NANDA-I » dans la présente édition des *Diagnostics infirmiers : Définitions et classification*.

4. Déterminer si votre diagnostic est de type *actuel*, de type *risque*, un diagnostic de *bien-être* ou de *promotion de la santé.*
5. Nommer le diagnostic, sur la base de références. Identifier ces références.
6. Proposer une définition du diagnostic ; fournir les références.
7. Identifier les caractéristiques ou les facteurs de risque du diagnostic. Les diagnostics de type *actuel*, les diagnostics de *bien-être* et de *promotion de la santé* comprennent des caractéristiques. Les diagnostics de type *risque* comprennent des facteurs de risque. Pour faciliter le codage, chaque caractéristique et chaque facteur de risque doivent contenir un seul concept plutôt que plusieurs. Par exemple, plutôt que de répertorier « nausée et vomissement » comme une seule caractéristique ou facteur de risque, chacun des deux doit être énuméré séparément. Il faut fournir des références (*ne provenant pas de manuels scolaires*) pour appuyer chaque caractéristique ou facteur de risque. Les références doivent, si possible, présenter des résultats de recherche. S'il n'y a pas de référence basée sur la recherche ou de référence en soins infirmiers, il faut l'indiquer dans la soumission.
8. Identifier les facteurs favorisants des diagnostics de type *actuel*. Pour faciliter le codage, les facteurs favorisants doivent contenir des concepts uniques et non multiples. Les diagnostics de type *risque*, les diagnostics de *bien-être* et de *promotion de la santé* n'ont pas de facteurs favorisants. Des références sont exigées pour chaque facteur favorisant et doivent être fournies (voir les précisions au point 7).
9. Dresser une bibliographie, incluant tous les articles de référence. La liste des références doit être présentée en format APA (format éditorial de l'American Psychological Association). Numéroter chaque référence et la relier aux composantes de votre soumission (par exemple définition, caractéristiques, facteurs de risque ou facteurs favorisants).
10. Fournir trois exemples appropriés de résultats et d'interventions de soins infirmiers issus de terminologies infirmières normalisées (par exemple CRSI [NOC], CISI [NIC]). Bien qu'ils ne

soient pas des composantes du diagnostic, les interventions et les résultats sont demandés afin d'envisager le rôle et la responsabilité des soins infirmiers dans le traitement du diagnostic.

11. Utiliser le procédé électronique de soumission disponible sur le site Internet de NANDA-I
12. Vous recevrez un accusé de réception de la proposition et une évaluation du temps prévu pour la réponse du CDD. La plupart des soumissions requièrent un travail supplémentaire de perfectionnement, avant leur acceptation dans la taxinomie NANDA-I ; c'est pourquoi le CDD désignera un mentor qui vous accompagnera tout au long de ce processus.

Marche à suivre pour la révision d'un diagnostic existant

Pour soumettre au CDD la révision d'un diagnostic actuellement présent dans la classification de NANDA-I, il faut suivre les étapes suivantes.

1. Consulter la présente édition de *Diagnostics infirmiers NANDA-I : Définitions et classification* et examiner les diagnostics apparentés. Appliquer les directives de soumission disponibles sur le site Internet de NANDA-I (www.nanda.org, cliquer sur « *NANDA Diagnosis Submission* ») et/ou sur le site Internet NLINKS (www.nlinks.org, cliquer sur « *Diagnostic review* »). Suivre les directives données sur le site dans le cas où elles auraient été mises à jour depuis la présente édition du livre de NANDA-I.
2. Prendre contact avec la directrice du CDD, afin d'obtenir des instructions plus spécifiques, des directives concernant la présentation, des critères servant à déterminer le niveau de preuve ainsi que le protocole de soumission.
3. Consulter le « Glossaire des termes utilisés par NANDA-I » dans la présente édition de *Diagnostics infirmiers : Définitions et classification.*
4. Déterminer si le titre du diagnostic nécessite une révision et le modifier si c'est opportun. Le changement proposé doit être appuyé par des références et celles-ci doivent être identifiées.

5. Examiner la définition du diagnostic pour déterminer si une révision s'impose, et la modifier si c'est opportun. La révision doit être appuyée par des références et celles-ci doivent être identifiées.
6. Passer en revue les caractéristiques ou les facteurs de risque du diagnostic. Les diagnostics de type *actuel*, de *bien-être* et de *promotion de la santé* comprennent des caractéristiques. Les diagnostics de type *risque* comprennent des facteurs de risque. Pour faciliter le codage, chaque caractéristique et chaque facteur de risque doivent contenir un seul concept plutôt que plusieurs. Par exemple, plutôt que de répertorier « nausée et vomissement » comme une seule caractéristique ou un seul facteur de risque, chacun des deux doit être identifié séparément. Identifier les modifications opportunes dans les caractéristiques ou facteurs de risque, et appuyer chaque modification par des références. Des références (*ne provenant pas de manuels scolaires*) sont exigées pour appuyer chaque caractéristique ou facteur de risque, et doivent être fournies. Les références doivent, si possible, présenter des résultats de recherche. S'il n'y a pas de référence basée sur la recherche ou de référence disponible en soins infirmiers, il faut le préciser dans la soumission.
7. Examiner les facteurs favorisants pour le diagnostic actuel. Pour faciliter le codage, les facteurs favorisants doivent contenir un seul concept et non plusieurs. Les diagnostics de type *risque*, de *bien-être* et de *promotion de la santé* n'ont pas de facteurs favorisants. Des références sont exigées et doivent être fournies pour chaque facteur favorisant.
8. Dresser une bibliographie incluant tous les articles de référence. La liste des références doit être en format APA (format éditorial de l'American Psychological Association). Numéroter chaque référence et la relier aux composantes de votre soumission (par exemple définition, caractéristiques, facteurs de risque ou facteurs favorisants).
9. Utiliser le procédé électronique de soumission disponible sur le site Internet de NANDA-I

10. Vous recevrez un accusé de réception de la proposition et une évaluation du temps prévu pour la réponse du CDD. Les propositions de révision de diagnostics peuvent exiger un processus d'examen complet ou une procédure de révision sommaire en fonction de l'importance de la révision proposée. Le CDD prendra la décision et vous fera savoir quelle procédure est nécessaire. La plupart des soumissions requièrent un travail supplémentaire de perfectionnement avant leur acceptation dans la taxinomie NANDA-I. C'est pourquoi le CDD désignera un mentor qui vous accompagnera tout au long de ce processus.

Procédure d'appel d'une décision du CDD sur l'examen d'un diagnostic infirmier

Si un nouveau diagnostic ou une proposition de révision, examiné par le CDD, est renvoyé à l'auteur soit pour être remanié soit parce qu'un ou plusieurs critères non satisfaits ne permettent pas de passer à l'étape de validation suivante, l'auteur peut faire appel de la décision.

Si le CDD choisit de ne pas retenir une proposition de diagnostic ou de révision, le ou les auteurs recevront un avis de refus détaillé faisant état d'un ou de plusieurs des motifs suivants.

- Diagnostic refusé (par exemple le diagnostic ne répond pas aux critères de définition d'un diagnostic ou n'est pas suffisamment probant selon les critères du niveau de preuves).
- Diagnostic retourné pour une révision substantielle (par exemple le contenu doit être remanié à fond).
- La littérature étayant le diagnostic est insuffisante ou désuète (par exemple aucune référence de méta-analyse, ni d'analyse du concept, ni de recherche récente ou manque d'articles de recherches ou seulement basée sur des manuels scolaires).
- Diagnostic retourné afin de remanier le texte (par exemple le CDD attend une réponse de l'auteur relative à la décision telle que rendue ou à une révision de la proposition).

Lorsqu'il y a appel de la décision du CDD, le diagnostic proposé ou révisé est affiché sur le site Web de NANDA-I et publié dans le journal. Une période de 90 jours est alors accordée aux membres pour soumettre des preuves validant, modifiant ou rejetant le diagnostic ou la révision proposée. Après 90 jours, le CDD étudie les commentaires et rend une seconde décision.

Si le CDD rejette à nouveau la proposition de diagnostic ou de révision, le ou les auteurs auront la possibilité de présenter leur proposition de diagnostic ou de révision à la conférence biennale et les motifs de leur désaccord avec la décision du CDD. La présentation au CDD se fera devant l'assemblée et il faudra y apporter des preuves basées sur l'expérience clinique en regard de la décision du CDD. Les autres membres pourront également présenter des arguments validant, modifiant ou rejetant le diagnostic ou la révision proposée. Finalement, après étude de toutes les informations, le CDD fera connaître sa décision à l'auteur et au conseil d'administration avant la fin de la conférence. Le conseil d'administration de NANDA-I pourra, quant à lui, présenter des preuves validant, modifiant ou rejetant la soumission à deux occasions :

- pendant la conférence biennale ;
- après la conférence, le conseil d'administration procédant à un dernier examen de la recommandation d'approbation du CDD. Une décision du conseil d'administration de modifier ou rejeter la recommandation du CDD doit être basée sur des données dont le niveau de preuve est au moins égal à celui des données présentées par l'auteur ou le CDD.

Critères déterminant le niveau de preuves de la soumission d'un diagnostic infirmier

1. Reçu pour développement (consultation du CDD)

1.1 Titre seul

Le niveau s'adresse principalement à une soumission par des organisations plutôt que par des individus. Le titre est clair, formulé le plus simplement possible et appuyé par des références, lesquelles doivent être identifiées. Le CDD consultera l'auteur de la soumission et fournira de l'aide sur le développement du diagnostic sous forme de directives imprimées et au cours de rencontres. À ce stade, le titre est qualifié de « reçu pour développement » et identifié comme tel sur le site Internet de la NANDA-I.

1.2 Titre et définition

Le titre est clair et formulé le plus simplement possible. La définition correspond au titre. Le titre et la définition sont distincts des autres diagnostics et définitions de NANDA-I. La définition diffère des caractéristiques et du titre, et ces composants ne sont pas inclus dans la définition. À cette étape, le diagnostic doit être conforme à la définition du diagnostic infirmier de NANDA-I. La définition est appuyée par des références documentées et celles-ci doivent être identifiées.

2. Acceptés pour publication et inclusion dans la taxinomie de NANDA-I

2.1 Titre, définition, caractéristiques ou facteurs de risque, facteurs favorisants et références

Les références sont citées pour la définition, pour chaque caractéristique ou facteur de risque et chaque facteur favorisant. De plus, il est recommandé que l'auteur de la soumission identifie, pour chaque diagnostic, des résultats et des interventions de soins infirmiers issus de terminologies infirmières normalisées (par exemple CRSI [NOC], CISI [NIC]). Le titre sera envoyé au Comité de taxinomie pour être inclus dans la Taxinomie de NANDA-I.

2.2 Analyse de concept

Les critères 2.1 sont satisfaits. De plus, une revue complète de la littérature à l'appui du diagnostic proposé, menant à un rapport d'analyse conceptuelle, est exigée pour démontrer l'existence d'un corpus de connaissances suffisant pour étayer le diagnostic. La revue de littérature et l'analyse conceptuelle corroborent le titre et la définition, et incluent des éléments de discussion et de preuve sur les caractéristiques ou facteurs de risque (pour les diagnostics de type *risque*) et sur les facteurs favorisants (pour les diagnostics infirmiers de type *actuel*).

2.3 Études de consensus avec des infirmières expertes utilisant des diagnostics

Les critères du niveau 2.2 sont satisfaits. Les recherches comprennent des enquêtes d'opinion, méthode Delphi et des recherches similaires sur les composantes du diagnostic auprès d'infirmières.

3. Étayé cliniquement (validation et tests)

3.1 Synthèse bibliographique

Les critères du niveau 2.2 sont satisfaits. La synthèse se présente sous forme de revue complète de la littérature. Les mots clefs utilisés pour la recherche bibliographique sont précisés pour faciliter les travaux de recherches ultérieurs.

3.2 Recherches cliniques sur le diagnostic, mais dont les résultats ne peuvent être généralisés à l'ensemble de la population.

Les critères du niveau 2.2 sont satisfaits. L'exposé comprend la description de recherches sur le diagnostic incluant les caractéristiques ou facteurs de risque et les facteurs favorisants. Il peut s'agir d'études qualitatives ou quantitatives non randomisées dans lesquelles les patients sont les sujets de l'étude.

3.3 Recherches cliniques rigoureuses portant sur un nombre restreint de patients

Les critères du niveau 2.2 sont satisfaits. L'exposé comprend la description de recherches en lien avec le diagnostic incluant les caractéristiques ou facteurs de risque et les facteurs favorisants. Il s'agit de recherches randomisées sur un échantillon restreint.

3.4. Recherches cliniques rigoureuses avec échantillon randomisé suffisamment représentatif pour permettre la généralisation des résultats à l'ensemble de la population

Les critères du niveau 2.2 sont satisfaits. L'exposé comprend la description de recherches en lien avec le diagnostic, incluant les caractéristiques ou facteurs de risque et les facteurs favorisants. Il s'agit d'études dont les échantillons sont aléatoires, et le nombre de sujets est suffisant pour permettre de généraliser les résultats à l'ensemble de la population.

Glossaire des termes utilisés par NANDA-I

Diagnostic infirmier

Définition du diagnostic infirmier

Un diagnostic infirmier est un jugement clinique sur les réactions aux problèmes de santé présents ou potentiels, ou aux processus de vie, d'un individu, d'une famille ou d'une collectivité. Le diagnostic infirmier sert de base pour choisir les interventions de soins visant l'atteinte des résultats dont l'infirmière est responsable (approuvé à la 9e Conférence, 1990).

Diagnostic infirmier de type actuel

Les diagnostics infirmiers actuels décrivent les réactions humaines à des problèmes de santé ou des processus de vie qui sont présents chez un individu, une famille ou une collectivité. Les diagnostics infirmiers actuels sont étayés par des caractéristiques (manifestations, signes et symptômes) regroupées et constituées d'indices ou inférences en interaction les uns avec les autres.

Diagnostic infirmier de promotion de la santé

Un diagnostic infirmier de promotion de la santé est un jugement clinique qui décrit la motivation et le désir d'un individu, d'une famille ou d'une collectivité à augmenter son bien-être et à réaliser son potentiel de santé en démontrant sa motivation à adopter des conduites spécifiques favorables à la santé, telles que l'alimentation et l'exercice physique.

Les diagnostics de promotion de la santé peuvent être utilisés quel que soit l'état de santé, et ne requièrent pas nécessairement la présence de niveaux de bien-être.

Cette motivation est appuyée par des caractéristiques. Les interventions sont choisies en concertation avec l'individu, la famille ou la collectivité afin de s'assurer que les résultats visés sont atteints.

Diagnostic de type risque

Les diagnostics infirmiers de type risque décrivent les réactions humaines à des problèmes de santé ou des processus de vie qui peuvent survenir chez des individus, familles ou collectivités particulièrement vulnérables. Les diagnostics infirmiers de type risque sont étayés par des facteurs de risque qui augmentent la vulnérabilité.

Syndrome

« Un syndrome est un ensemble ou groupe de signes ou symptômes qui sont très souvent observés ensemble. Ils représentent un tableau clinique spécifique. » (McCourt, 1991, p. 79)

Diagnostic de bien-être

Les diagnostics de bien-être décrivent les réactions d'un individu, d'une famille ou d'une collectivité disposé ou motivé à atteindre un niveau supérieur de bien-être. Ils sont appuyés par des caractéristiques (manifestations, signes et symptômes) qui regroupent un ensemble d'indices ou d'inférences.

Composantes d'un diagnostic

Titre

Le titre donne un nom au diagnostic. C'est une phrase ou un terme concis qui représente un ensemble d'indices en lien les uns avec les autres. Les titres des diagnostics peuvent être accompagnés de descripteurs.

Définition

La définition donne une description claire et précise du diagnostic, elle précise la signification et aide à différencier ce diagnostic d'autres diagnostics semblables.

Caractéristiques

Les caractéristiques d'un diagnostic *actuel*, d'un diagnostic de *promotion de la santé* ou de *bien-être* sont des indices observables ou des inférences regroupés constituant les manifestations d'un diagnostic infirmier actuel ou centré sur le bien-être.

Facteurs de risque

Les facteurs de risque sont des facteurs environnementaux et des éléments physiologiques, psychologiques, génétiques ou chimiques qui rendent un individu, une famille ou une collectivité plus vulnérable face à un événement nuisible à la santé.

Facteurs favorisants

Des facteurs qui semblent montrer un certain type de relation avec le diagnostic infirmier. De tels facteurs peuvent être décrits comme *antécédent à*, *associé à*, *relié à*, *contributif de* ou *déterminant*. Seuls les diagnostics de type actuel ont des facteurs favorisants.

Définitions relatives à la classification des diagnostics infirmiers

Classification

La classification est l'agencement systématique de phénomènes en groupes ou en classes, basés sur les caractéristiques communes de ces objets.

Niveau d'abstraction

Il décrit les aspects concrets et/ou abstraits d'un concept.

a) Les concepts très abstraits sont théoriques et ne peuvent être mesurés de façon directe. Ils sont définis par des concepts concrets dissociés de tout exemple spécifique et indépendants du temps et de l'espace, ayant des descripteurs plus généraux. Ils ne sont pas très utiles dans les milieux cliniques pour planifier les soins.

b) Les concepts concrets sont observables et mesurables, limités dans le temps et l'espace. Ils constituent une catégorie spécifique et font appel à une chose ou une classe de choses réelles, par définition restreinte. Ils peuvent être utiles pour planifier un traitement.

Nomenclature

Une nomenclature est un système d'appellation, de termes, construit en fonction de règles préétablies (American Nurses Association).

Taxinomie

La taxinomie est la classification selon les relations qui ressortent naturellement entre les types et sous-types (American nurses Association [ANA], 1999).

Références

American Nurses Association (1999). *ANA CNP II recognition criteria and definitions*. Washington DC.

McCourt A. (1991). In R.M. Carroll-Johnson (Ed.), *Classification of nursing diagnoses : proceedings of ninth conference* (p. 79). Philadelphia : Lippincott.

NANDA 2008-2012

Conseil d'administration

Président

Dickon Weir-Hugues, EdD, RN, FRSH (élu jusque 2012)

Présidente élue

Jane Brokel, PhD, RN (élue jusque 2016)

Trésorière

Anne Perry, EdD, RN, FAAN (nommée jusque 2010)

Conseillères

Geralyn Meyer, RN, PhD (élue jusqu'en 2010)
Gunn Von Krogh, RN (élue jusqu'en 2010)
Kay Avant, RN ; PhD ; FAAN (nommée jusqu'en 2010)
Maria Müller-Staub, RN ; MNS ; EdN ; PhD (élue jusqu'en 2012)
Gail Keenan, RN ; PhD (élue jusqu'en 2012)
T. Heather Herdman, RN ; PhD

Comité de développement des diagnostics de NANDA International

Présidente

Geralyn Meyer, RN, PhD (élue jusque 2010)

Judy Carlson, EdD, RN, BCIA (élue jusque 2012) USA
Dorothy Jones, PhD, RN, FAAN (élue jusque 2010) USA
Gail Ladwig, MSN, RN, CHTP (élue jusque 2012) USA
Shigemi Kamitsuru, PhD, RN (élue jusque 2010) Japan
Edmont Katz, MA (Second Language Acquisition), MA (Biblical Translation)
(conseiller linguistique jusque 2012) Japan
Geraldine Lyte, PhD, RN, RSCN (élue jusque 2012) UK
Lynda Juall Carpenito Moyet, MSN, RN, CRNP
(élue jusque 2010) USA

Maria Müller-Staub, PhD, MNS, EdN, RN
(élue jusque 2012) Switzerland
Anne Perry, EdD, RN, FAAN
(élue jusque 2012) USA
Leann Scroggins, MS, RN, CRRN-A, APRN BC
(élue jusque 2012) USA

Comité de taxinomie de NANDA International

Présidente
Gunn Von Krogh, RN ; MNSc

Kay Avant, RN, PhD, FAAN
(élue jusqu'en 2012) USA
Carme Espinosa Fresnedo, PhD (c) ; RN
(nommée jusque 2012) Andorra
Carol O'Hearn, RN, PhD, CPHQ
(élue jusque 2012) USA
Barbara Vassallo, RN, EdD, CS, ANPC
(élue jusque 2012) USA

Une invitation à devenir membre de NANDA-I

Le pouvoir des mots est indéniable. Ils nous permettent de communiquer des idées et des expériences afin que d'autres puissent partager notre point de vue. La spécificité de la terminologie des diagnostics infirmiers met en évidence et rend visible la contribution exceptionnelle des soins infirmiers à la santé mondiale. Les diagnostics infirmiers permettent de communiquer à nos patients, à nos collègues, aux membres d'autres disciplines et au public en général le jugement professionnel des infirmier(e)s. Ils sont nos mots.

Responsabilités de NANDA-I

NANDA International est une organisation portée par ses membres et engagée dans le développement de la terminologie des diagnostics infirmiers. Elle vise à fournir aux infirmier(e)s, dans tous les champs d'exercice, un langage normalisé pour :

- nommer les réactions de la personne à des problèmes de santé actuels ou potentiels et lors des processus de vie, de même que les réactions de la personne disposée à améliorer son bien-être ;
- documenter les soins infirmiers et ainsi permettre le remboursement des services offerts ;
- contribuer au développement des systèmes d'information et des standards permettant d'inclure la terminologie des soins infirmiers dans les dossiers de santé électroniques ;
- favoriser l'étude des phénomènes propres aux soins infirmiers et ainsi améliorer le soin au patient.

La terminologie des soins infirmiers est la clé pour définir la pratique future des soins infirmiers, et NANDA International est au premier plan. Rejoignez-nous et devenez membre actif.

Participation des membres

La participation des membres de NANDA International est essentielle au développement et à l'avancée de la terminologie en soins infirmiers. Il est possible de participer à différents comités qui se préoccupent du développement et de l'utilisation des diagnostics infirmiers de même que de la recherche. La participation peut s'étendre au plan international et permettre d'établir un réseau de communication avec des leaders en soins infirmiers.

Avantages de l'adhésion à NANDA International

1. Abonnement à l'*International Journal of Nursing Terminologies and Classifications.*
2. Réduction du montant de l'inscription à la conférence biennale.
3. Participation aux débats et aux décisions concernant la soumission des nouveaux diagnostics et la révision des diagnostics existants.
4. Information à jour sur le développement de systèmes d'information permettant aux infirmières du monde entier de communiquer entre elles.
5. Réduction sur les tarifs des publications internes telles que *Diagnostics infirmiers : Définitions et classification.*
6. Accès aux données de recherche et à un réseau de contacts.
7. Accès, sur la page Internet de NANDA-I (www.nanda.org), aux comptes rendus des séances du conseil d'administration ainsi qu'à toutes les décisions et initiatives prises.
8. Accès à NLINKS, www.nlinks.org, permettant de participer, en ligne, à la recherche sur le diagnostic infirmier.

NANDA International : une organisation portée par ses membres

Notre vision

NANDA International deviendra le moteur universel du développement et de l'utilisation d'une terminologie infirmière normalisée et contribuera ainsi à l'amélioration des soins de santé de l'ensemble de la population.

Notre mission

Favoriser le développement, l'avancement, la diffusion et l'utilisation d'une terminologie normalisée des diagnostics infirmiers.

- Nous offrons, comme chef de file mondial, des diagnostics infirmiers fondés sur des preuves (*evidence-based*) pouvant être utilisés en pratique et déterminant les interventions et les résultats.
- Nous supportons la recherche grâce à la Fondation de NANDA-I.
- Nous sommes un réseau d'infirmières dynamiques, valorisant l'amélioration de la qualité des soins infirmiers par une pratique fondée sur des preuves.

Nos buts

L'implantation des diagnostics infirmiers rehausse tous les aspects de la pratique des soins infirmiers, de la reconnaissance du respect professionnel à la rédaction précise de la documentation appuyant le remboursement des services offerts.

NANDA International a pour but de développer, d'améliorer et de promouvoir une terminologie qui reflète correctement les jugements cliniques des infirmières. Cette perspective unique fondée sur des preuves inclut les dimensions sociale, psychologique et spirituelle des soins.

Notre histoire

NANDA (North American Nursing Diagnosis Association) a été fondée en 1982 en remplacement de la National Conference Group, un groupe de travail formé lors de la première conférence nationale sur la Classification des diagnostics infirmiers, laquelle s'est tenue à Saint Louis (Missouri) en 1973. Cette conférence et le groupe de travail qui en a résulté ont attisé l'intérêt sur le concept de normalisation d'une terminologie en soins infirmiers. En 2002, le nom de NANDA a été modifié en NANDA International (NANDA-I) afin de refléter l'intérêt grandissant, sur la scène mondiale, pour le développement d'une terminologie en soins infirmiers.

NANDA-I a approuvé plus de 200 diagnostics à des fins de validation clinique et d'approfondissement. Le processus dynamique de révision des diagnostics et de développement de la taxinomie se poursuit pour identifier et classifier les phénomènes propres aux soins infirmiers. En collaboration avec le Nursing Classification Center, de l'Université d'Iowa (États-Unis), NANDA-I a développé une taxinomie de la pratique des soins infirmiers. Ce système permet de placer les diagnostics infirmiers de NANDA-I dans une structure qui inclut les interventions et les résultats issus des Classifications d'interventions et de résultats de soins infirmiers (CISI et CRSI). Cette structure permet de créer un système de langage précis permettant de documenter les soins infirmiers de façon normalisée.

NANDA International a des groupes de travail au Brésil, en Argentine, en Colombie, au Pérou et au Venezuela. Les autres pays ou groupes linguistiques intéressés à former un groupe de travail doivent communiquer avec la présidente de NANDA International à l'adresse suivante : president@nanda.org. NANDA-I a aussi des liens avec d'autres sociétés de terminologie en soins infirmiers dont la Japanese Society of Nursing Diagnosis (JSND), l'Association for Common European Nursing Diagnoses, Interventions and Outcomes (ACENDIO), l'Asociacíon Española de Nomenclatura, Taxonomia y Diagnóstico de Enfermeria (AENTDE), l'Association francophone européenne des diagnostics, interventions et résultats infirmiers (AFEDI) et l'Association québécoise des classifications de soins infirmiers (AQCSI). Une adhésion conjointe est possible avec quelques-unes de ces organisations. Vous pouvez nous rejoindre pour vérifier si votre adhésion conjointe est possible avec d'autres organisations liées au langage normalisé en soins infirmiers.

La taxinomie de NANDA International

La taxinomie de NANDA International est :

- compatible avec l'International Standards Organisation (ISO)
- enregistrée avec Health Level 7 (HL7)
- répertoriée dans SNOMED-CT
- compatible avec l'Unified Medical Language System (UMLS)
- une terminologie reconnue par l'American Nurses' Association (ANA)

La taxinomie de NANDA International est disponible en allemand, anglais, chinois, espagnol, français, islandais, italien, japonais, néerlandais, norvégien et portugais.

Pour plus d'informations et pour demander une adhésion en ligne, consulter www.nanda.org.

Index alphabétique*

A

Accident, risque d', 386
Activité, intolérance à, 178
Activité, intolérance à, risque d', 179
Activité, planification inefficace d'une, 217
Activités de loisirs insuffisantes, 159
Adaptation d'une collectivité, **stratégies d'**, inefficaces, 316
Adaptation familiale, **stratégies d'**, compromises, 310
Adaptation familiale, **stratégies d'**, invalidantes, 312
Adaptation, **stratégies d'**, défensives, 307
Adaptation, **stratégies d'**, inefficaces, 314
Adaptation, **stratégies d'**, motivation à améliorer ses, 317
Adaptation, **stratégies d'**, motivation d'une collectivité à améliorer ses, 318
Adaptation, **stratégies d'**, motivation d'une famille à améliorer ses, 319
Aidant naturel, risque de **tension dans l'exercice du rôle de l'**, 261
Aidant naturel, tension dans l'exercice du rôle de l', 257
Alimentation déficiente, 103
Alimentation excessive, 105
Alimentation excessive, risque d', 106
Alimentation inefficace chez le nouveau-né/nourrisson, mode d', 107
Alimentation, motivation à améliorer son, 83
Allaitement maternel efficace, 279
Allaitement maternel inefficace, 280
Allaitement maternel interrompu, 282
Angoisse face à la mort, 320
Anxiété, 324
Aspiration, risque d', 394
Attachement, risque de perturbation de l', 271
Atteinte à l'**intégrité de la peau**, 400
Atteinte à l'**intégrité des tissus**, 406
Atteinte de la **muqueuse buccale**, 397
Automutilation, 413
Automutilation, risque d', 415
Autonégligence, 84

B

Bien-être altéré, 441
Bien-être spirituel, motivation à améliorer son, 369
Bien-être, motivation à améliorer son, 443
Blessure en péri-opératoire, risque de, 388

* Cet index alphabétique reprend les titres des diagnostics infirmiers ; le concept diagnostique y est signalé en gras.

C

Capacité adaptative intracrânienne diminuée, 362
Chagrin chronique, 328
Champ énergétique perturbé, 174
Choc, risque de, 180
Chute, risque de, 389
Communication verbale altérée, 235
Communication, motivation à améliorer sa, 237
Comportement à risque pour la santé, 329
Comportement du nouveau-né/nourrisson, désorganisation du, 363
Comportement du nouveau-né/nourrisson, risque de désorganisation du, 365
Concept de soi, motivation à améliorer le, 239
Conflit décisionnel, 371
Conflit face au rôle parental, 283
Confusion aiguë, 219
Confusion aiguë, risque de, 224
Confusion chronique, 229
Connaissances insuffisantes, 230
Connaissances, motivation à améliorer ses, 231
Constipation, 135
Constipation, pseudo, 138
Constipation, risque de, 139
Contamination, 423
Contamination, risque de, 428
Croissance anormale, risque de, 456
Croissance, retard de la, et du développement, 455

D

Débit cardiaque diminué, 181
Décision, prise de, motivation à améliorer sa, 232
Décisionnel, conflit, 371
Déficit de soins personnels, s'alimenter, 201
Déficit de soins personnels, se laver/effectuer ses soins d'hygiène, 203
Déficit de soins personnels, se vêtir et/ou soigner son apparence, 204
Déficit de soins personnels, utiliser les toilettes, 206
Déficit de **volume liquidien**, 118
Dégagement inefficace **des voies respiratoires**, 411
Déglutition, trouble de la, 108
Déni non constructif, 332
Dentition altérée, 392
Déséquilibre électrolytique, risque de, 116
Désorganisation **comportementale chez le nouveau-né/nourrisson**, 363
Détresse morale, 373
Détresse spirituelle, 376
Détresse spirituelle, risque de, 378
Deuil, 335
Deuil problématique, 338
Deuil problématique, risque de, 341
Développement, retard de la croissance et du, 455
Développement, risque de retard du, 458
Diarrhée, 141
Difficulté à la **marche**, 160
Difficulté lors d'un **transfert**, 172

Dignité humaine, risque d'atteinte à la, 240
Diminution chronique de l'**estime de soi**, 250
Diminution situationnelle de l'**estime de soi**, 253
Domicile, **entretien** inefficace **du**, 88
Douleur aiguë, 447
Douleur chronique, 449
Dynamique familiale dysfonctionnelle, 272
Dynamique familiale perturbée, 276
Dynamique familiale, motivation à améliorer la, 277
Dysfonctionnement sexuel, 291
Dysréflexie autonome, 357
Dysréflexie autonome, risque de, 359

E

Échanges gazeux perturbés, 149
Élan vital chez l'adulte, **perte d'**, 453
Électrolytique, déséquilibre, risque de, 116
Élimination urinaire altérée, 123
Élimination urinaire, motivation à améliorer son, 124
Entretien inefficace **du domicile**, 88
Environnement, syndrome d'**interprétation** erronée **de l'**, 212
Équilibre hydrique, motivation à améliorer son, 117
Errance, 213
Espoir, motivation à accroître son, 367
Espoir, perte d', 241
Estime de soi, diminution chronique de l', 250
Estime de soi, diminution situationnelle de l', 253
Estime de soi, risque de diminution situationnelle de l', 254
Excès de stress, 352
Excès de **volume liquidien**, 120
Exercice du rôle parental perturbé, 263
Exercice inefficace **du rôle**, 288

F

Fatigue, 176
Fausse route, risque de, 394
Foie, 113
Fonction hépatique, risque d'altération de la, 113

G

Gazeux, échanges, perturbés, 149
Glycémie, risque de déséquilibre de la, 111

H

Habitudes de sommeil perturbées, 154
Habitudes sexuelles perturbées, 293
Hémicorps, négligence de l', 209
Hémorragie, risque d', 183
Hydrique, équilibre, motivation à améliorer son, 117
Hyperthermie, 436
Hypothermie, 437

I

Ictère néonatal, 114
Identité personnelle perturbée, 242
Image corporelle perturbée, 255
Immobilité, risque de **syndrome d'**, 158
Immunisation, motivation à améliorer son, 90
Impuissance, sentiment d', 247
Impuissance, sentiment d', risque de, 249
Inadaptation à un changement de milieu, syndrome d', 299
Inadaptation à un changement de milieu, syndrome d', risque de, 301
Incontinence fécale, 142
Incontinence urinaire à l'effort, 125
Incontinence urinaire complète (vraie), 511
Incontinence urinaire fonctionnelle, 127
Incontinence urinaire par besoin impérieux, 128
Incontinence urinaire par besoin impérieux, risque d', 130
Incontinence urinaire par regorgement, 131
Incontinence urinaire réflexe, 133
Infection, risque d', 385
Insomnie, 151
Interactions sociales perturbées, 285
Intolérance à l'activité, 178
Intolérance au **sevrage de la ventilation assistée**, 198
Intoxication, risque d', 432
Intracrânienne, capacité, adaptative diminuée, 362
Irrigation cardiaque, risque de diminution de l', 187
Irrigation cérébrale, risque d'altération de l', 189
Irrigation gastro-intestinale, risque d'altération de l', 191
Irrigation rénale, risque d'altération de l', 193
Irrigation tissulaire périphérique inefficace, 185
Isolement social, 450

L

Latex, réaction allergique au, 433
Latex, réaction allergique au, risque de, 435
Loisirs, activités de, insuffisantes, 159

M

Maintien inefficace **de l'état de santé**, 93
Marche, difficulté à la, 160
Maternité, motivation à améliorer sa, 295
Mécanismes de protection inefficaces, 403
Mémoire, troubles de la, 234
Mère–fœtus, lien, risque de perturbation du, 297
Milieu, changement de, syndrome d'**inadaptation à un**, 299
Milieu, changement de, syndrome d'**inadaptation à un**, risque de, 301
Mobilité physique réduite, 162
Mobilité réduite **au lit**, 164

Mobilité réduite **en fauteuil roulant**, 166
Mode d'alimentation inefficace **chez le nouveau-né/nourrisson**, 107
Mode de respiration inefficace, 195
Mode de vie sédentaire, 168
Mort subite du nourrisson, syndrome de, risque de, 395
Mort, angoisse face à la, 320
Motilité gastro-intestinale dysfonctionnelle, 144
Motilité gastro-intestinale, risque de dysfonctionnement de la, 147
Motivation à accroître sa **résilience**, 349
Motivation à accroître son **espoir**, 367
Motivation à améliorer l'**exercice du rôle parental**, 270
Motivation à améliorer la **dynamique familiale**, 277
Motivation à améliorer la **prise en charge de sa santé**, 100
Motivation à améliorer le **concept de soi**, 239
Motivation à améliorer sa **communication**, 237
Motivation à améliorer sa **maternité**, 295
Motivation à améliorer sa **pratique religieuse**, 384
Motivation à améliorer sa prise de décision, 232
Motivation à améliorer ses **connaissances**, 231
Motivation à améliorer ses **relations**, 286
Motivation à améliorer ses **soins personnels**, 207
Motivation à améliorer ses **stratégies d'adaptation**, 317
Motivation à améliorer son **alimentation**, 83
Motivation à améliorer son **bien-être**, 443
Motivation à améliorer son **bien-être spirituel**, 369
Motivation à améliorer son **élimination urinaire**, 124
Motivation à améliorer son **équilibre hydrique**, 117
Motivation à améliorer son **immunisation**, 90
Motivation à améliorer son **pouvoir d'action**, 244
Motivation à améliorer son **sommeil**, 157
Motivation d'une collectivité à améliorer ses **stratégies d'adaptation**, 318
Motivation d'une famille à améliorer ses **stratégies d'adaptation**, 319
Muqueuse buccale, atteinte de la, 397

N

Nausée, 445
Négligence de l'hémicorps, 209
Neuro-vasculaire périphérique, dysfonctionnement, risque de, 399
Non-observance, 379
Nouveau-né/nourrisson, désorganisation **comportementale** chez le, 363
Nouveau-né/nourrisson, désorganisation **comportementale** chez le, risque de, 365

Nouveau-né/nourrisson, mode d'alimentation inefficace chez le, 107
Nouveau-né/nourrisson, réceptivité du, à progresser dans son organisation **comportementale**, 366

O

Opérations de la pensée perturbées, 512

P

Peau, intégrité de la, atteinte à l', 400
Peau, intégrité de la, risque d'atteinte à l', 401
Pensée, opérations de la, perturbées, 512
Perception sensorielle, trouble de la, 215
Perte d'élan vital chez l'adulte, 453
Perte d'**espoir**, 241
Peur, 343
Planification inefficace d'une **activité**, 217
Post-opératoire, rétablissement, retardé, 169
Post-traumatique, syndrome, 302
Post-traumatique, syndrome, risque de, 304
Pouvoir d'action, motivation à améliorer son, 244
Pratique religieuse perturbée, 381
Pratique religieuse, motivation à améliorer sa, 384
Pratique religieuse, risque de perturbation dans la, 383
Prise en charge efficace du **programme thérapeutique**, 513
Prise en charge inefficace **de sa santé**, 95
Prise en charge inefficace **du programme thérapeutique** par la famille, 92
Prise en charge inefficace **du programme thérapeutique** par une collectivité, 514
Privation de **sommeil**, 155
Programme thérapeutique, prise en charge efficace **du**, 513
Programme thérapeutique, prise en charge inefficace **du**, par la famille, 92
Programme thérapeutique, prise en charge inefficace **du**, par une collectivité, 514
Protection, mécanismes de, inefficaces, 403
Pseudo-**constipation**, 138

R

Réaction allergique au latex, 433
Réaction allergique au latex, risque de, 435
Réceptivité **du nouveau-né/nourrisson** à progresser dans son organisation **comportementale**, 366
Relations, motivation à améliorer ses, 286
Résilience individuelle réduite, 345
Résilience, motivation à accroître sa, 349

Résilience, risque d'un manque de, 347
Respiration spontanée altérée, 197
Respiration, mode de, inefficace, 195
Rétablissement post-opératoire retardé, 169
Retard de la **croissance** et du développement, 455
Rétention urinaire, 134
Risque d'**accident**, 386
Risque d'**alimentation** excessive, 106
Risque d'altération de l'**irrigation** cérébrale, 189
Risque d'altération de l'**irrigation** gastro-intestinale, 191
Risque d'altération de l'**irrigation** rénale, 193
Risque d'altération de la **fonction hépatique**, 113
Risque d'atteinte à l'**intégrité de la peau**, 401
Risque d'atteinte à la **dignité humaine**, 240
Risque d'**automutilation**, 415
Risque d'**hémorragie**, 183
Risque d'**incontinence urinaire par besoin impérieux**, 130
Risque d'**infection**, 385
Risque d'**intolérance à l'activité**, 179
Risque d'**intoxication**, 432
Risque d'un manque de **résilience**, 347
Risque de **blessure en péri-opératoire**, 388
Risque de **choc**, 180
Risque de **chute**, 389
Risque de **confusion** aiguë, 224
Risque de **constipation**, 139
Risque de **contamination**, 428
Risque de **croissance** anormale, 456
Risque de déficit de **volume liquidien**, 119
Risque de déséquilibre de la **glycémie**, 111
Risque de déséquilibre de **volume liquidien**, 121
Risque de **déséquilibre électrolytique**, 116
Risque de désorganisation **comportementale chez le nouveau-né/nourrisson**, 365
Risque de **détresse spirituelle**, 378
Risque de **deuil** problématique, 341
Risque de diminution de l'**irrigation** cardiaque, 187
Risque de diminution situationnelle de l'**estime de soi**, 254
Risque de **dysfonctionnement neuro-vasculaire périphérique**, 399
Risque de **dysréflexie autonome**, 359
Risque de **fausse route** (d'**aspiration**), 394
Risque de **motilité** gastro-intestinale dysfonctionnelle, 147
Risque de perturbation dans l'**exercice du rôle parental**, 267
Risque de perturbation dans la **pratique religieuse**, 383
Risque de perturbation de l'**attachement**, 271
Risque de perturbation du **lien mère–fœtus**, 297
Risque de **réaction allergique au latex**, 435
Risque de retard du **développement**, 458

Risque de **sentiment d'impuissance**, 249
Risque de **sentiment de solitude**, 246
Risque de **suffocation**, 405
Risque de **suicide**, 417
Risque de **syndrome d'immobilité**, 158
Risque de syndrome d'**inadaptation à un changement de milieu**, 301
Risque de **syndrome post-traumatique**, 304
Risque de **température corporelle** anormale, 438
Risque de **tension dans l'exercice du rôle de l'aidant naturel**, 261
Risque de **traumatisme**, 407
Risque de **traumatisme vasculaire**, 410
Risque de **violence** envers les autres, 419
Risque de **violence** envers soi, 421
Risque du **syndrome de mort subite du nourrisson**, 395
Rôle parental, conflit face au, 283
Rôle parental, exercice du, perturbé, 263
Rôle parental, motivation à améliorer l'exercice du, 270
Rôle parental, risque de perturbation dans l'exercice du, 267
Rôle, exercice inefficace **du**, 288

S

Santé, comportement à risque pour la, 329
Santé, maintien inefficace **de l'état de**, 93
Santé, motivation à améliorer la prise en charge de sa, 100
Santé, prise en charge inefficace **de sa**, 95
Sentiment d'impuissance, 247
Sentiment d'impuissance, risque de, 249
Sentiment de solitude, risque de, 246
Sevrage de la ventilation assistée, intolérance au, 198
Sexuel, dysfonctionnement, 291
Sexuelles, habitudes, perturbées, 293
Soins personnels, déficit de, s'alimenter, 201
Soins personnels, déficit de, se laver/effectuer ses soins d'hygiène, 203
Soins personnels, déficit de, se vêtir et/ou soigner son apparence, 204
Soins personnels, déficit de, utiliser les toilettes, 206
Soins personnels, motivation à améliorer ses, 207
Solitude, sentiment de, risque de, 246
Sommeil, habitudes de, perturbées, 154
Sommeil, motivation à améliorer son, 157
Sommeil, privation de, 155
Stratégies d'adaptation défensives, 307
Stratégies d'adaptation familiale compromises, 310
Stratégies d'adaptation familiale invalidantes, 312
Stratégies d'adaptation inefficaces, 314

Stratégies d'adaptation inefficaces d'une collectivité, 316
Stress, excès de, 352
Suffocation, risque de, 405
Suicide, risque de, 417
Syndrome d'**inadaptation à un changement de milieu**, 299
Syndrome d'**interprétation erronée de l'environnement**, 212
Syndrome du **traumatisme** de viol, 305
Syndrome du **traumatisme** de viol, réaction mixte, 515
Syndrome du **traumatisme** de viol, réaction silencieuse, 516
Syndrome post-traumatique, 302
Syndrome post-traumatique, risque de, 304

T

Température corporelle anormale, risque de, 438
Tension dans l'**exercice du rôle de l'aidant naturel**, 257
Thermorégulation inefficace, 439
Tissus, atteinte à l'**intégrité des**, 406
Transfert, difficulté lors d'un, 172
Traumatisme de viol, syndrome du, 305
Traumatisme de viol, syndrome du, réaction mixte, 515
Traumatisme de viol, syndrome du, réaction silencieuse, 516
Traumatisme vasculaire, risque de, 410
Traumatisme, risque de, 407
Trouble de la **déglutition**, 108
Trouble de la **perception sensorielle**, 215
Troubles de la **mémoire**, 234

V

Ventilation assistée, intolérance au sevrage de la, 198
Vie sédentaire, mode de, 168
Viol, **traumatisme** de, syndrome du, 305
Viol, **traumatisme** de, syndrome du, réaction mixte, 515
Viol, **traumatisme** de, syndrome du, réaction silencieuse, 516
Violence envers les autres, risque de, 419
Violence envers soi, risque de, 421
Voies respiratoires, dégagement inefficace des, 411
Volume liquidien, déficit de, 118
Volume liquidien, excès de, 120
Volume liquidien, risque de déficit de, 119
Volume liquidien, risque de déséquilibre de, 121

409734-(II)-(8)-CSB 80° – NOC

ELSEVIER MASSON SAS
62, rue Camille-Desmoulins
92442 Issy-les-Moulineaux Cedex

Normandie Roto Impression SAS
61250 Lonrai (France)
août 2011
N° d'impression : 112604

Imprimé en France